儿科住院医师手册

主　　编　齐建光　闫　辉　张　欣
编　　者　（按姓名汉语拼音排序，均来自北京
　　　　　　大学第一医院）
　　　　　白　薇　曹奕雯　常杏芝　丛铁川
　　　　　董　慧　高　洁　高阳旭　侯新琳
　　　　　胡　洋　华　瑛　季涛云　李　礼
　　　　　李　珊　李天成　李晓清　梁芙蓉
　　　　　廖　莹　刘黎黎　刘晓宇　刘笑宇
　　　　　刘雪芹　刘元香　庞　琳　齐建光
　　　　　茹喜芳　桑　田　苏白鸽　孙国玉
　　　　　孙　青　王　芳　王全桂　王召阳
　　　　　文　静　吴鹏辉　吴　晔　武辰楠
　　　　　武　元　肖慧捷　徐　可　闫　辉
　　　　　叶锦棠　张　欣　张　尧　钟　贞
　　　　　朱德海　朱家叶
主编助理　王玉燕
插图作者　李　珊　白　薇

北京大学医学出版社

ERKE ZHUYUANYISHI SHOUCE
图书在版编目（CIP）数据

儿科住院医师手册/齐建光，闫辉，张欣主编. —北京：北京大学医学出版社，2018.1（2021.3重印）
ISBN 978-7-5659-1691-5

Ⅰ.①儿… Ⅱ.①齐… ②闫… ③张… Ⅲ.①儿科学－住院医师培训Ⅳ.①R

中国版本图书馆CIP数据核字（2017）第251697号

儿科住院医师手册

主　　编：	齐建光　闫　辉　张　欣
出版发行：	北京大学医学出版社
地　　址：	（100083）北京市海淀区学院路38号 北京大学医学部院内
电　　话：	发行部 010-82802230；图书邮购 010-82802495
网　　址：	http://www.pumpress.com.cn
E - mail：	booksale@bjmu.edu.cn
印　　刷：	中煤（北京）印务有限公司
经　　销：	新华书店
责任编辑：	高　瑾　郭　颖　武翔靓　　责任校对：金彤文
责任印制：	李　啸
开　　本：	889 mm×1194 mm　1/32　印张：16.125
字　　数：	422千字
版　　次：	2018年1月第1版　2021年3月第3次印刷
书　　号：	ISBN 978-7-5659-1691-5
定　　价：	59.00元

版权所有，违者必究

（凡属质量问题请与本社发行部联系退换）

卷首语
住院医师工作、学习建议

住院医师规范化培训阶段（简称"住院医阶段"）是把一切所学、所知应用于实践，从学生成为真正医生的过程。住院医师应该珍惜这一"零距离"接触患者、全方位接受各位上级医师指导的阶段，养成良好的工作和学习习惯，掌握扎实的基础知识和技能，获得不断提升自己的能力。

对一名优秀住院医师的要求是多维度的，即成为患者眼中的好大夫，上级医师的好学生和好帮手，团队同事的好搭档，实习医师的好老师。以下是对住院医师工作、学习阶段的一些建议：

1. 责任心放第一。责任心是做好一切工作的必要前提。几乎所有临床工作的失误都可归结于责任心的缺乏。多一次观察，少一点懈怠，也许就能早发现一个问题；多一句交代，少一分侥幸，也许就能避免一次纠纷。建议每天至少和自己的患儿及其家长交流两次，有异常化验结果及时向家长解释，并提出解决方案。临床无小事，要把仔细认真当成工作习惯。

2. 计划在心，书面提醒。住院医师的工作细致而繁杂，尤其管床数量多，病情复杂时更容易丢三落四，再好的记忆力也不如书面的提醒。建议对于上级医师制订的检查计划、治疗方案都列出时间表，贴在病历夹内面，或用其他有效的方式提醒自己，以免延误诊治。每天上班前应梳理当天要完成的事情，合理计划，逐一处理。单独值班期间应该反复核对每一项交班内容，分清轻重缓急，注意每一项化验结果的回报，以免遗漏重要问题。

3. 学习是最好的修炼方式。各阶段的医生都在不断学习。住院医师的学习可以来自于书本、网络，更可贵的是来自各级查房、各种讨论以及患儿本身。一种非常有效的学习方式是带着问题的学习，每次遇到问题，切勿放过，最好马上去找答案，如果暂时没有时间，也要及时记录在记事本里，有时间时着手解决。首先自己查阅经典书籍、指南、文献，不能解决再请教上级医师，共同探讨。每个问题的解答都总结下来，日积月累就是一笔不小的财富，这种点滴所得常常让人欣喜而记忆深刻。参与查房对思路的拓展非常重要，最主要是学习各位医生的思路、"批判"吸收，更提倡提前准备，积极发言。多看患者是很好的学习模式，典型的症状和体征能加深印象，不典型的表现会增加对疾病的认识。

4. 珍惜每个展示自己的机会。住院医阶段会有很多的汇报、考核、竞赛。不要恐慌，不管是临床分析、技能比拼还是演讲比赛，都是锻炼自己的机会。每一次准备的过程虽然辛苦，但也必有所得。

5. 要有病房主人翁意识。住院医师在轮转期间除了进行医疗工作，还需要参与病房管理。做好一个管理者，也是住院医阶段需要获得的能力。比如排夜班如何尽量平均，怎样更有效率整理出院病历等都是需要思考的问题。以主人翁的姿态参与到病房的管理中来，能让病房工作更加井然有序，提高工作和学习效率。

6. 带教也是一门学问。住院医师也是实习医师的老师。所谓教学相长用在住院医师与实习医师之间最恰当。在日常工作中，住院医师利用各种时机把自己在临床知识、操作技能、待人处事方面的经验传授给实习医师，而实习医师对基础医学知识的记忆清晰，当遇到问题时双方共同学习，也是很好的教学和学习方式。

7. 学会合作。病房常需要团队合作。在病房里与上级医师、进修医师、其他住院医师以及护士、护工的相处是住院医师生活的一部分，与大家的磨合是很重要的。每个人都有自己的工作时间表，学会换位思考，相互理解、配合才能使大家的工作氛围更融洽，取得更高的工作效率。

关于本书的使用，有一点需要说明，在第二部分对儿科学各亚专业核心知识进行讲解时，为便于读者理解，在辅助检查部分用不同符号进行了分开标记，其中★表示首选检查，☆表示次选检查，*表示必要时需采取的检查，请读者知悉。

每个清晨，走在上班的路上，想想今天的任务和挑战吧！愿大家享受成为住院医师的每一天，创造一段属于自己的多彩青春岁月。

编　者

目　录

第一部分　儿科学一般知识

第一章　体格检查及一般测量 …………………… 3
　一、一般体格检查 ……………………………… 3
　二、神经系统专科体格检查 …………………… 8
　三、新生儿专科体格检查 ……………………… 11
　四、一般测量方法 ……………………………… 15
第二章　常用技能操作 …………………………… 18
　一、腰椎穿刺 …………………………………… 18
　二、骨髓穿刺 …………………………………… 22
　三、腹腔穿刺 …………………………………… 27
　四、胸腔穿刺 …………………………………… 30
第三章　新生儿营养与喂养 ……………………… 35
　一、液体量 ……………………………………… 35
　二、喂养 ………………………………………… 35
　三、肠外营养 …………………………………… 41
第四章　水、电解质、酸碱平衡 ………………… 47
　一、脱水及液体疗法 …………………………… 47
　二、电解质紊乱 ………………………………… 53
　三、酸碱平衡紊乱 ……………………………… 57
第五章　常用检查结果判读 ……………………… 62
　一、胸部 X 线片 ………………………………… 62
　二、腹部 X 线片 ………………………………… 64
　三、心电图 ……………………………………… 65
　四、肺功能分析 ………………………………… 72

第二部分 儿科学亚专业核心知识

第六章 新生儿疾病 ………………………………… 79
 一、早产儿 ………………………………………… 79
 二、新生儿窒息 …………………………………… 82
 三、新生儿缺氧缺血性脑病 ……………………… 85
 四、新生儿呼吸窘迫综合征 ……………………… 89
 五、胎粪吸入性肺炎 ……………………………… 91
 六、新生儿湿肺 …………………………………… 93
 七、新生儿感染性肺炎 …………………………… 95
 八、支气管肺发育不良 …………………………… 97
 九、新生儿持续肺动脉高压 ……………………… 100
 十、新生儿颅内出血 ……………………………… 102
 十一、新生儿惊厥 ………………………………… 104
 十二、新生儿卒中 ………………………………… 106
 十三、新生儿黄疸及新生儿溶血病 ……………… 108
 十四、新生儿败血症 ……………………………… 111
 十五、新生儿 TORCH 感染 ……………………… 114
 十六、新生儿细菌性脑膜炎 ……………………… 117
 十七、先天性梅毒 ………………………………… 119
 十八、新生儿多器官功能障碍综合征 …………… 121
 十九、新生儿坏死性小肠结肠炎 ………………… 123
 二十、新生儿低血糖症 …………………………… 127
 二十一、新生儿高血糖症 ………………………… 129
 二十二、先天遗传代谢性疾病 …………………… 131
 二十三、先天性肾上腺皮质增生症 ……………… 132
 二十四、新生儿红细胞增多症 …………………… 134
 二十五、新生儿贫血 ……………………………… 136
 二十六、新生儿急性肾损伤 ……………………… 138
 二十七、新生儿心力衰竭 ………………………… 140
 二十八、新生儿休克 ……………………………… 142

二十九、早产儿视网膜病 …………………………… 144
第七章　营养性疾病 ………………………………………… 150
　　一、蛋白质-热能营养不良 …………………………… 150
　　二、维生素D缺乏性佝偻病 ………………………… 151
　　三、锌缺乏 …………………………………………… 153
　　四、肥胖 ……………………………………………… 154
第八章　风湿免疫性疾病 …………………………………… 157
　　一、幼年特发性关节炎 ……………………………… 157
　　二、系统性红斑狼疮 ………………………………… 159
　　三、幼年皮肌炎 ……………………………………… 162
　　四、过敏性紫癜 ……………………………………… 165
　　五、多发性大动脉炎 ………………………………… 166
　　六、川崎病 …………………………………………… 168
　　七、原发免疫缺陷病 ………………………………… 170
第九章　感染性疾病 ………………………………………… 174
　　一、传染性单核细胞增多症 ………………………… 174
　　二、百日咳样综合征 ………………………………… 176
　　三、结核病 …………………………………………… 177
　　四、麻疹 ……………………………………………… 179
　　五、风疹 ……………………………………………… 181
　　六、幼儿急疹 ………………………………………… 182
　　七、水痘 ……………………………………………… 182
　　八、流行性腮腺炎 …………………………………… 184
　　九、手足口病 ………………………………………… 185
第十章　呼吸系统疾病 ……………………………………… 188
　　一、口腔炎 …………………………………………… 188
　　二、急性喉炎 ………………………………………… 190
　　三、支气管异物 ……………………………………… 192
　　四、上呼吸道感染 …………………………………… 194
　　五、急性支气管炎 …………………………………… 196
　　六、毛细支气管炎 …………………………………… 198
　　七、肺炎 ……………………………………………… 199

八、支气管扩张 ……………………………… 203
九、呼吸系统先天畸形 ……………………… 205
十、特发性肺含铁血黄素沉着症 …………… 206
十一、胸膜炎 ………………………………… 208
十二、反复呼吸道感染 ……………………… 210
十三、慢性咳嗽 ……………………………… 212
十四、支气管哮喘 …………………………… 215
十五、支气管哮喘急性发作 ………………… 218

第十一章 消化系统疾病 ……………………… 223
一、胃食管反流病 …………………………… 223
二、腹泻病 …………………………………… 227
三、胃炎（急、慢性）……………………… 230
四、幽门螺杆菌感染和消化性溃疡病 ……… 232
五、肠易激综合征 …………………………… 235
六、炎症性肠病 ……………………………… 237
七、婴儿肝炎综合征 ………………………… 242
八、急性胰腺炎 ……………………………… 245
九、消化道出血 ……………………………… 248
十、食物过敏 ………………………………… 251

第十二章 心血管系统疾病 …………………… 257
一、先天性心脏病总论 ……………………… 257
二、先天性心脏病各论 ……………………… 259
三、心律失常 ………………………………… 264
四、心肌炎 …………………………………… 268
五、心肌病 …………………………………… 270
六、心力衰竭 ………………………………… 272
七、晕厥 ……………………………………… 275
八、高血压 …………………………………… 277
九、感染性心内膜炎 ………………………… 279
十、川崎病的心血管并发症 ………………… 282
十一、血脂异常 ……………………………… 284
十二、肺高血压 ……………………………… 286

第十三章　泌尿系统疾病 ·············· 292
　　一、急性链球菌感染后肾小球肾炎 ·············· 292
　　二、狼疮肾炎 ·············· 294
　　三、紫癜性肾炎 ·············· 297
　　四、原发性肾病综合征 ·············· 299
　　五、IgA 肾病 ·············· 302
　　六、Alport 综合征 ·············· 304
　　七、溶血尿毒综合征 ·············· 305
　　八、急性肾损伤 ·············· 307
　　九、慢性肾衰竭 ·············· 310
　　十、肾小管酸中毒 ·············· 311

第十四章　血液系统疾病 ·············· 315
　　一、缺铁性贫血 ·············· 315
　　二、溶血性贫血 ·············· 318
　　三、获得性再生障碍性贫血 ·············· 320
　　四、原发性免疫性血小板减少症 ·············· 322
　　五、急性白血病 ·············· 324
　　六、淋巴瘤 ·············· 327
　　七、朗格汉斯细胞组织细胞增生症 ·············· 328
　　八、噬血细胞性淋巴组织细胞增生症 ·············· 330

第十五章　神经系统疾病 ·············· 333
　　一、热性惊厥 ·············· 333
　　二、癫痫 ·············· 334
　　三、癫痫持续状态 ·············· 336
　　四、细菌性脑膜炎 ·············· 338
　　五、急性小脑共济失调 ·············· 340
　　六、脑性瘫痪 ·············· 342
　　七、多发性硬化 ·············· 344
　　八、急性播散性脑脊髓炎 ·············· 347
　　九、自身免疫性脑炎 ·············· 348
　　十、重症肌无力 ·············· 350
　　十一、吉兰-巴雷综合征 ·············· 353

十二、迟缓性麻痹 ………………………………… 354
　　十三、进行性肌营养不良 ………………………… 355
　　十四、脊髓性肌萎缩 ……………………………… 357
　　十五、急性颅高压 ………………………………… 359
　　十六、注意力缺陷多动障碍 ……………………… 360
第十六章　内分泌系统疾病 …………………………… 366
　　一、矮身材 ………………………………………… 366
　　二、先天性甲状腺功能减退症 …………………… 368
　　三、性早熟 ………………………………………… 370
　　四、儿童糖尿病 …………………………………… 372
第十七章　遗传及代谢性疾病 ………………………… 375
　　一、唐氏综合征 …………………………………… 375
　　二、苯丙酮尿症 …………………………………… 376
　　三、线粒体病 ……………………………………… 378
　　四、肝豆状核变性 ………………………………… 379
　　五、溶酶体病 ……………………………………… 381
　　六、代谢危象 ……………………………………… 382
第十八章　皮肤病 ……………………………………… 385
　　一、脓疱疮 ………………………………………… 385
　　二、葡萄球菌性烫伤样皮肤综合征 ……………… 386
　　三、疣 ……………………………………………… 388
　　四、传染性软疣 …………………………………… 390
　　五、头癣 …………………………………………… 391
　　六、虫咬皮炎 ……………………………………… 393
　　七、湿疹 …………………………………………… 394
　　八、特应性皮炎 …………………………………… 396
　　九、药疹 …………………………………………… 399
　　十、荨麻疹 ………………………………………… 401
　　十一、婴儿血管瘤 ………………………………… 403
第十九章　普外科疾病 ………………………………… 406
　　一、腹股沟斜疝 …………………………………… 406
　　二、鞘膜积液 ……………………………………… 407

三、隐睾 ································ 407
　　四、包茎与包皮过长 ···················· 408
　　五、先天性肥厚性幽门狭窄 ············· 409
　　六、急性阑尾炎 ························ 410
　　七、肠套叠 ····························· 411
　　八、肠梗阻 ····························· 412

第二十章　耳鼻喉疾病 ···················· 414
　　一、儿童变应性鼻炎 ···················· 414
　　二、鼻出血 ····························· 415
　　三、急性鼻-鼻窦炎 ····················· 417
　　四、慢性鼻-鼻窦炎 ····················· 419
　　五、急性扁桃体炎 ······················ 420
　　六、慢性扁桃体炎 ······················ 422
　　七、急性中耳炎 ························ 424
　　八、分泌性中耳炎 ······················ 425
　　九、腺样体肥大 ························ 426
　　十、儿童睡眠呼吸暂停低通气综合征 ···· 429

第二十一章　眼　病 ······················ 433
　　一、急性睑腺炎（麦粒肿）············· 433
　　二、睑板腺囊肿（霰粒肿）············· 435
　　三、睑内翻和倒睫 ······················ 436
　　四、新生儿泪囊炎 ······················ 437
　　五、急性结膜炎 ························ 438
　　六、先天性白内障 ······················ 441
　　七、原发性儿童青光眼 ·················· 442
　　八、屈光不正 ·························· 444
　　九、弱视 ······························· 446
　　十、儿童斜视 ·························· 447

第二十二章　危重症疾病 ·················· 452
　　一、心搏呼吸骤停 ······················ 452
　　二、严重脓毒症 ························ 457
　　三、休克 ······························· 460

四、急性呼吸窘迫综合征 ………………………… 464
　　五、弥散性血管内凝血 …………………………… 468
　　六、糖尿病酮症酸中毒 …………………………… 472
附录一　参考资料及查阅技巧 ………………………… 477
　　一、权威参考书 …………………………………… 477
　　二、实用工具书 …………………………………… 477
　　三、电子数据库 …………………………………… 478
　　四、应用软件 ……………………………………… 479
附录二　常用正常值 …………………………………… 480
　　一、生命体征 ……………………………………… 480
　　二、体重 …………………………………………… 481
　　三、身长（高）…………………………………… 481
　　四、头围 …………………………………………… 481
　　五、尿量 …………………………………………… 481
　　六、常规化验检查 ………………………………… 482
　　七、血气分析 ……………………………………… 484
　　八、脑脊液检查 …………………………………… 485
　　九、PPD …………………………………………… 485
附录三　儿童生长发育相关评估图表 ………………… 486
附录四　儿童血压正常值 ……………………………… 494
附录五　中英文对照表 ………………………………… 496

第一部分 儿科学一般知识

第一章

体格检查及一般测量

一、一般体格检查

【生命体征】
- 体温，脉搏，呼吸，血压（测上肢血压时袖带宽度应为上臂长度的1/2～2/3，对有高血压或其他心血管系统疾病的患儿，必须测量其四肢血压）。

【一般测量】（具体测量方法见本章"四、一般测量方法"）
- 体重，身高/身长，头围（5岁以下或疑有神经系统疾病），胸围，前囟（2岁以下），体重指数，腹围（腹部肿物或腹水），上臂围（5岁以下评估营养状况），计算体表面积。

【一般情况】
- 发育、体型（婴幼儿不要求）、营养状态、病容（慢性、急性等）、体位（自主、被动、强迫）、步态。
- 意识
清醒、嗜睡、意识模糊、谵妄、昏迷。
- 精神状态
好、尚可、欠佳、差。

【皮肤及皮下组织】
- 色泽（红润、发绀、苍白、黄染），皮疹，出血点，水肿，硬肿，毛细血管扩张，弹性，湿润度，皮下脂肪厚度，毛发分布，卡瘢。

【淋巴结】
- 部位（顺序为耳前、耳后、枕后，颌下、颏下、颈前、颈后、锁骨上，腋窝，滑车上，腹股沟区、腘窝），注意其大小、数目、质地、活动度、压痛及表面皮肤温度、红肿、瘘管。

【头部】
- 头颅

头颅形态、头发分布（如枕秃）、异常运动、头皮静脉曲张；前囟未闭合时注意其大小、张力、隆起或凹陷；婴儿头围增大时注意骨缝是否闭合；触诊颅骨软化、颅骨包块或缺损，头部压痛。

- 面容

注意特殊面容，观察眼距、睑裂、鼻梁高低、人中长短和双耳位置及形状。

- 眼

眼睑水肿、眼睑下垂、结膜充血/苍白、巩膜黄染、角膜透明、眼球各向运动、瞳孔大小形状、直接及间接对光反射。

- 耳

耳郭畸形、外耳牵拉痛、外耳道分泌物、乳突压痛、听力粗测。

- 鼻

外形、分泌物、通气、副鼻窦压痛、鼻翼扇动。

- 口腔

口唇颜色（红润、苍白、发绀、干燥），牙（数目、龋齿、牙龈铅线），舌（舌质、舌苔、杨梅舌、溃疡、伸舌居中），口腔黏膜（出血点、溃疡、鹅口疮、腮腺导管开口、koplik 斑），咽部（充血、溃疡、疱疹、悬雍垂、咽后壁、鼻后滴流），扁桃体（大小、红肿、分泌物）。

【颈部】
- 外形（对称、包块、短颈、斜颈、颈蹼），颈动脉搏动，颈静脉充盈/怒张（平卧位时颈静脉充盈水平仅限于锁骨上缘至下颌角距离的下 2/3 以内，坐位或半坐位时则不应看到明显充盈)、肝颈静脉回流征；气管（居中）；甲状腺（肿大、硬度、结节、震颤、血管杂音）；颈部血管杂音（颈动脉、锁骨上窝）。

【胸部】
- 胸廓

对称、肋骨串珠、肋缘外翻、鸡胸、漏斗胸、桶状胸、胸壁静脉曲张。

- 肺部

（1）视诊：呼吸节律、频率、幅度，注意"三凹征"。

（2）触诊：呼吸活动度、语音震颤、胸膜摩擦感。

（3）叩诊：双侧对比叩诊音（实音、浊音、清音、过清音、鼓音）。

（4）听诊：双侧对比呼吸音、干湿啰音、语音共振、胸膜摩擦音。

- 心脏

（1）视诊：心前区隆起或凹陷、心尖搏动、心前区异常搏动。

（2）触诊：心尖搏动点（位置、强弱、范围，2岁以内心尖搏动点可位于第4肋间），心前区异常搏动，震颤，心包摩擦感。

（3）叩诊：心脏左、右浊音界，用左第2～5肋间及右第2至肝浊音界上1肋间距正中线的距离（cm）表示，同时测量左锁骨中线（或左乳线）距前正中线的距离（cm）（表1-1）（3岁以内儿童一般只叩心脏左右界。叩心脏左界时从心脏搏动点左侧起向右叩，叩心右界时从肝浊音界的上1肋间自右向左叩）。

表1-1 不同年龄儿童心脏相对浊音界正常范围

年龄	左界	右界
<1岁	左锁骨中线外1～2 cm[①]	沿右胸骨线
1～4岁	左锁骨中线外1 cm	右锁骨旁线与右胸骨线之间
5～12岁	左锁骨中线上或内0.5～1 cm	接近右胸骨线
>12岁	左锁骨中线内0.5～1 cm	右胸骨线

注：①左锁骨中线距前正中线的距离

(4) 听诊：心率，心律（齐、不齐），心音（有力、低钝、分裂），P_2 与 A_2 强度对比，杂音（部位、时相、强度、性质、传导；收缩期杂音以 6 级分法，如 3/6 级，舒张期杂音分为轻、中、重三度），心包摩擦音。

【血管】
- 末梢循环

指端温度、色泽、毛细血管再充盈时间。
- 脉搏

频率、节律、强度、短绌脉、奇脉、双侧对称性。
- 周围血管征

毛细血管搏动征、枪击音、水冲脉、Duroziez 双重杂音。

【腹部】（注意腹部查体按照视听叩触的顺序）

（1）视诊：外形（膨隆、平坦、凹陷），腹壁静脉曲张，胃肠型、蠕动波，腹纹、色素沉着、瘢痕及疝，脐部有无分泌物、出血或炎症，腹围（腹水、营养不良者注意测量）。

（2）触诊：紧张度（柔软、韧度、肌紧张），压痛及反跳痛，麦氏点压痛，包块，肝触诊（大小、质地、表面、边缘、触痛；正常婴幼儿肝可在肋缘下 1～2 cm 触及，6～7 岁以后不应再触及），脾触诊（生理情况下，仅婴儿期可能触及脾），Murphy 征。

（3）叩诊：全腹叩诊音（鼓音、浊音、实音），移动性浊音，肝区叩痛，脾区叩痛，肾区叩击痛。

（4）听诊：肠鸣音（次数、正常、活跃、亢进、减弱、消失），腹部血管杂音。

【脊柱和四肢关节】
- 脊柱

畸形、活动度、压痛、叩击痛。
- 四肢

躯干与四肢长度比例，"O" 形腿或 "X" 形腿，手镯或脚镯征，杵状指（趾）、多指（趾）、并指（趾），足外/

内翻，肌力、肌张力、肌容积。

- 关节

红肿、积液、活动度、压痛。

【肛门和外生殖器】

- 肛门

畸形（肛门闭锁）、肛裂、肛瘘、肛门脱垂，肛周皮肤红肿，尿布性皮炎。

- 外生殖器

畸形（尿道下裂、两性畸形）；女孩查体注意阴道分泌物，外阴红肿，阴毛分布；男孩查体注意包皮过长、阴囊皮肤、鞘膜积液、隐睾。

【神经系统一般查体】

- 浅反射

角膜反射、腹壁反射（婴儿可阴性）、提睾反射。

- 深反射

肱二头肌、肱三头肌、膝腱及跟腱反射。

- 病理反射

Babinski 征（2 岁以内可双侧对称阳性）、Chaddock 征、Oppenheim 征、Gordon 征、Hoffmann 征。

- 脑膜刺激征

颈强直、Kernig 征、Brudzinski 征。

【注意事项】

- 检查者应态度亲和，动作轻柔，检查前可与患儿简单交流以获得患儿的信任感，减轻或消除患儿的紧张情绪。对于十分不合作的患儿可待其入睡再检查。
- 应在患儿相对平静时进行，不一定严格按照顺序完成，可首先进行需要患儿平静配合完成的项目，最后完成可能造成患儿不适或哭闹的项目。对于检查过程中不能合作的患儿可分次完成查体。
- 体位不必强求，婴幼儿可在家长怀抱中进行，应尽量减少孩子的体位变动。
- 注意保持室内温度适宜，检查者的手部及接触患儿皮肤的器件应温暖,修剪指甲,注意保护患儿隐私。

■ 查体结束后应帮助患儿穿好衣物,拉好床挡,与患儿简单交流,表示鼓励;及时整理清点查体工具,避免遗漏工具对患儿造成伤害。

二、神经系统专科体格检查

【一般情况】

■ 意识和精神状态

意识,神志,定向力,查体配合度,右/左利手。

■ 皮肤

面部皮肤血管瘤及血管纤维瘤,全身皮肤咖啡牛奶斑、色素脱失斑,背部中线皮肤凹陷,毛发分布。

■ 头颅

颅形,头围(cm),头颅听诊杂音。

■ 脊柱

畸形,生理弯曲(存在),压痛,叩击痛,脊柱裂及脊膜膨出。

■ 眼、耳、口腔

眼距、耳外形、耳位、腭弓、舌体。

■ 皮纹

通贯掌。

【脑神经】

■ 嗅神经(Ⅰ)

嗅觉(牙膏、香皂粗测)。

■ 视神经(Ⅱ)

视力粗测(对小婴儿用移动的色泽鲜艳的物体,年长儿可用视力表),视野粗测(单眼测量,60 cm),眼底(必要时)。

■ 动眼(Ⅲ)、滑车(Ⅳ)、展神经(Ⅵ)

眼睑下垂,睑裂大小,双侧瞳孔大小,直接/间接瞳孔对光反射,调节反射;眼球凸出;眼球各向运动;眼球震颤;复视。

- 三叉神经（Ⅴ）

双侧面部感觉（周围性损伤致眼支、上颌支、下颌支分布范围感觉异常，中枢性损伤致洋葱皮样区域感觉异常），咀嚼肌运动（咬合、张口），角膜反射，下颌反射。

- 面神经（Ⅶ）

双侧额纹深度，鼻唇沟对称程度，口角偏移，闭目、鼓腮、示齿力量。

- 听神经（Ⅷ）

双侧听力粗测。

- 舌咽（Ⅸ）、迷走神经（Ⅹ）

吞咽、发音，悬雍垂居中，双侧软腭上抬高度，双侧咽反射。

- 副神经（Ⅺ）

双侧转头、耸肩力量。

- 舌下神经（Ⅻ）

伸舌（居中），舌肌萎缩，舌肌震颤。

【运动系统】

- 姿势和步态、不自主运动

体位，姿势（卧、坐、立、行），步态（蹒跚、痉挛、剪刀步态），不自主运动（手足徐动、舞蹈、扭转痉挛）。

- 肌力、肌张力及肌容积

四肢近端及远端肌力（表1-2），肌张力（1岁以内下肢肌张力查内收肌角、腘窝角、足跟触耳、足背屈角；新生儿可检查围巾征、牵拉反射，详见NBNA评分）（表1-3），肌肉萎缩及肥大。

表1-2 肌力分级说明

分级	描述
0级	无运动
1级	有收缩，但不能活动关节
2级	可关节活动，但不能抬离床面
3级	可对抗重力，但不能对抗阻力
4级	能抗一定阻力
5级	正常

表 1-3 不同月龄小儿下肢肌张力正常值

	1~3个月	4~6个月	7~9个月	10~12个月
内收肌角	40°~80°	80°~110°	100°~140°	130°~150°
腘窝角	80°~100°	90°~120°	110°~160°	150°~170°
足跟触耳	80°~100°	90°~130°	120°~150°	140°~170°
足背屈角	60°~70°	60°~70°	60°~70°	60°~70°

- 共济运动

双侧鼻-指-鼻试验、轮替试验、跟膝胫试验，Romberg 征，走直线（跟-趾步伐）。

【感觉系统】（婴儿难以配合）

- 浅感觉

触觉、痛觉、温度觉。

- 深感觉

运动觉、位置觉、振动觉。

- 复合感觉

两点辨别觉、实体觉（患儿闭眼时判断物体大小、形状、轻重）。

【神经反射】

- 浅反射

角膜反射、腹壁反射（T7~T8、T9~T10、T11~T12；小婴儿可引不出）、提睾反射（小婴儿可引不出）。

- 深反射

肱二头肌反射（C5~C6）、肱三头肌反射（C6~C7）、膝腱反射（L2~L4）、跟腱反射（S1~S2）。

- 病理反射

Babinski 征（2岁以下可对称性阳性）、Chaddock 征、Oppenheim 征、Gordon 征、Schaeffer 征、Rossolimo 征、Hoffmann 征。

- 婴儿期反射

见表 1-4。

表1-4 婴儿期神经反射出现和消失时间

反射名称	出现时间	消失时间
觅食反射	出生后	4~7个月
吸吮反射	出生后	4~7个月
握持反射	出生后	2~3个月
拥抱反射［莫罗（Moro）反射］	出生后	4~5个月
降落伞反射	6~9个月	终身存在

【脑膜刺激征】

■ 颈强直、Kernig征、Brudzinski征（新生儿期颅内感染时脑膜刺激征可不明显）。

【自主神经系统】

■ 皮肤划痕征

三、新生儿专科体格检查

新生儿查体具有一定特殊性。每一个刚出生的新生儿都需要完成体格检查和出生缺陷的检查。

刚出生的新生儿都需尽早进行各项评估，包括体温、脉搏、呼吸节律和频率、肤色、肌张力、反应、意识情况。高危的新生儿应该在产房完成上述评估，可参考Apgar评分（表1-5）。

表1-5 新生儿Apgar评分

体征	评分标准		
	0	1	2
皮肤颜色	青紫或苍白	身体红，四肢青紫	全身红
心率（次/分）	无	<100	>100
反应（弹足底或吸痰）	无反应	面部歪扭、表情痛苦	哭
肌张力	松弛	四肢略屈曲	四肢能活动
呼吸	无	慢，不规则	正常，哭声响

注：1分钟Apgar评分8~10分为正常，4~7分应密切注意窒息可能，0~3分为窒息；1分钟评分体现窒息严重程度，5分钟评分可体现窒息复苏效果并有助于判断预后

一般情况稳定后，所有新生儿都应该进行详细体格检查，主要目的是发现外观异常和病理体征。

【生命体征】
- 体温，脉搏，呼吸，血压。

【一般测量】
- 体重，身长，头围，胸围。

【一般情况】
- 外貌（足月儿/早产儿），面色（红润/苍白/青紫），精神反应，四肢动作，哭声。

【皮肤】
- 肤色，黄染范围，皮损，皮疹，出血点，硬肿，水肿，脱皮，皮下脂肪，末梢皮肤。

【浅表淋巴结】（同一般查体内容）

【头颅】
- 颅形，前囟，后囟（大小、张力），骨缝（裂开/闭合/重叠），头颅血肿，头皮水肿。

【面部】
- 眼

外观畸形，分泌物，睑裂大小，眼距，结膜充血，球结膜出血，巩膜黄染，瞳孔（大小，对光反射），白内障（白瞳）。

- 耳

外形，分泌物，耳位，附耳。

- 鼻

外形，分泌物。

- 口

口周肤色，口唇外形（唇裂、腭裂），口腔黏膜（马牙、"螳螂嘴"属正常），牙龈（出血、出牙迹象），舌系带。

【颈部】
- 锁骨骨折，斜颈。

【呼吸系统】

（1）视诊：胸廓畸形，呼吸节律，呻吟、鼻翼扇动、三凹征、吐沫。

(2) 触诊：难以配合，可以在啼哭时检查。

(3) 叩诊：双侧对比。

(4) 听诊：呼吸音。

【心血管系统】

(1) 视诊：心前区隆起。

(2) 触诊：心尖搏动、震颤。

(3) 叩诊：心左右界。

(4) 听诊：心率（同时参考心电监护），心律，心音，杂音。

【腹部】

(1) 视诊：胃肠型，蠕动波，静脉曲张，脐带残端（结扎/脱落，清洁度，渗血，分泌物），脐周。

(2) 触诊：质地，包块，肝脾。

(3) 叩诊：叩诊音。

(4) 听诊：肠鸣音（各象限）。

【脊柱及四肢】

- 脊柱外观（脊柱裂、脊膜膨出）、活动度。
- 四肢外观（肢体长短）、数目（多指/趾、并指/趾），活动情况，先天性髋关节脱位、足内翻、足外翻、马蹄内翻足。

【肛门及外生殖器】

- 肛门

存在，如怀疑肛门闭锁必须行肛门指诊。

- 外生殖器

女性：大阴唇覆盖小阴唇程度、阴道分泌物；

男性：阴茎大小、形状、尿道口，睾丸下降至阴囊，阴囊透光试验。

【神经系统】

- 采用新生儿行为神经检查法（neonatal behavioral neurological assessment，NBNA）（表1-6）

表 1-6 NBNA 评分项目及评分标准（*为早产儿必做项目）

项目		检查时状态	评分 0	评分 1	评分 2
行为能力	1. 对光习惯形成	睡眠	≥11	7～10	≤6
	2. 对声音习惯形成	睡眠	≥11	7～10	≤6
	3. 对咯咯声反应	安静觉醒	头眼不转动	头或眼转动<60°	头或眼转动≥60°
	4. 对说话的脸反应	同上	同上	同上	同上
	5. 对红球反应	同上	同上	同上	同上
	6. 安慰	哭	不能	困难	容易或自动
被动肌张力	7. 围巾征*	觉醒	环绕颈部	肘略过中线	肘未到中线
	8. 前臂弹回*	同上	无	慢弱>3s	活跃，可重复≤3s
	9. 腘窝角*	同上	>110°	90°～110°	<90°
	10. 下肢弹回*	同上	无	慢弱>3s	活跃，可重复≤3s
主动肌张力	11. 颈屈（头竖立）	觉醒	缺或异常	困难，有	好，头竖立1～2s以上
	12. 手握持*	同上	无	弱	好，可重复
	13. 牵拉反应	同上	无	提起部分身体	提起全部身体
	14. 支持反应直立位	同上	无	不完全，短暂	有力，支持全部身体
原始反射	15. 踏步或放置	同上	无	引出困难	好，可重复
	16. 拥抱反射*	同上	无	弱，不完全	好，完全
	17. 吸吮反射*	同上	无	弱	好，和吞咽同步
一般估价	18. 觉醒度*	觉醒	昏迷	嗜睡	正常
	19. 哭*	哭	无	微弱，尖	正常
	20. 活动度*	觉醒	缺或过多	过多，略减少或增多	正常

注：NBNA 适用于足月新生儿，评价时间为生后 2～3 d、12～14 d、26～28 d，共 3 次。1 周内新生儿 37 分以上为正常；37 分以下，尤其是 1 周后仍≤37 分者，需长期随访评估神经系统发育情况。足月窒息儿可在生后 3 天开始检查，如果评分低于 35 分，7 d 时应重复，仍不正常 12～14 d 时复查。早产儿可有视听反应，校正胎龄 40 周后可进行全项检查。检查时记录生后日龄，早产儿需记录校正胎龄

检查者应在 2 次喂奶中间检查，环境安静，温度适宜，10 min 内完成。可从睡眠中开始，根据患儿状态完成安静觉醒、觉醒、哭闹状态的检查。

【早产儿简易胎龄评估】（表 1-7）

表 1-7　简易胎龄评估（估计胎龄周数＝总分＋27）

体征	0 分	1 分	2 分	3 分	4 分
足底纹理	无	前半部红痕不明显	红痕＞前半部，褶痕＜前 1/3	褶痕＞前 2/3	明显深的褶痕＞前 2/3
乳头	难认，无乳晕	明显可见，乳晕淡、平，直径＜0.75 cm	乳晕呈点状，边缘突起，直径＜0.75 cm	乳晕呈点状，边缘突起，直径＞0.75 cm	
指甲		未达指尖	已达指尖	超过指尖	
皮肤组织	很薄，胶冻状	薄而光滑	光滑，中等厚度，皮疹或表皮翘起	稍厚，表皮皱裂、翘起，以手足明显	厚，羊皮纸样，皱裂深浅不一

四、一般测量方法

【身高/身长】

- 3 岁以下小儿，宜用量板卧位测量身长。测量前小儿脱去鞋、帽、袜及外衣，仰卧于量板中线，助手固定儿头使头顶接触头板，测量者立于小儿右侧，左手按直小儿膝部，使双下肢伸直紧贴底板；右手移动足板使其紧贴小儿足底，当量板两侧数字相等时读数，记录至小数点后一位数。

- 3 岁以上儿童，可用身高计进行测量。要求小儿脱鞋、帽，直立，两眼正视前方，两侧耳珠上缘与眼眶下缘连线呈水平位，胸稍挺直，腹微收，两臂自然下垂，手指并拢，脚跟靠拢，脚尖分开约 60°，背靠身高计主柱，使两足后跟、臀部及两肩胛角间三点都接触主柱。测量者移动身高计顶板与小儿头顶接触，板呈水平位时读立柱上数字（cm），记录至小数点后一位数。

【体重】

- 婴儿采用婴儿磅秤,幼儿及学龄儿童可采用体重计。测量前被测儿童应先排二便,然后脱去鞋袜、帽子和外衣,婴儿除去尿布。婴儿卧于秤盘中,幼儿及年长儿可赤足轻轻站在画好脚印的踏板适中位置,两手自然下垂,不可摇动或接触其他物体,以免影响准确性。待读数稳定后按磅秤或体重计表盘读数。

【头围】

- 测量头围时将皮尺从后向前经枕骨粗隆至眉弓上缘水平绕头一周,测量周长。

【胸围】

- 测量方法

将皮尺 0 点固定于一侧乳头下缘(乳腺已发育的女孩,固定于胸骨中线第 4 肋间),另一手将皮尺经双侧肩胛骨下缘绕胸一周读数,测量时取呼、吸气测量值的平均值。反映肺和胸廓的发育。出生时胸围略小于头围 1~2 cm,1 岁时头围和胸围相等。

【腹围】

- 测量方法

患儿取卧位,将皮尺 0 点固定于脐部,平脐绕腹部一周的读数。婴儿期应平剑突与脐连线中点绕腹一周测量。腹围可受进食状态的影响,应在相同进食状态下进行测量,方能体现出变化。

【上臂围】

- 检查者位于患儿左侧,被检者上肢放松下垂,以左上臂肩峰至鹰嘴连线中点水平绕上臂一周,测量周长。上臂围可反映肌肉、骨骼、皮下脂肪及皮肤发育状况。

【前囟】

- 测量前囟大小时,先触清前囟菱形边缘,测量对边中点连线的长度(图 1-1)。

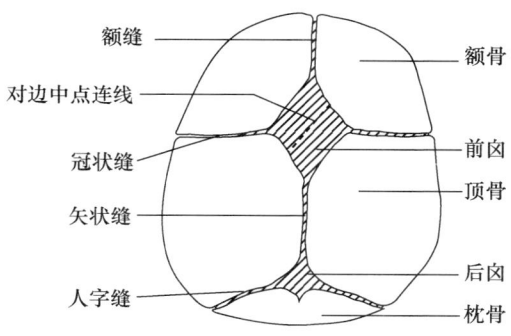

图 1-1　前囟大小的测量方法

（廖　莹　张　欣）

第二章

常用技能操作

一、腰椎穿刺

【目的】
- 诊断

测脑脊液压力，获取脑脊液标本，以协助中枢神经系统疾病诊断。

- 鞘内注射药物

预防和治疗中枢神经系统白血病、治疗中枢神经系统感染、蛛网膜下腔阻滞麻醉等。

【适应证】
- 中枢神经系统感染及非感染性炎症、代谢性疾病、肿瘤等的诊断及疗效判断。
- 需鞘内注射药物。

【禁忌证】
- 有脑疝迹象（如双侧瞳孔不等大）。
- 穿刺部位有感染或开放性损伤。
- 明显出血倾向。
- 休克及可能需要心肺复苏。
- 监护人拒绝签字。

【操作前准备】
- 知情同意

核对患者姓名，诊断；向患儿家属解释穿刺目的、必要性和可能的并发症，监护人签署知情同意书；抚慰患儿，必要时应用水合氯醛或地西泮镇静。

■ 准备物品

（1）腰椎穿刺包：内含腰椎穿刺针、一次性无菌注射器、镊子、测压管、无菌试管或小瓶、试管塞或瓶塞、试管架、一次性无菌医用橡胶手套、医用脱脂纱布、一次性医用棉球、自粘性伤口敷料和孔巾，注意核对穿刺包的消毒日期和使用期限。

（2）消毒用品：安尔碘1瓶。

（3）麻醉药：2%盐酸利多卡因1瓶。

（4）其他：口罩、帽子、一次性床垫、快速血糖仪。

■ 其他准备

必要时操作间紫外线消毒，至少需要1~2名助手配合操作，术前了解患者病情、可能出现的并发症及处理方法。如有可疑颅内压升高，可先行眼底检查，了解是否有视神经乳头水肿，推荐头颅影像学检查，谨慎操作。特殊送检项目需提前联系。

【操作方法】

■ 体位（图 2-1）

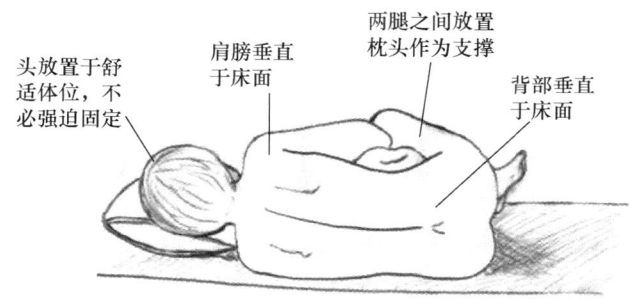

图 2-1　腰椎穿刺术体位

术者及助手戴帽子、口罩，再次核对患儿后助其取左侧卧位，低头并膝髋屈曲，双手抱膝；助手面向患儿协助其弯曲下肢及头颈，背部呈弓形凸向术者，与床面垂直。

■ 穿刺点选择（图 2-2）

触两侧髂嵴，髂嵴上缘连线与脊柱交点为第3、第4腰

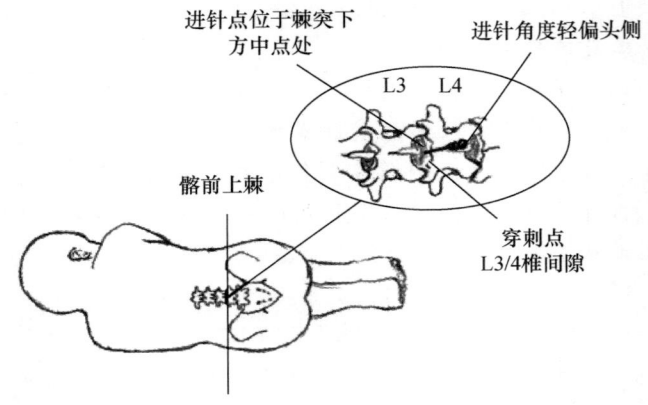

图 2-2 腰椎穿刺点定位

椎棘突之间（第3、第4腰椎间隙）或第4腰椎棘突，首选第3、第4腰椎间隙为穿刺点，做好标记。

■ 消毒、铺单、局部麻醉

术者打开腰椎穿刺包，戴无菌手套，检查穿刺包内物品是否齐全、穿刺针是否通畅。助手协助倒入安尔碘浸泡消毒棉球。

(1) 消毒：用无菌镊子夹棉球，以确定好的穿刺点为中心，从中心向外消毒3遍。

(2) 铺巾：无菌孔巾中心对准穿刺点铺巾。

(3) 麻醉：以注射器抽取2%盐酸利多卡因约2 ml，在穿刺点局部皮下注射皮丘后垂直于皮肤表面刺入，逐层浸润麻醉各层组织至韧带。每次推注药物前负压回抽，确认无血液或脑脊液吸出方可注射，记录进针长度，拔针，用无菌纱布压迫片刻。

■ 穿刺

左手拇指固定住第3腰椎棘突表面皮肤，右手持腰穿针，沿第3腰椎棘突下缘垂直于患儿后背穿刺，进入皮下组织后针尖可稍向头侧倾斜，针的斜面向上，与硬脊膜纤维方向平行。缓慢进针，可依次感受到黄韧带、硬脊膜的阻力，当有落空感时提示针已进入到蛛网膜下腔，停止进针。如进针过程中针尖遇到骨质，应将针退至皮下，待纠正角度后再进行穿刺。

■ 测压并留取脑脊液

缓慢拔出针芯，见脑脊液流出后，接测压管，读取脑脊液压力。去掉测压管后，用无菌试管或小瓶接取脑脊液，每瓶接 1～2 ml 脑脊液分别送检培养、常规、生化（根据情况可多留取脑脊液检测其他项目）。

■ 拔针

重新插入针芯，拔出穿刺针。穿刺点用无菌纱布压迫片刻，敷以无菌纱布并用胶布固定（或者用一次性敷料粘贴）。

■ 鞘内注射

为行鞘内注射治疗所做的腰椎穿刺，在穿刺成功后向椎管内缓慢注入药物，注射完成后拔针。

■ 穿刺后的观察

嘱患儿去枕平卧 6 h。注意有无头痛、背痛。观察患儿意识状态、面色、脉搏、双侧瞳孔及其他神经系统体征，穿刺局部是否洁净、干燥。及时送检标本并完成操作记录书写。

【并发症及处理】

若严格按操作规程，一般无并发症。可能的并发症有：

■ 腰椎穿刺后疼痛

头痛及腰痛相对较为常见，多在数小时至 3～4 天消失，少数可持续 1 周。多饮水，尽量用细的腰穿针，腰穿针的针尖斜面与患者身体长轴平行，术中避免患儿过于紧张，可能有助于减少疼痛。

■ 低颅压综合征

通过控制放液量，保持头低位可以减少此并发症的发生。若发生，经休息后可逐渐缓解，多勿需特殊处理。

■ 脑疝形成

术前行眼底检查，必要时行头颅影像学检查。操作时如脑脊液流速过快,将部分针芯堵在针口上减慢滴速,可以防止脑疝形成。

【血性脑脊液解读】

- 白细胞数

脑脊液白细胞数-(血白细胞数×脑脊液红细胞数÷血红细胞数)。如果患者的红细胞数是正常的,需从总的脑脊液白细胞数中以每1 000个红细胞减去1个白细胞(每微升)的比例去除红细胞影响。

- 蛋白质

每1 000红细胞/mm^3,减去10 mg/L(红细胞数及蛋白量的检测需来源于同一个试管)。

二、骨髓穿刺

【目的】

- 诊断

进行骨髓细胞形态学、细胞遗传学、分子生物学检查,以及造血干细胞培养、骨髓液培养、寄生虫、细菌和真菌检查等以协助疾病的临床诊断。

- 治疗

为骨髓移植提供骨髓,危重患儿抢救时的暂时性输液通道,判断疾病治疗效果和预后。

【适应证】

- 诊断

(1) 各种血液系统疾病的诊断、鉴别诊断及治疗随访。

(2) 协助诊断部分实体瘤的分期,如淋巴瘤、肾母细胞瘤、神经母细胞瘤等。

(3) 协助诊断贮积性疾病,如戈谢病等。

(4) 对于不明原因发热的患儿,行骨髓病原学检查。

- 治疗

(1) 危重患儿抢救中,骨髓腔输液可作为静脉通道难以建立时的暂时替代措施。

(2) 骨髓移植中取供体骨髓。

【禁忌证】

- 穿刺部位感染或开放性损伤（可更换部位）。
- 血友病及有严重凝血功能障碍者（仅血小板减低并非绝对禁忌）。
- 生命体征不平稳（抢救过程中建立骨髓腔输液通道时除外）。
- 监护人拒绝签字。

【操作前准备】

- 知情同意

核对患者姓名，诊断；向患儿家属解释穿刺目的、必要性和可能的并发症，监护人签署知情同意书；抚慰患儿，必要时应用水合氯醛或地西泮镇静。

- 准备物品

（1）骨髓穿刺包：包括骨穿针、注射器、玻片、棉球、无菌纱布、镊子、孔巾、一次性无菌敷料、无菌手套、无菌换药盘，注意核对穿刺包的消毒日期和使用期限。

（2）消毒用品：安尔碘1瓶。

（3）麻醉药：2%盐酸利多卡因1瓶。

（4）其他：20 ml注射器数个、1张推片、抗凝采血管数个、中单或棉垫、口罩、帽子、龙胆紫及棉签。

- 其他准备

测量患儿生命体征（心率、血压、呼吸）；必要时对操作间进行紫外线消毒；需要至少2个人操作，操作前熟悉患者病情、穿刺目的，掌握操作流程，并发症的表现与处理等，特殊送检项目需提前联系；参与操作者洗手，戴帽子、口罩。

【操作步骤】

- 穿刺点选择与体位

操作前再次核对患者姓名、住院号，儿童常用的穿刺点为：胸骨、胫骨、髂后上棘、髂前上棘（图2-3），各穿刺点的比较及体位选择见表2-1。确定穿刺点后用龙胆紫标记。

表 2-1　儿童骨髓穿刺常用穿刺点比较

穿刺点	部位	体位	注意事项
胸骨	胸骨中线第 2 肋水平，胸骨角上或下各 0.5～1 cm 平坦处	仰卧，头稍后仰，充分暴露前胸	可使用 10 ml 注射器穿刺，不可用力过猛；适合 2～12 岁患儿
胫骨	胫骨前内侧，胫骨粗隆水平下 1 cm 骨面最宽处	仰卧，穿刺侧小腿稍侧外展，腘窝处稍垫高	适合于新生儿、婴儿及抢救时骨髓腔输液
髂后上棘	骶椎右侧，臀部髂后上棘突出部位较平骨面	左侧卧或俯卧	适用于任何年龄儿童，该部位骨髓腔大，骨髓量多，穿刺易成功，较安全
髂前上棘	髂前上棘体表标志向后 1～2 cm 骨面较平处	仰卧	可用于抽取骨髓及骨髓腔输液

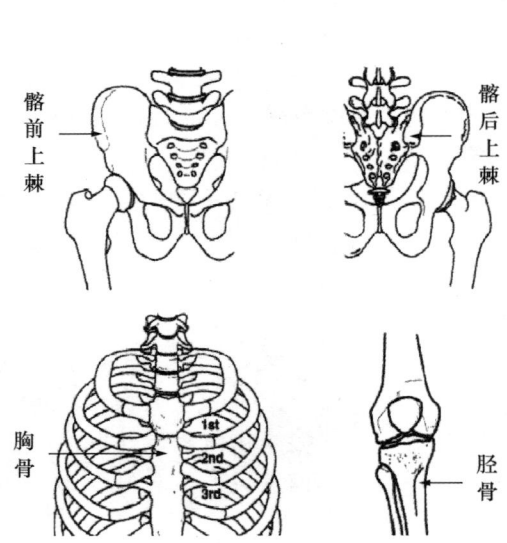

图 2-3　常用骨髓穿刺点

■ 消毒、铺巾、麻醉

术者打开骨髓穿刺包外层，戴无菌手套，打开穿刺包内层，检查包内物品是否齐全、骨穿针是否通畅，尖端是否锐利。

(1) 消毒：用无菌持物镊夹起蘸有安尔碘的棉球，以穿刺点为中心向外呈同心圆样消毒3遍（后一遍不超过前一遍范围）。

(2) 铺巾：无菌孔巾中心对准穿刺点铺巾。

(3) 麻醉：5 ml注射器吸入2%利多卡因2 ml。在穿刺点局部皮下注射形成1个皮丘，将注射器垂直于皮肤表面刺入。之后边进针边推药深至骨膜，每次推药前回抽确定无血液回流，在骨膜做扇形局部麻醉，拔针后用无菌纱布压迫片刻。

■ 穿刺

调整骨穿针固定器的位置并固定好，可根据麻醉进针深度估计，距针尖1~1.5 cm。左手拇指和示指将穿刺部位皮肤拉紧，右手持骨穿针于穿刺点刺入，不同穿刺点进针方向有所不同：

(1) 胸骨穿刺：进针方向与胸骨面成45°~60°，针尖斜面朝下向患儿头侧刺入，进针至骨膜下约0.5 cm即可。

(2) 胫骨穿刺（图2-4）：进针方向垂直于骨面或者与骨的垂直面成5°~15°，针尖向足端倾斜刺入，达骨膜后针尖向下使穿刺针与骨干长径呈60°进针。

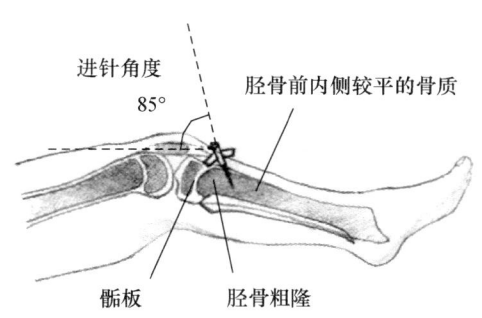

图2-4 胫骨穿刺点的选择

(3) 髂后上棘及髂前上棘穿刺：进针方向垂直于骨面。达骨膜后可适度用力缓慢旋转，当阻力消失且穿刺针已固定，提示已达骨髓腔。

- 抽吸骨髓

拔出针芯，接一次性 20 ml 注射器抽吸骨髓液 0.1～0.2 ml。取下注射器交助手进行涂片，查见脂肪小滴和（或）骨髓小粒可确定为骨髓液，助手继续涂片 6～8 张送检骨髓形态学，建议同时取末梢血行血液涂片 2～4 张作为对比。如需行骨髓液的其他检查，应在留取骨髓液涂片后，再抽取适量的骨髓液送检。

- 骨髓腔输液

拔出针芯，回抽确定为骨髓液后，接入注射器推注生理盐水，确定无阻力、无渗液后，连接输液器输液或扩容。输液过程中注意固定好穿刺针，观察复苏效果及局部渗液情况。一旦静脉通道建立应及时拔除。

- 拔针

重新插入针芯，拔出穿刺针。穿刺点用无菌纱布压迫片刻（骨髓腔输液拔针后压迫 3 min），敷以无菌纱布并用胶布固定（或者用一次性敷料粘贴）。

- 穿刺后的观察

穿刺后 24 h 内注意穿刺局部是否清洁干燥，有无渗血。可适当制动防止出血。

- 标本处理

将涂片放置于标本盒中妥善保存并标记，留取的骨髓液及时标记并妥善保存，及时送检。及时撰写操作记录。

【并发症及处理】

- 出血

易发生于血小板减少和（或）血小板功能异常的患儿。故血小板低的患儿建议加压包扎，如有出血，经局部按压后大多能够被控制；如果出血持续，对于血小板减少和（或）血小板功能异常的患儿可以输注血小板。

- 感染

少见，常轻微，仅仅需要局部用药。免疫功能抑制的患者可发生严重的感染。

- 骨髓穿刺针断裂

常见于进针困难时。故穿刺针进入骨质后应避免大幅度摆动，避免强行进针。如发生穿刺针断裂，应用血管钳将穿刺针远端拔出，必要时请外科会诊。

- 其他

如穿刺部位不适等，罕见骨折和骨髓炎。对症处理。

三、腹腔穿刺

【目的】

- 诊断

抽取腹水标本进行常规、生化、微生物学、病理学等检查，协助疾病诊断。

- 治疗

大量腹水时穿刺放液以减轻症状。

【适应证】

- 腹水性质不明需明确积液性质协助诊断。
- 腹水引起严重胸闷、气促、少尿等不适需放液减轻症状。
- 需腹腔内注射药物。

【禁忌证】

- 肠管与腹腔有粘连或肠管高度充气。
- 肝性脑病先兆、包虫病、卵巢囊肿者禁止穿刺放液。
- 穿刺部位局部感染。
- 凝血功能障碍。
- 生命体征不平稳。
- 监护人拒绝签字。

【操作前准备】

- 知情同意

核对患者姓名，诊断；向患儿家属解释穿刺目的、必要性和可能的并发症，监护人签署知情同意书；抚慰患儿，嘱患儿术前排尿以排空膀胱，必要时应用水合氯醛或地西泮镇静。

■ 准备物品

（1）腹腔穿刺包：包括腹腔穿刺针、注射器、无菌橡皮管、棉球、无菌纱布、镊子、孔巾、一次性无菌敷料、无菌手套、无菌换药盘，无菌小瓶3～5个，必要时准备一次性引流袋，注意核对穿刺包的消毒日期和使用期限。

（2）消毒用品：安尔碘1瓶。

（3）麻醉药：2%盐酸利多卡因1瓶。

（4）其他：50 ml注射器、500 ml空瓶1～2个、中单或棉垫、口罩、帽子、龙胆紫及棉签。

■ 其他准备

测量患儿生命体征（心率、血压、呼吸）及腹围；如为放液操作，应在患儿腹部预先绑好腹带，必要时对操作间进行紫外线消毒；需要至少2个人操作，操作前熟悉患者病情、穿刺目的，掌握操作流程，并发症的表现与处理等，特殊送检项目需提前联系；参与操作者洗手，戴帽子、口罩。

【操作步骤】

■ 体位

操作前再次核对患者姓名、住院号。患儿坐于靠背椅或平卧稍向左侧倾斜，助手协助固定。

■ 穿刺点定位（图2-5）

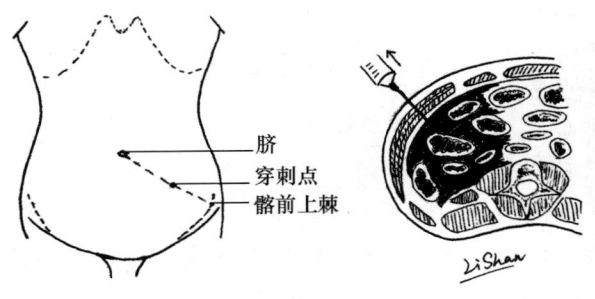

图 2-5 腹腔穿刺点示意图

常选择左下腹部脐与髂前上棘连接线上，中 1/3 与外 1/3 交界处；对少量的或包裹性积液者应超声引导下定位，定位处做好标记。

■ 消毒、铺单、局部麻醉

术者打开腹腔穿刺包，戴无菌手套，检查穿刺包内物品是否齐全、穿刺针是否通畅。助手协助倒入安尔碘浸泡消毒棉球。

（1）消毒：用无菌镊子夹棉球，以确定好的穿刺点为中心，从中心向外消毒 3 遍。

（2）铺巾：无菌孔巾中心对准穿刺点铺巾。

（3）麻醉：以注射器抽取 2% 盐酸利多卡因约 2 ml，在穿刺点局部皮下注射皮丘后垂直于皮肤表面刺入，逐层浸润麻醉各层组织至腹膜壁层。每次推注药物前负压回抽，确认无血液或腹腔积液吸出方可注射，记录进针长度，拔针，用无菌纱布压迫片刻。

■ 穿刺

左手拇指和示指固定住穿刺点间皮肤，右手持腹穿针，沿穿刺点刺入，进入皮肤后针尖方向宜稍倾斜移动后再向腹腔刺入，以避免术后发生漏液。缓慢进针，感到阻力消失时停止进针，试回抽注射器见腹腔积液，开始抽液。

■ 抽取腹腔积液

如为诊断性穿刺，可直接用 20 ml 或 50 ml 注射器抽取适量腹腔积液后送检；如需放液减压，则宜用 50 ml 注射器缓慢抽取，或以穿刺针连接无菌橡皮管放液，持续放液时，应以预先绑好的腹带逐渐收紧腹部，以防止腹压骤然降低，内脏血管突然扩张而发生休克。一次放液量应小于 1 000 ml。

■ 拔针

操作结束后拔出穿刺针，以无菌纱布稍加压力压迫片刻，之后以无菌敷料覆盖。放液后以腹带包扎。

■ 穿刺后处理

穿刺后嘱患儿静卧，24 h 内注意穿刺局部是否清洁干燥，有无渗血、渗液。及时送检标本并书写操作记录。

【并发症及注意事项】

- 穿刺过程中如患儿出现头晕、面色苍白、恶心、心悸等症状,应立即停止抽液,并对症处理。
- 注意腹腔放液不宜过多、过快,放液过多可能诱发肝性脑病和电解质紊乱。
- 感染:少见,注意严格无菌操作。
- 出血:少见。

四、胸腔穿刺

【目的】

- 诊断

抽取胸腔积液标本进行常规、生化、微生物学、病理学等检查,协助疾病诊断。

- 治疗

大量胸腔积液、积气时解除压迫症状,脓胸时抽脓、冲洗,胸膜腔内给药。

【适应证】

- 胸腔积液性质不明需明确积液性质协助诊断。
- 胸腔积液或积气影响呼吸、循环功能需穿刺减压。
- 需胸膜腔内局部治疗。

【禁忌证】

- 穿刺部位局部感染。
- 凝血功能障碍。
- 生命体征不平稳。
- 监护人拒绝签字。

【操作前准备】

- 知情同意

核对患者姓名,诊断;向患儿家属解释穿刺目的、必要性和可能的并发症,监护人签署知情同意书;抚慰患儿,必要时应用水合氯醛或地西泮镇静。

- 准备物品

(1) 胸腔穿刺包:包括连接三通的胸穿针、橡皮管、注射器、棉球、无菌纱布、镊子、孔巾、一次性无菌敷料、无菌手套、无菌换药盘,无菌小瓶3~5个,注意核对穿刺包的消毒日期和使用期限。

(2) 消毒用品:安尔碘1瓶。

(3) 麻醉药:2%盐酸利多卡因1瓶。

(4) 其他:50 ml注射器、500 ml空瓶1~2个、中单或棉垫、口罩、帽子、龙胆紫及棉签。

■ 术前定位

胸腔积液患儿定位应结合胸部查体及超声。通过胸部查体,定位于叩诊实音最明显部位,积液多时一般选择患侧肩胛线或腋后线第7~8肋间,必要时也可选腋中线第6~7肋间或腋前线第5肋间;同时应结合超声检查定位,龙胆紫做好标记。定位过程中患儿体位应与穿刺术中体位一致(见操作步骤中"体位"部分)。张力性气胸时定位于患侧锁骨中线第2肋间。

■ 其他准备

测量患儿生命体征(心率、血压、呼吸);必要时对操作间进行紫外线消毒;需要至少2个人操作,操作前熟悉患者病情、穿刺目的,掌握操作流程,并发症的表现与处理等,特殊送检项目需提前联系;参与操作者洗手,戴帽子、口罩。

【操作步骤】

■ 体位

操作前再次核对患者姓名、住院号。可将幼儿抱坐于助手身上,头靠助手胸前,助手一手帮助患儿将穿刺侧手臂抬高至头部,另一手按住患儿腰部;较大儿童可反坐于靠背椅上,椅背上垫一枕头,双臂交叉置于椅背,头伏在前臂上(图2-6)。

■ 再次确定穿刺点

摆好体位后,再次叩诊确定穿刺点无误。

■ 消毒、铺单、局部麻醉

术者打开胸腔穿刺包,戴无菌手套,检查穿刺包内物

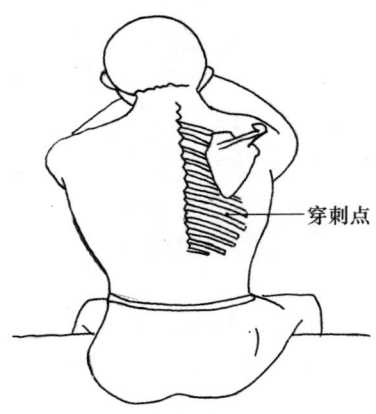

图 2-6　胸腔穿刺术体位示意图

品是否齐全、穿刺针是否通畅、三通是否连接紧密。助手协助倒入安尔碘浸泡消毒棉球。

（1）消毒：用无菌镊子夹棉球，以确定好的穿刺点为中心，从中心向外消毒3遍。

（2）铺巾：无菌孔巾中心对准穿刺点铺巾。

（3）麻醉：以注射器抽取2%盐酸利多卡因约2 ml，在穿刺点下一肋骨上缘（图2-7）局部皮下注射皮丘后垂直于

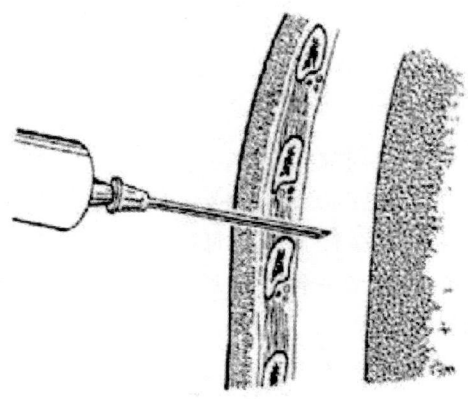

图 2-7　胸腔穿刺进针点示意图

皮肤表面刺入，逐层浸润麻醉各层组织至胸膜壁层。每次推注药物前负压回抽，确认无血液或胸腔积液吸出方可注射，记录进针长度，拔针，用无菌纱布压迫片刻。

■ 穿刺

将胸腔穿刺针针柄接橡皮管及三通后（也可不连橡皮管）与注射器连接，控制三通使胸穿针不与外界或注射器相通（图 2-8），左手拇指和示指固定住穿刺点肋间皮肤，右手持胸穿针，沿穿刺点下一肋骨上缘垂直于患儿皮肤穿刺，针头斜面向下。缓慢进针，感到阻力消失时停止进针。打开三通使穿刺针与注射器相通，回抽注射器见胸腔积液，开始抽液。

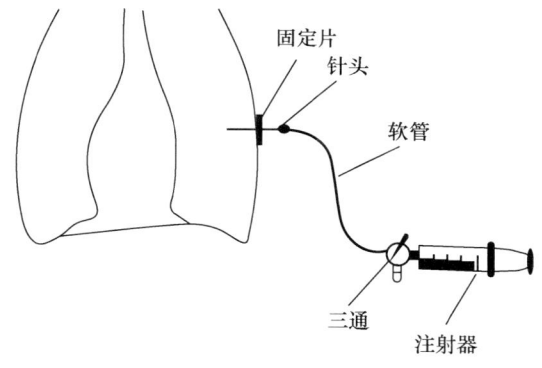

图 2-8　胸穿针连接示意图

■ 抽取胸腔积液

如为诊断性穿刺，用注射器抽取适量胸腔积液后，关闭三通使胸穿针不与外界或注射器相通，取下注射器，将胸腔积液注入无菌小瓶或培养瓶送检。如需抽液减压，则宜用 50 ml 注射器缓慢抽取，每次注射器抽满后调整三通使穿刺针不与外界或注射器相通，之后更换注射器；或者在注射器抽满后调整三通，使注射器不与穿刺针相通，而与外界相通，将积液排出至空瓶中。总之，应严防空气进入胸腔内。放液量多少视病情而定，诊断性抽液时 50 ml 即可，减压抽液时年长儿一次放液量建议在 600 ml 以下。抽液完毕后根据需要可向胸腔内注入药物。

- 拔针

操作结束后拔出穿刺针,以无菌纱布稍加压力压迫片刻,之后以无菌敷料覆盖。

- 穿刺后处理

穿刺后嘱患儿静卧,24 h 内注意穿刺局部是否清洁干燥,有无渗血、渗液。及时送检标本并书写操作记录。

【并发症及处理】

- 胸膜反应

穿刺过程中如患儿出现头晕、面色苍白、大汗、心悸、胸闷、剧痛,甚至晕厥,应考虑到胸膜反应。故助手应密切观察患儿情况,出现表现后应立即停止抽液,症状严重时可皮下注射 1:1 000 肾上腺素 0.01~0.02 ml/kg,并对症处理。

- 气胸/血气胸

表现为胸痛,严重时伴呼吸困难,少量气胸可以自行吸收,大量气胸时需要胸腔闭式引流。为防止出现气胸,术前应掌握穿刺部位积液深度,穿刺时深度不宜过深,如患儿诉疼痛、出现咳嗽或见血时应中止抽液。

- 感染

少见,注意严格无菌操作。

- 腹腔脏器损伤

少见,穿刺点偏低时应注意。为避免发生损伤,术前应准确定位,穿刺点不宜低于第 9 肋间。

参考文献

[1] 江载芳,申昆玲,沈颖. 诸福棠实用儿科学. 8 版. 北京:人民卫生出版社,2015.

[2] 李齐岳. 现代儿科诊疗手册. 2 版. 北京:北京医科大学出版社,2000.

[3] 薛辛东. 儿科学. 2 版. 北京:人民卫生出版社,2010.

[4] 邵肖梅,叶鸿瑁,丘小汕. 实用新生儿学. 4 版. 北京:人民卫生出版社,2011.

(廖 莹 张 欣)

第三章

新生儿营养与喂养

一、液体量

不同日龄新生儿所需液体量见表3-1。

表3-1 新生儿不同日龄液体需要量 [ml/(kg·d)]

出生体重（g）	第1天	第2天	第3~6天	>7天
<750	100~140	120~160	140~200	140~160
750~1000	100~120	100~140	130~180	140~160
1000~1500	80~100	100~120	120~160	150
>1500	60~80	80~120	120~160	150

建议最终液体量达到140~160 ml/(kg·d)，对于体重增长不良的患儿可达到180 ml/(kg·d)。使用辐射台需增加液量10 ml/(kg·d)。慢性肺疾病：120 ml/kg，先天性心脏病根据心功能情况80~120 ml/kg。

二、喂养

【推荐摄入量】

- 能量

足月新生儿105~130 kcal/(kg·d)，早产儿110~135 kcal/(kg·d)，部分超低出生体重儿可达150 kcal/(kg·d)。

- 蛋白质

足月儿2~3 g/(kg·d)，早产儿（体重<1 kg者，4.0~

4.5 g/(kg·d)；1～1.8 kg 者，3.5～4.0 g/(kg·d))。足月儿蛋白质：热卡＝(1.8～2.7 g)∶100 kcal，早产儿蛋白质：热卡＝(3.2～4.1 g)∶100 kcal。

- 脂肪

5～7 g/(kg·d)，占总能量 40%～50%。

- 碳水化合物

10～14 g/(kg·d)，占总能量的 40%～50%。

【开奶时间、喂养方式、每日喂养量及速度】

- 开奶时间

无先天性消化道畸形及严重疾病、血流动力学相对稳定者尽早开奶；出生体重＞1 000 g 者可于出生后 12 h 内开始喂养；有严重围产期窒息（5 分钟 Apgar 评分＜4 分）史、脐动脉插管或出生体重＜1 000 g 可适当延迟至 24～48 h 开奶。

- 喂养方式

①经口喂养：胎龄≥32～34 周以上，吸吮、吞咽和呼吸功能协调。②管饲喂养：胎龄＜32～34 周早产儿，吸吮和吞咽功能不全、不能经口喂养者，因疾病本身或治疗的因素不能经口喂养者，作为经口喂养不足的补充。

- 对极低出生体重儿早期采用微量肠道内营养策略[10～20 ml/(kg·d)]。

- 每日喂养量及速度（见表 3-2）。

表 3-2 早产儿奶量及加奶速度

出生体重（g）	间隔时间	起始奶量 [ml/(kg·d)]	加奶速度 [ml/(kg·d)]
＜750	每 2 h 一次	≤10	15
750～1 000	每 2 h 一次	10	15～20
1 001～1 250	每 2 h 一次	10	20
1 251～1 500	每 3 h 一次	20	20
1 501～1 800	每 3 h 一次	30	30
1 801～2 500	每 3 h 一次	40	40
＞2 500	每 3 h 一次	50	50

【母乳和肠内营养配方选择】

- 首选母乳,极低和超低出生体重儿,需补充母乳强化剂,当母乳喂养量达到 50~100 ml/(kg·d),可加用母乳强化剂,首先半强化,3~5 天加至全强化。无法母乳喂养的早产儿,选用早产儿专用配方乳。详见表 3-3~表 3-6。

表 3-3 早产儿喂养方案

出生体重/疾病	母乳	配方奶
>2 000 g	母乳或半强化	PDF
<2 000 g	母乳全强化	早产儿配方奶(雅培 SSC81)
<1 500 g	母乳全强化	早产儿配方奶(雅培 SSC81 高蛋白)
<1 800 g,3rd 以下	母乳全强化	早产儿配方奶(SSC81 高蛋白)
先天性心脏病/BPD	母乳高强化	早产儿配方奶(雅培 SSC101)

注:一般选用早产儿配方奶,如有雅培液态早产儿配方奶可根据患儿情况选择。PDF,早产儿出院后配方奶;BPD,支气管肺发育不良

表 3-4 雅培早产儿配方奶营养成分表(单位/100 ml)

营养素	单位	SSC 68	SSC 81	SSC 81 高蛋白	SSC 101	PDF
能量	kcal	68	81	81	101	74
蛋白质	g	2.04	2.43	2.67	3.03	1.95
脂肪	g	3.53	4.20	4.20	6.42	4.09
碳水化合物	g	7.00	8.34	8.10	7.81	7.23
维生素 A	国际单位	583	694	694	866	255
维生素 D	国际单位	127	151	151	189	43
钙	mg	139	165	165	206	75
磷	mg	78	92	92	115	46
铁	mg	1.5	1.8	1.8	2.2	0.9
渗透压	mOsm/L	215	265	260	280	291

表 3-5 母乳强化剂热量表

品牌	强化方式	母乳(ml):强化剂(袋)	热卡(kcal/100 ml)
雅培	半强化	50:1	74
	全强化	25:1	81
雀巢	半强化	40:1	76
	全强化	20:1	85

表 3-6 每 100 ml 全强化母乳中强化剂所含营养含量表

成分	雅培	雀巢
能量（kcal）	14	18
蛋白（g）	1	1
脂肪（g）	0.36	0.02
碳水化合物（g）	1.8	3.3
VitA	620 IU	355 mg
VitD	120 IU	3.75 μg
VitE	3.2 IU	4 mg
$VitK_1$（μg）	8.4	8
钙（mg）	117	75
磷（mg）	67.2	45
镁（mg）	7	4
铁（mg）	0.36	1.72

【其他营养素】

■ 维生素 D

早产儿生后前 3 个月 800～1 000 IU/d，随后母乳喂养者 500 IU/d；配方奶喂养者 500 IU，隔日 1 次。

■ 铁剂

胎龄＜32 周，喂养可耐受，生后第 8 天开始加用 EPO，同时加用铁剂：元素铁 4～6 mg/(kg·d)，分 2 次，校正胎龄 34 周停用 EPO，并降低铁剂剂量为 2～3 mg/(kg·d)，分 2 次。胎龄＞32 周者出生后 2 周开始使用铁剂，母乳喂养 2 mg/(kg·d)，配方奶喂养 1 mg/(kg·d)。蛋白琥珀酸铁 1 ml 含元素铁 2.67 mg，速力菲 100 mg 含元素铁 30 mg。注意：输血后 1 个月内通常不补铁，个例则根据临床情况调整。

【常用特殊奶粉及配方奶营养含量】

常用特殊奶粉及配方奶营养含量见表 3-7。

表 3-7 常用特殊奶粉及配方奶营养含量表

产品特点	热量	蛋白质	脂肪	乳糖	适用人群
雀巢小百肽	100	3.0g，纯短肽配方，含氨基酸，100%水解乳清蛋白	MCT占60%	无乳糖	1~10岁需要加强营养的幼儿及儿童
雀巢佳膳	100	3.0g	MCT占20%	无乳糖	1~10岁需要加强营养的幼儿及儿童（挑食偏食、生长发育不良的儿童）
雅培小安素	82	2.67g	MCT占2%	无乳糖	1岁以上挑食偏食者
谐儿舒（深度水解蛋白）	67.5	1.9g，100%水解乳清蛋白	添加MCT	无乳糖	食物不耐受（牛奶蛋白过敏等）导致重度腹泻，营养不良
纽康特（氨基酸婴儿配方粉）	67	2.0g，100%游离氨基酸，非牛奶蛋白原料	MCT占32%	无乳糖	牛奶蛋白过敏、多种食物蛋白过敏的宝宝
纽太特（乳蛋白深度水解婴儿配方奶）	67	1.8g大分子蛋白水解成短肽、甚至氨基酸	MCT占50%	无乳糖	牛奶蛋白过敏婴儿
能全信1段（氨基酸代谢障碍配方）	67	1.8g		无乳糖	0~1岁苯丙酮尿症、丙酸血症或部分甲基丙二酸尿症的宝宝
雀巢能恩AL110	67	1.4g，优质牛奶蛋白配方		无乳糖，无蔗糖	腹泻及恢复期婴儿，适于乳糖不耐受婴儿
雀巢特别能恩（早产、低出生体重婴儿配方）	81（1段）73（2段）	2.04g，乳清蛋白适度水解			体重1.8kg以上的早产、低出生体重儿

注：MCT，中链脂肪酸。

续表

产品特点	热量	蛋白质	脂肪	乳糖	适用人群
雀巢超级能恩1段(乳蛋白部分水解)	67	1.3 g 乳蛋白			母乳不足或无母乳时食用
雅培金装喜康宝(早产儿、低出生体重婴儿配方奶粉)	74	1.95 g			临近出院和出院后的早产儿、低出生体重儿
美赞臣安婴儿(早产、低出生体重婴儿配方奶)	75	2 g	MCT≤40%		早产儿实现追赶生长，0~1岁早产儿出院后使用
多美滋精确盈养心护1段婴儿配方奶	67	1.4 g			0~6个月婴儿

三、肠外营养

【注意事项】

■ 除去长期液的时间,肠外营养一般在 18~22 h 内匀速静脉滴注。以下用量均代表全肠外营养时各营养成分的用量,有奶量时按比例减少营养液各成分配置(如肠外营养占全天液量的 75%,则按全静脉营养计算后所有营养液均×0.75)。

【适应证及禁忌证】

■ 适应证

(1) 经胃肠道摄入不能达到所需总热量 80%~90%,或预计不能经肠道喂养 3 天以上;

例如,先天性消化道畸形:食管闭锁、肠闭锁等。

(2) 获得性消化道疾病:如短肠综合征、坏死性小肠结肠炎、顽固性腹泻等。

(3) 早产儿(低出生体重儿、极低和超低出生体重儿)。

(4) 宫内发育迟缓、严重营养不良等。

■ 禁忌证

(1) 休克、严重水电解质紊乱、酸碱平衡失调,未纠正时。

(2) 严重感染,严重出血倾向,凝血指标异常者慎用脂肪乳剂。

(3) 血浆胆红素>170 mmol/L 时慎用脂肪乳。

(4) 严重肝功能不全者慎用脂肪乳剂及非肝病专用氨基酸。

(5) 严重肾功能不全者慎用脂肪乳剂及非肾病专用氨基酸。

【各营养素应用原则】

■ 氨基酸

6% 小儿氨基酸,出生体重<1 000 g 者目标量 4~4.5 g/(kg·d),出生体重>1 000 g 者目标量 3.5~4 g/(kg·d)。生后第一天开始给予,通常从 2~3 g/(kg·d)

开始,每日增加 1 g/kg,直至足量。输注时氨基酸浓度:外周静脉<3%,中心静脉<3.5%。

■ 脂肪乳

20%力保肪宁,目标量 3 g/(kg·d),生后第一天应用,1~2 g/(kg·d) 起始,每日增加 1 g/kg,严重感染、严重血小板降低、高脂血症(三酰甘油>1.7~2.25 mmol/L)慎用,可酌减至 2 g/(kg·d)。

不需要常规使用肝素。

■ 糖

(5%、10%、50%葡萄糖)

开始剂量:足月儿 6~8 mg/(kg·min),早产儿 4~6 mg/(kg·min),每日增加 1~2 mg/(kg·min),目标糖速:足月儿 12~14 mg/(kg·min),早产儿 11~13 mg/(kg·min),最大剂量:足月儿 17~20 g/(kg·d),早产儿 15~18 g/(kg·d)。注意算好其他液体量后最后算葡萄糖,根据前一天血糖情况确定当天糖速,外周静脉糖浓度<12.5%,中心静脉糖浓度<25%。如出现低血糖(血糖<2.6 mmol/L)给予 10%葡萄糖 2 ml/kg 静脉推注。输糖过程中,血糖应小于 7 mmol/L,极低出生体重儿生后 72 h 内糖速降至 4 mg/(kg·min) 或生后 72 h 后糖速降至 6 mg/(kg·min) 时,血糖持续>10 mmol/L 给予静脉胰岛素 0.01~0.1 μ/(kg·h),以低剂量作为起始剂量。

■ 钠

如无异常,生后第 2 天钠补充量 3~4 mmol/(kg·d)。(0.9%NaCl 1 ml 含 0.154 mmol Na^+,10%NaCl 1 ml 含 1.694 mmol Na^+,5%碳酸氢钠 1 ml 含 0.588 mmol Na^+)。

■ 钾

如无异常,生后第 4 天钾补充量(1 ml 15%氯化钾含 K^+ 2 mmol)2 mmol/(kg·d)。

■ 钙

10%葡萄糖酸钙(1 g 相当于 2.5 mmol)2 ml/(kg·d) [0.5 mmol/(kg·d)]中心静脉途径时可以应用。

■ 磷

格列福斯（甘油磷酸钠 1 ml 相当于 1 mmol 磷，即 31mg 磷）1 ml/(kg·d)[1 mmol/(kg·d)]隔天（与钙交替，100 ml 静脉营养液中最多可加入格列福斯 1.5 ml）。

■ 镁

25%硫酸镁（1 g 相当于 4 mmol）0.4 ml/(kg·d)[0.4 mmol/(kg·d)]。

■ 水溶性维生素

水乐维他（10 ml/瓶，1 瓶含生物素 60 μg，叶酸 0.4 mg，维生素 B_{12} 5.0 μg 等多种水溶性维生素）1 ml/(kg·d)。

■ 脂溶性维生素

维他利匹特（有脂肪乳时应用 10 ml/支，1 支含维生素 A 0.99 mg，维生素 D_2 5 μg，维生素 E 9.1 mg，维生素 K10.15 mg）3～5 ml/d。

■ 微量元素

安达美（10 ml/支，1 支含 Fe^{3+} 20 μmol，Zn^{2+} 100 μmol，Cu^{2+} 20 μmol 等多种微量元素），1 ml/(kg·d)。

■ 肝素

中心静脉营养者，0.5 U/ml（液体量＞150 ml/d）或 0.5～1 U/ml（液体量＜150 ml/d），总量不超过 150 U/d。

■ L-肉碱

出现胆汁淤积（DBIL＞1.5 mg/dl）或肠外营养大于 4 周者加用 L-肉碱，10～20 mg/(kg·d)。

【计算方法】

■ 确定静脉营养液量

确定体重（kg）

A（ml/kg）：当天日龄千克体重需要液量

B（ml）：经口入量（奶及口服药物）及所有长期液体量

静脉营养总量 C（ml）＝A×体重（kg）－B

■ 确定氨基酸及脂肪乳的用量

6%氨基酸用量（ml）=体重（kg）×（1～4.5）（根据日龄、胎龄及出生体重确定）/0.06，注意在总溶液中的浓度不能超过上述要求；

20%脂肪乳用量（ml）=体重（kg）×（1～3）（根据日龄、血脂等综合确定）/0.2。

- 确定电解质用量

常规补充钠、钾，对于全静脉营养超过3天或经口喂养不耐受、静脉营养应用时间长的患儿，注意补充钙、磷、镁。具体用量需根据临床及电解质检查结果调整。

- 确定水乐维他、安达美及维他利匹特的用量
- 根据液速及规定的糖速，计算出糖浓度

糖溶液（ml）=C－其他以上营养液（肝素钠液量忽略不计）

公式：糖速[mg/(kg·min)]=糖浓度（百分数）×液速（ml/h）/体重（kg）/6

确定10%葡萄糖及50%葡萄糖的用量。

- 最后必须核对氨基酸浓度、钾离子浓度、糖浓度

【举例】

- 某患儿出生后第5天，出生体重1 700 g，经口喂养9 ml，每2 h一次，外周静脉通路。

（1）出生体重1 700 g，总液量120～160 ml/(kg·d)（均值140 ml/kg），即140×1.7=238 ml。

（2）静脉营养总量（C，ml）=A×体重（kg）－B，即140×1.7－108=130（ml）。

（3）目前为部分静脉营养，肠外营养液占总液量55%。

（4）6%氨基酸：目标量3.5 g/(kg·d)，静脉营养液中氨基酸为3.5×1.7×0.55=3.3 g，即6%氨基酸3.3/0.06=55 ml。氨基酸浓度为2.5%，<3%。

（5）20%脂肪乳：目标量3 g/(kg·d)，静脉营养液中脂肪乳为3×1.7×0.55=2.8 g，20%脂肪乳2.8/0.2=14 ml。

（6）钠：3～4 mmol/(kg·d)，3×1.7×0.55=

2.8 mmol，即 10%氯化钠为 2.8/1.694＝1.7 ml。

（7）钾：1～2 mmol/(kg·d)，(1～2)×1.7×0.55＝0.9～1.9 mmol，取中间值 1.5 mmol，15%氯化钾 0.8 ml（核对钾浓度不超过 0.3%）。

（8）水乐维他：1 ml/(kg·d)，1×1.7×0.55≈1 ml。

（9）安达美：1 ml/(kg·d)，1×1.7×0.55≈1 ml。

（10）维他利匹特 3～5 ml/d，即 (3～5)×0.55，约 2 ml。

（11）糖：根据前一天糖速及血糖情况确定糖速；设定糖速为 6.5 mg/(kg·min)，静脉营养输注时长 20 h，匀速输注，液速为 130 ml/20 h＝6.5 ml/h。

①葡萄糖总量（g）＝糖速 [mg/(kg·min)]×60 min×输液时长（h）×体重（kg），即 14.8 g。

②糖浓度＝葡萄糖总量/静脉营养总液量，即 11.4%。

③葡萄糖的总液量＝液体总量－其余液体总量，即 130－55－14－1.7－0.8－1－1－2＝54.5 ml。

④假设 50%葡萄糖为 X ml，10%葡萄糖为 Y ml，则 X＋Y＝54.5 ml，50%X＋10%Y＝葡萄糖的总量（g），计算得出 50%葡萄糖 X≈22 ml，10%葡萄糖 Y≈32.5 ml。

（12）医嘱范例：

10%葡萄糖 32.5 ml

50%葡萄糖 22 ml

6%氨基酸 55 ml

20%脂肪乳 14 ml

10%氯化钠 1.7 ml

15%氯化钾 0.8 ml

安达美 1 ml

水乐维他 1 ml

维他利匹特 2ml

总量 130 ml，糖浓度 11%，液速 6.5 ml/h，糖速 7 mg/(kg·min)

参考文献

[1] Agostoni C, Buonocore G, Carnielli VP, et al. Enteral nutrient supply for preterm infants: commentary from the European Society of Paediatric Gastroenterology, Hepatology and Nutrition Committee on Nutrition. J Pediatr Gastroenterol Nutr, 2010, 50 (1): 85-91.

[2] Dutta S, Singh B, Chessell L, et al. Guidelines for feeding very low birth weight infants. Nutrients, 2015, 7 (1): 423-442.

[3] Sourabh Dutta, Balpreet Singh, Lorraine Chessell, et al. Guidelines for Feeding Very Low Birth Weight Infants. Nutrients, 2015, 7, 423-442.

[4] 中华医学会肠外肠内营养学分会儿科学组, 中华医学会儿科学分会新生儿学组, 中华医学会小儿外科学分会新生儿外科学组. 中国新生儿营养支持临床应用指南. 中华小儿外科杂志, 2013, 34 (10): 782-787.

(茹喜芳　张　欣)

第四章

水、电解质、酸碱平衡

一、脱水及液体疗法

【正常儿童液体需要量及不显性失水量】

儿童每日需水量和不显性失水量见表 4-1。

表 4-1 儿童每日水的需要量及不显性失水量

年龄（岁）	需水量 [ml/(kg·d)]	不显性失水量 [ml/(kg·d)]
<1 岁	120~160	19~24
1~3 岁	100~140	14~17
4~9 岁	70~110	12~14
10~14 岁	50~90	

【脱水的常见病因】

脱水常见病因见表 4-2。

表 4-2 脱水的常见病因

脱水原因	病因
液体入量不足	饥饿，进食困难
液体丢失过多	腹泻、呕吐、胃肠引流等消化道丢失最常见
	利尿药、脱水药、尿崩症、糖尿病等从肾丢失
	大量出汗、大面积烧伤等皮肤异常丧失
	环境温度高、湿度低、呼吸过快等不显性失水
第三腔隙失水	肠梗阻、腹膜炎等隐匿的失水

【判断是否存在脱水及程度】

脱水程度临床评估见表 4-3。

表 4-3 脱水程度临床评估

脱水程度	轻	中	重
丢失液体（占体重%）	≤5%	5%~10%	>10%
精神状态	稍差	萎靡或烦躁	嗜睡或昏迷
皮肤弹性	尚可	差	极差*
黏膜	稍干燥	干燥	明显干燥
前囟、眼窝	稍凹陷	凹陷	明显凹陷
肢端	尚温暖	稍凉	凉或发绀
尿量	稍少	明显减少	无尿
脉搏	正常	增快	明显增快、且弱
血压	正常	正常或稍降	降低、休克

注：*捏起皮肤回复≥2 s

- 区分轻中度脱水的重要指标——皮肤弹性。
- 区分中重度脱水的重要指标——循环（毛细血管再充盈时间延长及血压降低）。
- 低渗性脱水易高估脱水程度，高渗性脱水易低估脱水程度。

【判断脱水性质】

脱水性质见表 4-4。

表 4-4 脱水性质

性质	血钠（mmol/L）
等渗	130~150
低渗	<130
高渗	>150

【脱水的治疗】

常用液体张力及快速计算（见表 4-5~表 4-7）。

表 4-5 常用液体

名称	张力	糖量 (g/100 ml)	Na+ (mmol/L)
5%葡萄糖	0	5	
10%葡萄糖	0	10	
0.9%氯化钠	1	0	154
3%氯化钠	3	0	462
5%碳酸氢钠	3.6	0	595
1.4%碳酸氢钠	1	0	167
15%氯化钾	13.35	0	

表 4-6 常用液体组合

液体名称/张力（近似）	液量（ml）	5%或10%葡萄糖（ml）	0.9%氯化钠（ml）	5%碳酸氢钠（ml）	氯化钾（15%）（ml）
2:1液/(等张)	100	25	65	10	
1/2张液（1/2）	100	62	33	5	
1/3张液（1/3）	100	75	22	3	1
1/4张液/(1/4)	100	80	16	2.5	1
1/5张液/(1/5)	100	85	13	2	1
1.4%碳酸氢钠/等张	100	72		28	
葡萄糖氯化钠钾（商品）	200	8 g/100 ml	0.18 g/100 ml	0	0.15 g/100 ml

说明：腹泻补液配制液体时，建议0.9%氯化钠与1.4%碳酸氢钠量的比例为2:1。

本表格为临床快速计算制作，考虑临床可操作性（尽量液体量用整数），张力为接近值而非精确值

表 4-7 口服补液盐Ⅲ配方（1袋ORS液+250 ml水，为1/2张液体）

配方	g/L	组分	mmol/L
氯化钠	2.6	钠	75
无水葡萄糖	13.5	氯	65
氯化钾	1.5	葡萄糖	75
柠檬酸钠	2.9	钾	20
		柠檬酸	10
		渗透压	245

- 补液流程

见流程图 4-1。

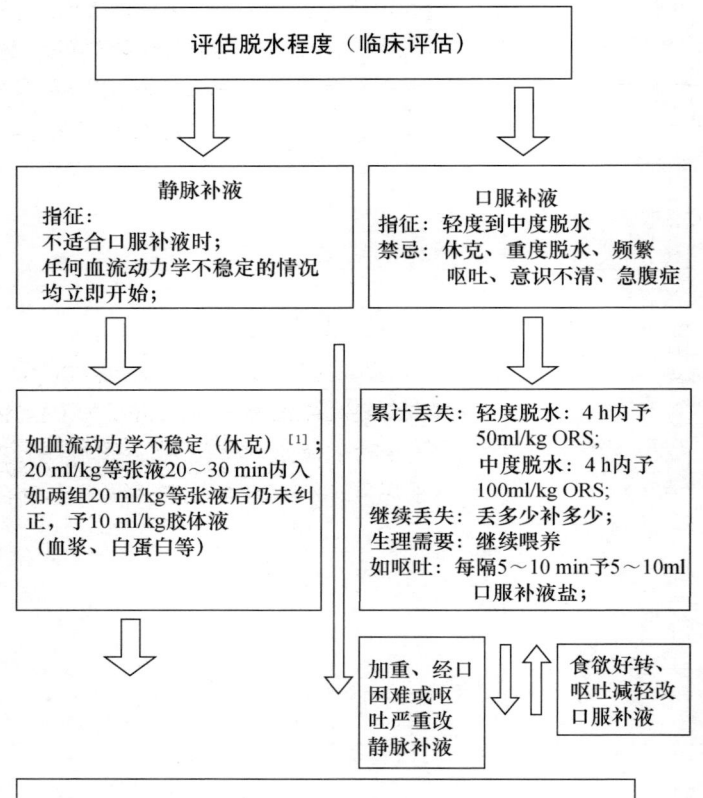

注：[1] 此部分液体计入累计丢失中；
　　[2] 见尿补钾：尿频及导尿管中出现尿液、治疗开始前6h内曾排过尿均属有尿

图 4-1　补液流程图

- 静脉补液

(1) 步骤：定量、定性、定速（表 4-8～表 4-9）。

(2) 原则：先浓后淡、先快后慢、见尿补钾。

表 4-8 经验性补液各部分的初步预计

分类	液体量			液体定性（张力）		
	轻度脱水	中度脱水	重度脱水	等渗性脱水	低渗性脱水	高渗性脱水
累计丢失量	30～50 ml/kg	50～100 ml/kg	100～120 ml/kg	1/2 张	2/3 张	1/3 张
继续丢失量	①实际测量；②按 20～40 ml/(kg·d)（估测）			①1/3 张（估测）；②查表 4～9		
生理需要量	①1 200～1 500 ml/m² ②婴儿 70～90 ml/kg、幼儿 60～70 ml/kg、儿童 50～60 ml/kg			1/4～1/5 张		
总量	90～120 ml/kg	120～150 ml/kg	150～180 ml/kg			

表 4-9 不同体液中的电解质成分（mmol/L）

液体来源	Na⁺ (mmol/L)	K⁺ (mmol/L)	Cl⁻ (mmol/L)	HCO₃⁻ (mmol/L)	蛋白质 (g/dl)
胃液	20～80	5～20	100～150	0	—
胰液	120～140	5～15	90～120	100	—
小肠液	100～140	5～15	90～130		—
胆汁	120～140	5～15	50～120	40	—
回肠造漏液	45～135	5～15	20～115	25～30	—
腹泻液	10～90	10～80	10～110	50	
汗液	10～30	3～10	10～25	—	
烫伤	140	5	110		3～5

- 注意事项

(1) 没有电解质资料时暂按等渗性脱水处理。

(2) 患儿病情变化快，并且随食欲好转，经静脉补液量可能减少或发生较大变化,建议液量计算可先按 1/2 至 2/3 给予。

(3) 营养不良患儿可能高估脱水程度,需动态密切观察调整。

(4) 营养不良、肺炎、心肾功能不全、学龄儿童补液量酌减 1/4 至 1/3。

【重视脱水可能伴随的酸碱、电解质失衡】

- 代谢性酸中毒

(1) 轻度酸中毒不予专门补液纠正。

(2) 补液中多数酸中毒可自行纠正。

(3) 严重酸中毒的纠正见酸碱平衡紊乱相关章节。

- 低钾血症

(1) 时机:脱水患儿多有钾的丢失,酸中毒纠正后尤其容易发生低钾血症,为预防低血钾,患儿排尿后应即予补钾。

(2) 浓度:浓度不超过 0.3%(100 ml 溶液加 15% 氯化钾 ≤2 ml,推荐加 1 ml 避免疼痛),速度 <0.3 mmol/(kg·h)(详见电解质紊乱)。

(3) 注意:膀胱中有尿、治疗开始前 6 h 内曾排过尿均可视为有尿。

【病情观察注意事项】

- 补液过程中应密切观察以下内容,从而及时调整补液计划:

(1) 观察液体入量及速度。

(2) 脱水体征恢复情况。

(3) 有无合并症发生。

(4) 高度关注尿量及末梢循环状态。

(5) 详细了解继续丢失量。

- 特别注意:在肠梗阻、腹膜炎等情况下存在第三腔隙失水,需有预见并及时足量补充。

【脱水的预防】

■ 正常机体每日丢失一定量的水及电解质,即体液的生理需要量,在各种疾病状态患儿饮食不足时,需及时补充。在出现异常体液丢失时,根据患儿具体情况,评估丢失液中电解质成分,6 h 内给予补充,以预防脱水。

二、电解质紊乱

【血钠异常】

血钠异常见表 4-10。

表 4-10 血钠异常的诊断标准和症状

类型	诊断标准(mmol/L)	症状
低钠血症	<130 mmol/L	乏力,表情淡漠,恶心,呕吐,头痛,嗜睡,视物模糊,反应迟钝,甚至昏迷,肌张力低下,腱反射低下,脉细而速,循环不良,合并充血性心力衰竭时可有水肿
高钠血症	>150 mmol/L	急性表现为嗜睡,软弱无力,烦躁,恍惚,易激惹,腱反射亢进,肌张力增高,抽搐,昏迷及死亡

注:症状取决于血钠变化的速度,其次为程度

■ 低钠血症的治疗

(1) 不同病因方案不同,强调关注病因。

(2) 补钠量及溶液

钠(mmol)=(125-测得的血钠值)×体重(kg)×0.3,可先给 1/3~1/2。

3%氯化钠:12 ml/kg 可提高 10 mmol/L。

0.9 氯化钠:20 ml/kg 可提高 5 mmol/L。

(3) 轻度无症状

可在病因去除后自行缓解,如予干预需缓慢纠正,24~48 h 内提高到接近正常(提高到 125 mmol/L 即可,不要求纠正至正常),第一个 24 h 内血钠上升≤12 mmol/L;以后每日上升≤8 mmol/L。

(4) 重度有症状予以积极纠正

3～4 h 内升高血钠浓度约 6 mmol/L，然后缓慢纠正，第一个 24 h 血钠上升速度≤0.5 mmol/(L·h)。

(5) 注意事项

- 务必针对病因选择不同的治疗方法。
- 血钠提高到 125～130 mmol/L 即可，不要强求血清钠达到正常目标。
- 慎用高张盐水。
- 避免血钠水平快速大幅波动，以免引起脑桥脱髓鞘改变。
- 心功能不全及某些特殊疾病患者可能已稳定在低水平，不恰当补液可能无效甚至带来更重的心脏或肾负荷。
- 肝硬化、腹水、重度低钠血症患者谨慎利尿。

■ 高钠血症的治疗

(1) 避免血钠浓度过快改变

血钠下降速度应<1 mmol/(L·h)，以防止脑水肿的发生。

(2) 需水量 (L)≈体重 (kg)×0.6×(实测值/140－1)

(3) 依据血容量不同采用不同方案

如存在低血容量，重度立即生理盐水补液，中度可予 0.45%氯化钠补液，再过渡到 5%葡萄糖缓慢纠正。

如血容量正常，建议口服或静脉输注葡萄糖。

如血容量较高可在输注葡萄糖时使用排钠利尿剂呋塞米 0.5～1 mg/kg；重者（>200 mmol/L）及已有肾衰竭者可用透析疗法。

(4) 如大量应用葡萄糖需监测血糖，并注意血钠、血钾的动态变化。

【血钾异常】

血钾异常的诊断和临床表现见表 4-11。

表 4-11　血钾异常的诊断标准和临床表现

类型	血钾诊断标准（mmol/L）	临床表现
低钾血症	<3.5	● 神经肌肉：肌无力、腱反射消失、肠麻痹等 ● 心血管：心肌收缩无力，心脏扩大，心动过速，室性心动过速（室速），心力衰竭，猝死。ECG 示 QT 间期延长，U 波，室上性或室性心动过速，心动过缓，房室传导阻滞等 ● 肾：多饮，多尿，夜尿
高钾血症*	≥5.5	● 神经肌肉：精神萎靡，嗜睡，肌肉无力，腱反射减弱或消失，迟缓性麻痹 ● 心血管：心脏收缩无力，心音低钝，心率缓慢，心律失常，ECG 示 T 波高尖，P-R 间期延长，QRS 波群增宽，ST 段压低，房室传导阻滞和室性自主心律等 ● 消化系统：恶心，呕吐，腹痛等

* 高钾血症诊断务必排除溶血等实验因素

■ 低钾血症的治疗

（1）时机：有尿补钾（膀胱中有潴留尿或治疗开始前 6 h 内曾排过尿即可视为有尿）。

（2）剂量：3～4 mmol/(kg·d)［生理需要量 1～2 mmol/(kg·d)］。

（3）时间：持续 3～5 d（以达到细胞内外的平衡）。

（4）方式：尽量经口。

（5）配套检查：心电图。

（6）注意事项：

- 口服补钾液口味多不佳，可放在果汁里同服，部分剂型可能出现胃肠道不适，可于饭后服用，大龄儿建议片剂。

- 静脉含钾液浓度≤0.3%（100 ml 葡萄糖液加 15% 氯化钾≤2 ml），速度＜0.3 mmol/(h·kg)，非急诊外周静脉补钾建议 0.15% 含钾液，避免疼痛造成输液困难。

- 常用含钾药物见表 4-12。

表 4-12 常用含钾药物

名称	剂型/支（瓶）	含钾量	加糖溶液	浓度
15%氯化钾	1 ml/支	2 mmol/ml	100 ml	0.15%
谷氨酸钾	20 ml/支	31 mmol/支	200 ml	
10%枸橼酸钾	60 ml/瓶	0.8 mmol/ml		
补达秀	0.5 g/片	6.7 mmol/片		

■ 高钾血症的治疗

（1）措施：立即停用含钾药物。

（2）用药：10%葡萄糖酸钙每次 0.5～1.0 ml/kg（最大量 20～30 ml），用等量葡萄糖稀释后缓慢静脉注射（2～10 min），可重复；但不宜用于正在用洋地黄治疗的患者。

- 碱化液：5%碳酸氢钠每次 3～5 ml/kg（最大量 100 ml），稀释为等张（1.4%）静脉滴注。例：10 kg 患儿，5%碳酸氢钠 30 ml＋5%葡萄糖 70 ml，静脉滴注（ivgtt）。
- 降钾树脂（聚苯乙烯磺酸钠）：1 g/(kg·d)，口服或灌肠，分 2 次或单次。
- 葡萄糖＋胰岛素：用 10%葡萄糖 5～10 ml/kg＋胰岛素（4 g 糖加胰岛素 1 U），ivgtt。例：10 kg 患儿，10%葡萄糖 100 ml＋胰岛素 2.5 U，建议胰岛素单用一个通路以方便调整速度，并密切监测血糖。
- 排钾利尿药：速尿 1～2 mg/kg。

（3）透析疗法：适用于血钾很高（6.5 mmol/L 以上）、ECG 改变明显或虽经治疗但细胞内钾仍大量外渗的患儿。

【低钙血症】

■ 诊断标准

血钙 < 1.75～2 mmol/L 或游离钙 < 0.9 mmol/L。

■ 临床表现

多汗，烦躁，易惊，易激惹，夜啼，枕秃，惊厥，手足搐搦，喉痉挛；ECG 示 QT 间期（ST 段）延长。

- 治疗

口服补钙及静脉补钙10%葡萄糖酸钙1～2 ml/kg（最大量20 ml），10%葡萄糖等倍稀释后缓慢静脉推注。

- 注意

推注时防止渗漏造成皮肤坏死并密切监测心率，慎用洋地黄类药物。

【低镁血症】

- 诊断标准

血镁<0.75 mmol/L，新生儿血镁<0.6 mmol/L。

- 症状

易激惹、神志不清、烦躁不安、手足徐动症样运动。严重缺镁时，可有癫痫样发作，心律失常。在心电图可显示PR及QT间期延长，QRS波增宽，ST段下降，T波增宽、低平或倒置，偶尔出现U波。

- 治疗

25%硫酸镁0.2～0.4 ml/kg（最大量10 ml），用葡萄糖稀释10倍后缓慢静脉滴注3 d。

三、酸碱平衡紊乱

【正常值】

- 血清渗透压

血清渗透压（mOsm/L）=2［Na^+］+葡萄糖（mg/dl）/18+血尿素氮（mg/dl）/2.8。正常值：275～295 mOsm/L。

- pH

动脉血pH的正常值7.35～7.45，静脉血较动脉血低0.03～0.05；pH<7.35为酸中毒，pH>7.45为碱中毒。

- $PaCO_2$

35～45 mmHg，静脉血PCO_2较动脉血高5～7 mmHg。

- HCO_3^-

22～27 mmol/L，平均值24 mmol/L。

- 阴离子间隙（AG）

即［Na^+］-［Cl^-］-［HCO_3^-］。正常值：8～

16 mmol/L，平均值 12 mmol/L。

- 碱剩余（BE）

正常值：±3 mmol/L。

【分析步骤】

- 第 1 步

根据 pH 结果确定酸中毒或碱中毒。

- 第 2 步

确定原发因素为呼吸性还是代谢性（$PaCO_2$ 与 pH 变化一致则为代谢性，反之为呼吸性）。

- 第 3 步

确定代偿程度（实际值＞Δ 值，则为失代偿）。

(1) 代谢性酸中毒：$\Delta PaCO_2 = \Delta HCO_3^- \times 1$ mmHg

(2) 代谢性碱中毒：$\Delta PaCO_2 = \Delta HCO_3^- \times 0.7$ mmHg

(3) 呼吸性酸中毒：急性（＜48 h）$\Delta HCO_3^- = \Delta PaCO_2/10$ mmol/L

慢性（＞48 h）$\Delta HCO_3^- = \Delta PaCO_2/10 \times 3.5$ mmol/L

(4) 呼吸性碱中毒：急性（＜48 h）$\Delta HCO_3^- = \Delta PaCO_2/10 \times 2$ mmol/L

慢性（＞48 h）$\Delta HCO_3^- = \Delta PaCO_2/10 \times 4$ mmol/L

- 第 4 步

计算 AG

【代谢性酸中毒】

- 诊断标准

(1) 血气分析

HCO_3^-、$PaCO_2$ 及 pH 均降低。

(2) 分度

依据 HCO_3^- 浓度：

轻度（13～18 mmol/L）

中度（9～13 mmol/L）

重度（＜9 mmol/L）

(3) 依据 AG 值分类

正常 AG 型代谢性酸中毒及高 AG 型代谢性酸中毒。

- 症状

轻者无症状；重者：①精神萎靡或烦躁不安，重者昏迷；②呼吸深快，口唇樱桃红色；③心率增快、血压偏低；④原发病的改变（重症感染、缺氧、肾衰竭等）。

- 治疗

（1）积极治疗原发病，先纠正脱水恢复肾灌注，再予纠酸，严重酸中毒呼吸急促者可先适当纠酸。pH＜7.2是应用碱性液的指征。

（2）碱性液应用方法：5％碳酸氢钠 1 ml/kg 能提高 HCO_3^- 1 mmol/L，应用时稀释为 1.4％碳酸氢钠（等张）。计算方法

- 目标法

所需5％碳酸氢钠（ml）＝BE负值×0.5×体重（kg），一般先给半量。

[计算过程：碱性药物需要量（mmol）＝（22－测得 HCO_3^- 浓度值）mmol/L×0.3×体重（kg）；或剩余碱（BE）负值×0.3×体重（kg），5％碳酸氢钠 1 ml 能提供碱剂 0.6 mmol。]

[例：患儿10 kg，BE＝－10，需5％碳酸氢钠＝10×0.5×10 kg＝50 ml，先给半量为 25 ml，加 5％葡萄糖 60 ml 配成接近等张溶液。]

- 经验法

无检测结果时可先予每次5％碳酸氢钠 1～2 ml/kg

[例：患儿10 kg，经验第一次5％碳酸氢钠 10 ml，加5％葡萄糖 24 ml 配成等张溶液。]

- 注意事项

（1）积极治疗原发病。

（2）糖尿病酮症酸中毒予胰岛素及补液，一般不需补碱，当 pH＜7.1 可以考虑补碱纠酸治疗，但仍需十分谨慎，不宜过快或过量。

（3）纠酸治疗中警惕低钙、低钾、高钠血症，并防止诱发心力衰竭。

(4) 怀疑代谢病的患儿不能用林格液等含乳酸的液体。

【代谢性碱中毒】

■ 诊断标准

血气分析 HCO_3^-、$PaCO_2$ 及 pH 均升高，但大多 $PaCO_2 < 55$ mmHg。

■ 治疗

(1) 病因治疗：停用碱性药物，治疗原发病。

(2) 生理盐水有效类：静脉滴注 0.9％氯化钠或其 1/2～2/3 张稀释液，低血钾者补钾。

(3) 生理盐水无效类：适当补钾，可予安体舒通或阿米洛利，以抵消盐皮质激素对肾小管的作用，需监测血钾，防止高血钾。

(4) 重症代谢性碱中毒的处理：需快速纠正时，可考虑盐酸、氯化铵、盐酸精氨酸等酸性药物，但副作用较大，较少应用。重症可用血液透析治疗。

【呼吸性酸中毒】

■ 诊断标准

血气分析 $PaCO_2$ 升高，pH 下降，慢性呼吸性酸中毒因肾代偿，伴有 HCO_3^- 升高；pH≥7.35 为代偿性，pH<7.35 为失代偿性。

■ 临床表现

原发病表现、鼻翼扇动、三凹征等缺氧症状；可有皮肤潮红、头痛等；严重者神志恍惚、震颤、嗜睡、昏迷，视神经乳头及球结膜水肿，可诱发心室颤动。

■ 治疗

(1) 积极治疗原发病，改善通气和换气功能，排除呼吸道阻塞，必要时行人工机械通气。

(2) pH<7.15 时谨慎少量补碱，防止严重心脏并发症。

(3) 科学吸氧

慢性呼吸性酸中毒患儿 CO_2 对呼吸中枢兴奋作用降低，其呼吸主要靠缺氧刺激，故应低浓度低流量吸氧。

(4) 人工通气时，$PaCO_2$ 应缓慢降至正常，防止代谢性碱中毒。

（5）禁用镇静药，以免进一步抑制呼吸。

【呼吸性碱中毒】

- 诊断标准

血气分析 $PaCO_2$ 原发性降低，pH 升高，通过肾代偿，HCO_3^- 降低。

- 临床表现

（1）原发病表现，呼吸深快。口周、四肢麻木，手足搐搦甚至惊厥。

（2）头晕、头痛、兴奋、幻觉及晕厥。

（3）心悸、心律失常。

- 治疗

治疗原发病，呼吸改善后，碱中毒可逐渐恢复。可重新吸入呼入纸袋中的气体或含 $3\%CO_2$ 的气体。患儿发生手足搐搦时，静脉注射葡萄糖酸钙。

【混合性酸碱平衡失调】

- 定义

混合性酸碱平衡失调是指同一患儿同时发生两种或两种以上酸碱平衡失调，包括相加性混合性酸中毒（呼吸性酸中毒合并代谢性碱中毒）及多元性酸碱平衡失调，以前两种常见，可根据患儿具体原发病特点并结合血气分析进行诊断及治疗（见表 4-13）。

表 4-13 失代偿血气分析

血气分析结果	pH	$PaCO_2$	HCO_3^-	BB	BE
代谢性酸中毒	↓	↓	↓	↓	↓
代谢性碱中毒	↑	↑	↑	↑	↑
呼吸性酸中毒	↓	↑	↑	↑	↑
呼吸性碱中毒	↑	↓	↓	↓	↓

（闫　辉　张　欣　刘雪芹）

第五章

常用检查结果判读

一、胸部 X 线片

【检查胸部 X 线片】
- 完整性：胶片上患者信息、检查日期及时间、左右是否均有标记。
- 正确性：胶片上患者信息、申请单、实际患者信息三者是否相符。
- 可读性：图像明暗度、体位是否端正（胸椎棘突与双侧胸廓边缘距离相等）、图像细节是否清晰。

【读片顺序】
- 判断拍照体位，根据相应体位标准判断心胸比
- 依次观察骨性胸廓、双侧肺野、纵隔心影、片内所包括的膈下部分、颈部软组织（顺序可调整，但要全面观察）
- 假如同时有侧位片，结合侧位片确定病灶的具体位置

（1）判断投照体位：婴幼儿以及不具备站立拍照能力的患儿，采取仰卧前后位投照，胶片上标记为"AP"；具备站立能力的大龄儿及学龄期儿童，一般采取站立后前位投照，胶片上标记为"PA"。

（2）骨性胸廓：观察锁骨（特别是新生儿）、肋骨、肩胛骨、胸骨、胸椎及肱骨近端（特别是怀疑钙磷代谢异常的患儿）有无骨折、发育畸形及异常、变异等。

（3）胸膜腔：观察有无液体积聚（胸腔积液、血胸、

乳糜胸），是否存在无肺纹理透亮区（气胸）。

（4）双侧肺野：观察双侧肺野透光度是否对称；观察肺野内有无肺泡塌陷（点状或颗粒状影）、渗出（斑片影）、实变（致密影）、间质病变（网状影）、肺气肿或过度通气（肋间肺膨出）。

结合正侧位胸部 X 线片，对病变累及肺叶组织的定位有提示作用：

- 肋膈角/膈面模糊：下肺。
- 右心缘模糊：右肺中叶。
- 病变累及水平裂使其显影，且病变位于水平裂之上：右肺上叶。
- 病变累及水平裂使其显影，且病变位于水平裂之下：右肺中叶。
- （侧位片）病变位于斜裂之后：下肺。
- （侧位片）病变位于斜裂之前且水平裂之上：右肺上叶。
- （侧位片）病变位于斜裂之前且水平裂之下：右肺中叶。

（5）纵隔心影：①气道：观察气管是否居中，有无受压移位、狭窄，观察气管分叉位置及角度。②胸腺：10岁以内可见，直到 5 岁都可以相当大，可覆盖在心缘上使心影显得较大，但不会压迫邻近组织如气道、上腔静脉。③心影：观察心影是否增大（心胸比：大龄儿童站立后前位片＞0.5，婴幼儿仰卧前后位及床旁平片＞0.5），心影外形是否发生改变。④膈肌及膈下：膈下游离气体提示消化道穿孔；膈上可见胃、肠管、胃管等结构，提示膈疝。

（6）颈部软组织：是否存在皮下及软组织积气。

（7）各类留置管：一般以胸椎进行定位，胸椎的序数通过肋骨进行编序。因为上部胸椎椎体和肋骨存在部分错位，一般从最下缘第 12 肋/椎体向上计数。

- 寻找各类插管或植入设备（气管插管、中心静脉插管、胃管、漂浮导管、起搏器……)
- 气管插管应在气管隆嵴上 2 cm，常见错误是插入右主支气管中。
- 胃管应位于胃内，且不是盘曲在胃内。
- 中心静脉置管尖端应位于上腔静脉内，而非右心房位置。
- 漂浮导管的尖端应位于肺动脉内。
- 经静脉的起搏器末端应位于右心房内。

(叶锦棠)

二、腹部 X 线片

【检查腹部 X 线片】

■ 完整性：胶片上患者信息、检查日期及时间、左右标记是否均有标记。

■ 正确性：胶片上患者信息、申请单、实际患者信息三者是否相符。

■ 可读性：图像明暗度、体位是否端正、图像细节是否清晰。

【读片顺序】

■ 判断拍照体位，根据相应体位判断气液平面的方向

■ 依次观察骨性结构、胃泡、肠管、腹部软组织

(1) 判断投照体位：婴幼儿以及不具备站立拍照能力的患儿，采取仰卧前后位投照，此时腹平片上一般看不见气液平面；具备站立能力的大龄儿及学龄期儿童，一般采取站立前后位投照，此时气液平面平行于身体左右方向；特殊情况下会采取侧卧位投照，此时气液平面平行于身体头足方向长轴。

(2) 骨性结构：观察片内所包括的部分肋骨、下段胸椎及腰骶椎、骨盆骨质结构及形态有无异常。

(3) 胃泡：观察是否存在胃泡，胃泡的位置是否正常，假如能看见与胃泡相连的囊性气体密度部分位于膈上方，应考虑食管裂孔疝的可能性。

（4）肠管：新生儿及低龄婴儿腹部肠管充满生理积气，呈"肥皂泡样"改变。观察肠气的分布情况、肠壁是否增厚与积气、肠管是否扩张、肠内是否存在宽大气液平面。
- 假如存在胃泡，但腹部积气减少甚至没有积气，应考虑十二指肠狭窄/闭锁可能。
- 假如肠气分布不均匀，肠壁增宽，肠壁积气，应考虑坏死性小肠结肠炎。
- 假如腹部可见高低不等、大小不一多发气液平面，应考虑机械性或麻痹性肠梗阻。

（5）腹部软组织：包括肝、脾、双侧肾、腰大肌、腹脂线等。
- 肝、脾影增大，提示肝大、脾大。
- 肝区"枯枝样"透亮区，高度提示坏死性小肠结肠炎门脉积气。
- 双侧肾区铸状高密度影，提示肾结石；双侧肾区斑点状高密度影，应考虑髓质海绵肾可能；双侧输尿管走行区及膀胱区条状或结节状高密度影，应考虑泌尿系统结石可能。
- 双侧腰大肌影模糊或消失，应除外后腹膜病变或腹膜炎。
- 腹脂线消失，应考虑腹膜炎或腹腔积液。
- 膈下可见游离气体，应考虑消化道穿孔。

（叶锦棠）

三、心电图

【检查心电图】

- ■ 完整性：导联标记、定标电压、走纸速度是否均有标记。
- ■ 可读性：图像质量，是否导联反接。

如存在心电图不完整或者可读性差，应重新作图；读图前熟练掌握各波形测量方法及心电图纸上的读数规则（图 5-1）。

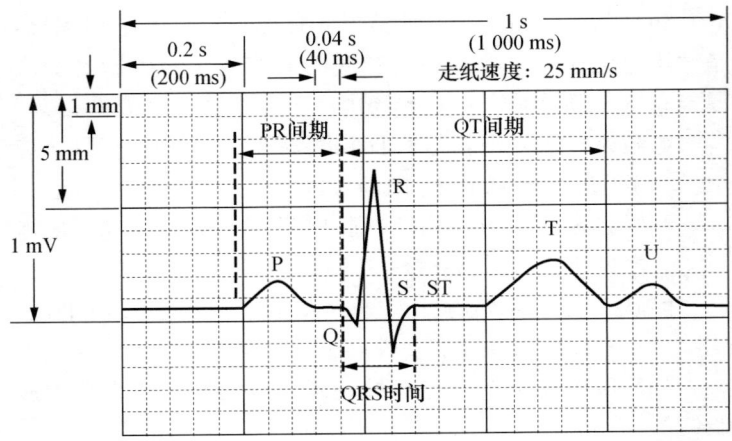

图 5-1 心电图各波形的测量范围及心电图纸读数规则

【读图顺序】

■ 找出 P 波，确定心律；测量 PP 及 RR 间期、确定心率（心房率、心室率）

■ 测量心电轴及 PR、QT、QRS 时间

■ 顺次观察 P 波、QRS 波、ST 段、T 波及 U 波方向、形态、时限有无异常

（1）确定心律

窦性心律：P-QRS-T 波群顺序出现，Ⅰ、Ⅱ 导联 P 波直立，aVR 导联 P 波倒置。

（2）心室率

● 测量方法：

1）60 除以 RR 间期（当 RR 间期不等时，取相邻 5 个 RR 间期平均值）；

2）数 6 个大格（1/50 分）中的 RR 周期数，乘以 50；

3）RR 间期在 3～5 个大格之间时，心率为 60～100 次/分。

● 正常值：窦性心律时，按年龄范围心率在 P_5 以下为窦性心动过缓，在 P_{95} 以上为窦性心动过速。通常也可以用 1 岁以内 80～140 次/分，1～6 岁 80～120 次/分，6 岁以上 60～100 次/分作为正常范围。

(3) QRS 电轴
- 测量方法：
1）Ⅰ和Ⅲ导联 QRS 波振幅的代数和。
2）用Ⅰ导联和Ⅲ导联主波方向粗略估计：
Ⅰ、Ⅲ均主波向上——电轴不偏；
Ⅰ向上，Ⅲ向下——电轴左偏；
Ⅰ向下，Ⅲ向上——电轴右偏；
Ⅰ、Ⅲ均向下——电轴极度右偏，常见于非窦性心律。
3）直接读取心电图自动计算结果（表 5-1）。

表 5-1 儿童心电轴正常值

年龄	1周～1个月	1～3个月	3个月～3岁	>3岁	成人
QRS 电轴 （正常范围）	+110° (+30°～+180°)	+70° (+10°～+125°)	+60° (+10°～+110°)	+60° (+20°～+120°)	+50° (+30°～+105°)

(4) P 波
- 方向：Ⅰ、Ⅱ、V_5、V_6 直立，aVR 倒置
- 时限：3 岁内 <0.07 s，3～14 岁 <0.09 s，成人 <0.11 s
- 振幅：<0.20 mV
- 应用：判断心房肥大

左心房肥大：P 波时限延长（婴儿 >0.09 s，1 岁以上 >0.10 s，成人 >0.11 s），P 波双峰；V_1 导联 P 波终末倒置时间 >0.04 s，电压 >0.1 mV。

右心房肥大：P 波高尖，电压 >0.25 mV，Ⅱ、Ⅲ、aVF 导联明显。

(5) PR 间期
- 正常值（大致范围）：
婴儿：0.08～0.14 s
学龄前幼儿：0.10～0.16 s
儿童：0.10～0.18 s
成人：0.12～0.20 s
- 不同年龄、心率对应的 PR 正常值（表 5-2）。

表 5-2 不同年龄、心率相对应的 PR 间期（正常值上限）

心率(次/分)	0～1个月	1～6个月	6个月～1岁	1～3岁	3～8岁	8～12岁	12～16岁	成人
<60						0.16 (0.18)	0.16 (0.19)	0.17 (0.21)
60～80					0.15 (0.17)	0.15 (0.17)	0.15 (0.18)	0.16 (0.21)
80～100	0.10 (0.12)				0.14 (0.16)	0.15 (0.16)	0.15 (0.17)	0.15 (0.20)
100～120	0.10 (0.12)			(0.15)	0.13 (0.16)	0.14 (0.15)	0.15 (0.16)	0.15 (0.19)
120～140	0.10 (0.11)	0.11 (0.14)	0.11 (0.14)	0.12 (0.14)	0.13 (0.15)	0.14 (0.15)		0.15 (0.18)
140～160	0.09 (0.11)	0.10 (0.13))	0.11 (0.13)	0.11 (0.14)	0.12 (0.14)			(0.17)
160～180	0.10 (0.11)	0.10 (0.12)	0.10 (0.12)	0.10 (0.12)				
>180	0.09	0.09 (0.11)	0.10 (0.11)					

(来源: Park MK, Guntheroth WG. How to Read Pediatric ECGs, 4th ed. Philadelphia, Mosby, 2006.)

- 应用：判断房室传导，PR 间期延长考虑房室传导阻滞，PR 间期缩短注意预激综合征。

(6) QRS 波群

- 时限（大致范围）：

婴儿<0.06 s

1~5 岁<0.08 s

5 岁以上<0.10 s

- V_1 导联 R/S 正常值（表 5-3）

表 5-3 各年龄 V_1 导联 R/S 正常上限值（P_{90}）

年龄	7~30 天	1~3 个月	3~6 个月	6~12 个月	1~2 岁	2~3 岁	3~5 岁	5~10 岁	10~14 岁
上限值	13.0	10.9	7.2	5.1	4.6	2.6	1.9	1.4	1.1

- 应用：

1) 异常 Q 波：Q 波增宽>0.04 s，深度超过同导联 R 波波幅的 1/4 为异常 Q 波；正常婴幼儿Ⅱ、Ⅲ及 aVF 导联可出现 Q 波，波幅>1/4R 波。

2) 低电压：3 个标准导联或 3 个单极肢体导联 R+S 均<0.5 mV。

3) 室内传导阻滞：QRS 波群时限大于正常值。

左束支阻滞：QRS 波>0.10 s，V_1 呈 rS 或 Qs 型，R_{V_5} 增宽顿挫，继发 ST-T 改变；

右束支阻滞：QRS 波>0.10 s，V_1 呈 rSR' 型，S_{V_5} 波宽阔粗钝，继发 ST-T 改变。

4) 心室肥大：QRS 波振幅可协助判断。

a. 左心室肥大：

心电轴左偏；

3 岁以内 R_{V_5}、R_{V_6}>3 mV，3 岁以上>3.5 mV；

S_{V_1}>2 mV；

$R_{V_5}+S_{V_1}$：3 岁以内>4.5 mV，3 岁以上>5.0 mV；

可有继发性 ST-T 改变：V_5 导联 ST 段下降，T 波倒置，Q 波深>0.45 mV；

$R_{aVL} > 2.0$ mV。

b. 右心室肥大：

心电轴右偏；

3 个月以上 $R_{V1} > 1.7$ mv，V_1 呈 rSR'，R' > 1.5 mV；

V_1 导联 R/S 比值高于正常值（表 5-3）；

生后 5 天～4 岁 T_{V1} 直立；

3 岁以内 $S_{V5} > 1.5$ mV，3 岁以上 > 0.9 mV；

3 个月以后 V_5 导联 R/S<1；

2 个月以后 aVR 导联 R/S>1。

(7) ST 段

● 判断 ST 段偏移的方法（图 5-2）：

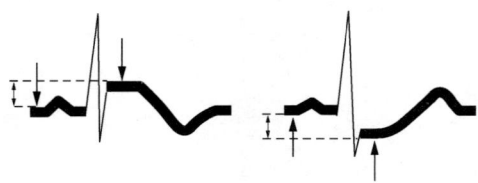

图 5-2 ST 段偏移的判断方法

（来源：梁翊常. 实用小儿心电图学. 2 版. 北京：人民卫生出版社，1998.）

1) 确定等电位线：首选 TP 段，其次选 QQ 连线，最后选 PR 段。

2) 选择 ST 段测量点：J 点后 0.04～0.06 s。

● 正常范围：

1) 肢体导联：向上偏移<0.1 mV，向下偏移<0.05 mV。

2) 胸前导联：向上偏移<0.1 mV，V_1～V_3 可在 0.3～0.5 mV；向下偏移<0.05 mV。

(8) T 波

● 方向：与同导联 QRS 主波方向一致，一般在 Ⅱ、V_5、V_6 直立。

● 振幅：T 波低平诊断标准为小于同导联 R 波振幅的 1/10。

● 童稚型 T 波：生后 5 天内 V_1 导联 T 波可直立，4～5 天新生儿到青少年期胸前导联 V_1～V_4 长期保持着倒置的 T 波，称为童稚型 T 波。

（9）QT 间期

- QT 间期与心率有关，可用 Bazett 公式矫正：$QTc = \dfrac{QT}{\sqrt{RR}}$。

- 正常值：QTc 0.34～0.44 s，婴幼儿可达 0.46 s。

（10）U 波

T 波后 0.02～0.04 s，常在 V_3 导联明显，见于心动过缓、低钾血症。

■ 窦性心律心电图简易判读流程

（1）心律、心率、电轴

（2）P 波——心房肥大

（3）PR 间期——房室传导阻滞、预激综合征

（4）QRS

a）时限：束支阻滞

b）波形：异常 Q 波、心室肥大、低电压

（5）ST-T：ST 段偏移，Ⅱ 及 V_5 T 波定直立

（6）QT 间期

（7）U 波

■ 心律失常心电图简易判读流程

（1）心房激动情况——分析 P 波（有无 P 波，形态是否一致，P 波节律）

（2）心室激动情况——分析 QRS 波（QRS 形态，RR 节律）

（3）房室关联——分析 P 波与 QRS 波的关系（P 与 QRS 是否相关，PR 间期是否一致）

（4）异位搏动起源——推测起源（室性或室上性），有无传导异常，主动/被动节律

【报告书写】

■ 描述

P-QRS-T 波顺序出现，P 波在 Ⅰ、Ⅱ 导联直立，aVR 导联倒置；

心率____次/分，PR 间期____ms，QRS 波时间____ms，QTc____ms，电轴____°；

各导联波形及时间均在正常范围/可见（异常情况描述）。

- 诊断

主节律；

电轴有无偏移；

心电图诊断（房室有无增大、传导阻滞、期前收缩、QT、ST-T）；

临床诊断及建议。

（李　珊　廖　莹　刘雪芹）

四、肺功能分析

【适应证】

①哮喘；②慢性咳嗽；③呼吸功能的评价；④呼吸困难原因的鉴别；⑤肺部病变程度的评估；⑥大小气道阻塞的鉴别诊断；⑦手术耐受力的评估及危重患儿的监护。

【禁忌证】

①近一周内有大咯血、气胸、巨大肺大泡且不准备手术治疗；②心功能不稳定；③喉头或声带水肿。

【儿童肺功能检查的特点及检测项目选择】

- 不同年龄应选择不同的肺功能检测项目（表 5-4）。

表 5-4　不同年龄肺功能检测项目选择

年龄	<2 岁	2~3 岁	3~5 岁	>5 岁	>10 岁
方法	潮气呼吸法 阻断法 婴幼儿体描仪法 部分胸腹腔挤压法	潮气呼吸法	脉冲振荡法 潮气呼吸法	常规通气法 脉冲振荡法 体描仪法	弥散法 常规通气法 脉冲振荡法 体描仪法

- 常规通气法肺功能检查配合度因年龄而异，10 岁以上容易配合，7~9 岁较好配合，6~7 岁部分配合，<5 岁较难配合。
- 呼气时间一般较成人短（<3 s）。

- 变异性大、重复性差。
- 年龄、身高、肌力、性别等生长变化因素，甚至不同的检查时间均会影响检查结果。

【结果判读】
- 肺容积检查

肺容积及其组成见图 5-3。

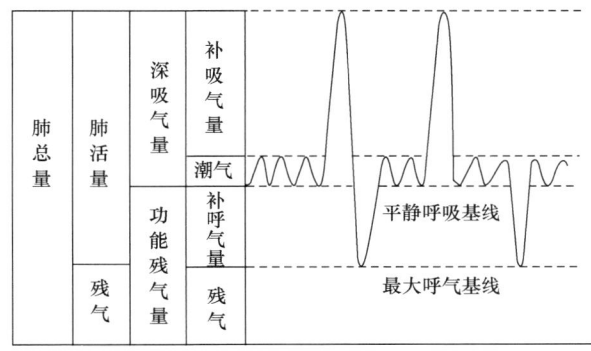

图 5-3　肺容积及其组成

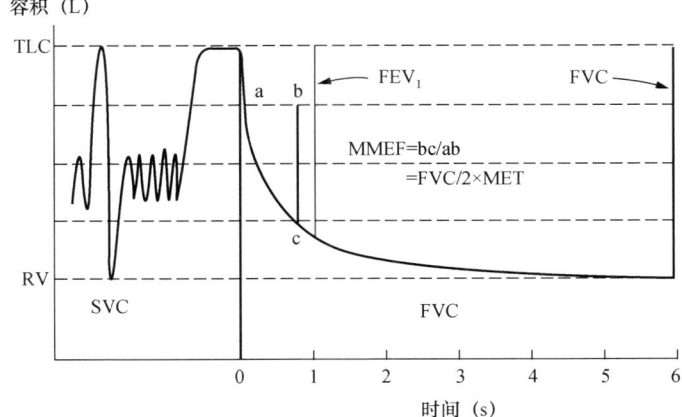

图 5-4　肺通气功能检查测量内容

注：用力肺活量（forced vital capacity，FVC）；第 1 秒用力呼气量（forced expiratory volume in 1 second，FEV_1）；1 秒率（FEV_1/FVC）；最大通气量（maximal ventilatory volume，MVV）；最大中期呼气流速（maximal midexpiratory flow，MMEF）

- 肺的通气功能检查见图 5-4
- 常规通气肺功能结果判读

见表 5-5 和表 5-6。

表 5-5 肺容积及通气功能改变的意义

		限制型	阻塞型
代表疾病		胸腔积液、肺间质纤维化、神经肌肉疾病	COPD、哮喘
肺容积	肺总量 (total lung capacity, TLC)	↓	↑/−
	肺活量 (vital capacity, VC)	↓	↓/−
	功能残气量 (function residual capacity, FRC)	↓	↑
	残气量 (residual volume, RV)	↓	↑
	RV/TLC%	↑/−	↑
肺通气	用力肺活量 (forced vital capacity, FVC)	↓	↓/−
	第1秒用力呼气量 (forced expiratory volume in 1 second, FEV_1)	↓	↓
	FEV_1/FVC	↑/−	↓
	最大中期呼气流速 (maximal midexpiratory flow, MMEF)	↓	↓
	最大通气量 (maximal ventilatory volume, MVV)	↓	↓

表 5-6 阻塞型肺疾病严重程度判断

	FEV_1 占预测值的百分比
轻度	60%~80%
中度	40%~60%
重度	<40%

- 支气管舒张试验

阳性标准：吸入 $β_2$ 受体激动药（沙丁胺醇）后复测 FEV_1 改善率>12%。

注：FEV_1 改善率 = [FEV_1（后）- FEV_1（前）] / FEV_1（前）%

■ 哮喘患者的自我监测——呼气峰流速（PEF）及呼气峰流速变异率（PEFR）

操作要点：检查仪器状况良好、直立体位、水平位手持峰流速仪。

昼夜检查法：早晚各测定1次，每次重复3次，取最高值，可观察每周变异率或每日变异率，也可观察运动前后或吸药前后等的变异率。

阳性标准：PEFR≥13% 或 60 L/min（取最高值），表示病情不稳定。

参考文献

[1] Park MK, Guntheroth WG. How to Read Pediatric ECGs. 4th ed. Philadelphia, Mosby, 2006.

[2] 梁翊常. 实用小儿心电图学. 2版. 北京：人民卫生出版社，1998.

[3] 郑劲平，陈荣昌. 肺功能学——基础与临床. 广州：广东科技出版社，2008.

[4] 张皓，邬宇芬，黄剑锋，等. 儿童肺功能检测及评估专家共识. 临床儿科杂志，2014，32（2）：104-114.

[5] 中华医学会呼吸病学分会肺功能专业组. 肺功能检查指南（第一部分）——概述及一般要求. 中华结核和呼吸杂志，2014，37（6）：402-405.

[6] 中华医学会呼吸病学分会肺功能专业组. 肺功能检查指南（第二部分）——肺量计检查. 中华结核和呼吸杂志，2014，37（7）：481-486.

（高　洁　齐建光）

第二部分 儿科学亚专业核心知识

第六章

新生儿疾病

一、早产儿

【问诊重点】

■ 胎次，胎龄，出生体重，性别，分娩方式，宫内窘迫，Apgar评分，羊水、脐带及胎盘。呻吟、吐沫、发绀，产前是否完成促胎肺成熟治疗。

■ 其母是否规律产检，是否患妊娠期糖尿病、高血压及相关诊疗经过。有无同胞及其健康状况。

■ 生后复苏措施及对治疗的反应。脐动脉血气分析结果，生后血气分析、血糖及是否应用呼吸支持及其方式。

【查体重点】

■ 生命体征，胎龄评估，肤色，是否有呻吟、吐沫及三凹征，肺部查体、心脏查体、腹部查体，前囟，肌张力，末梢循环。

【检查】

★ 血尿便常规、血糖监测、血培养、肝肾功能、电解质、心肌酶及心肌钙蛋白、胸片。

☆ 超声心动图，头颅超声，眼底筛查，PCT，甲状腺功能。

* 感染筛查，凝血功能，尿、便涂片找真菌，立位或

---

① ★表示首选检查，☆表示次选检查，*表示必要时需采取的检查

左侧卧位腹平片，头颅 MRI，胸部 CT。

【诊断】

■ 诊断标准

早产儿是指出生时胎龄<37 周的新生儿，其中出生体重<1 500 g 者为极低出生体重儿（VLBW），<1 000 g 者为超低出生体重儿（ELBW）。

【管理】

■ 保暖

迅速擦干全身，尽量减少裸露，尽快放在预热的暖箱中，维持恒定的适中温度，维持适宜的暖箱湿度。

■ 呼吸管理

（1）新生儿呼吸窘迫综合征（RDS）管理：见新生儿 RDS 章节。

（2）呼吸暂停的防治：见呼吸暂停章节。

（3）支气管肺发育不良（BPD）的防治：见 BPD 章节。

■ 动脉导管开放的治疗

适当限制液体量；布洛芬（首剂 10 mg/kg，第 2、3 剂 5 mg/kg，每剂间隔 24 h），用药后监测药物副作用，如胃肠道反应、尿量等；手术治疗：若药物使用 2 个疗程还不能关闭动脉导管，并严重影响心肺功能时，可考虑手术结扎。

■ 脑损伤防治

（1）颅内出血（IVH）：早产儿颅内出血常常临床表现不特异，对于体重<1 500 g 者生后第 3~4 d 床旁头颅超声检查，生后第 14 d 和第 30 d 复查，以后还要定期随访，必要时行头颅 CT 或 MRI 检查。若头颅超声发现颅内出血，诊断及治疗参见颅内出血章节。

（2）脑室周围白质软化（PVL）：头颅超声随访方法见上。PVL 尚无有效的治疗方法，要重视预防。已发生 PVL 者定期随访头颅超声和神经行为测定，早期干预和康复治疗，尽可能减少后遗症。

■ 感染防治

严格遵守消毒隔离制度，注意手卫生；合并感染后根据病原特点和药敏结果选用抗感染药物，败血症诊治参见新生儿败血症章节。RDS患儿应常规应用抗生素，直至排除败血症。在侵入性真菌感染率较高的单位，推荐体重<1 000 g和（或）胎龄≤27周的早产儿预防性应用氟康唑，应用方案为每次3 mg/kg，每周2次，生后第1天开始应用，持续6周。

■ 血糖控制

保持血糖稳定，避免低血糖及高血糖。

■ 消化问题的处理

（1）液体平衡及营养：首选亲母母乳，无法获得时选早产儿专用奶粉。母乳喂养者需加用母乳强化剂。详见营养与喂养章节。

（2）胃食管反流的防治：采取体位喂养，即喂奶后置新生儿于左侧卧位，半小时后改仰卧位，头部抬高30°。体位管理无改善时，可尝试延长每次喂奶时间至30~90 min，症状改善后尽快缩短喂奶时间。必要时持续喂奶或幽门喂养。

（3）防治新生儿坏死性小肠结肠炎（NEC）：见第十九节。

■ 早产儿贫血的防治

急性贫血常为失血所致，慢性贫血常发生在生后2~3周。胎龄<32周，喂养可耐受，生后第8天开始加用促红细胞生成素（EPO）（250 IU/kg，每周3次，或每周750 IU/kg，分2次，皮下或静脉注射），同时加用铁剂：元素铁4~6 mg/(kg·d)，分2次。校正胎龄34周停用EPO，并降低铁剂剂量为2~3 mg/(kg·d)，分2次。胎龄>32周，出生后2周开始使用铁剂，母乳喂养患儿2 mg/(kg·d)，配方奶喂养患儿1 mg/(kg·d)。

■ 早产儿黄疸的防治

见新生儿黄疸章节。

■ 早产儿视网膜病（ROP）的防治

见第二十九节。

- 听力筛查

生后 3 d、30 d 各筛查 1 次。

- 积极护理

环境舒适，灯光柔和，减少噪声，减少不良刺激，消毒隔离，严密监护，发育护理。

- 出院后随访

出院后 1～2 周首次随访，其后每月随访 1 次，校正年龄 6 个月后每 2 个月随访 1 次，校正年龄 1 岁后根据患儿情况继续随访。高危早产儿第一年内每月随访一次。随访重点为喂养评估、生长发育评估、智力运动发育评估等，若发现问题，及时转相关科室采取干预措施。

【并发症与后遗症】

主要包括：①BPD；②ROP；③早产儿贫血；④体格发育落后；⑤智力运动发育落后；⑥癫痫。

【健康指导】

- 按要求口服铁剂。
- 补充维生素 D：早产儿生后前 3 个月 800～1 000 U，每日 1 次，随后母乳喂养者 500 U，每日 1 次；配方奶喂养者 500 U，隔日 1 次（奶量中维生素 D 含量见喂养与营养章节）。
- 门诊规律随诊。

【提示】

- 尽量在应用或更换抗生素前留取血培养，以提高阳性率。
- 输血后 1 个月内通常不补铁，个例则根据临床情况调整。
- 应用丙种球蛋白及血制品前必须进行感染筛查。

（茹喜芳　张　欣）

二、新生儿窒息

【问诊重点】

- 胎次，胎龄，出生体重，分娩方式，有无宫内窘迫及生后 Apgar 评分（见表 1-5），有无惊厥，羊水、脐带及胎盘有无异常。

■ 其母孕期是否规律产检，孕期是否患妊娠期糖尿病、高血压等疾病及治疗经过。

■ 生后复苏措施及对治疗的反应。脐动脉血血气分析结果及患儿生后辅助检查结果。

【查体重点】

■ 生命体征，皮肤颜色及氧饱和度，呼吸节律及肺部查体，心率、心音、脉搏强弱及周围循环，意识、肌张力、原始反射、前囟张力、瞳孔反射及有无惊厥，腹部查体。

【检查】

★ 血尿便常规、血气分析、血糖、肝肾功能、电解质、心肌酶及心肌钙蛋白、胸片、心电图、头颅超声。

☆ 脑电图，头颅 MRI，超声心动图。

＊ 凝血功能。

【诊断】

■ 诊断标准

轻度窒息为生后 1 分钟 Apgar 评分 4～7 分，重度窒息为生后 1 分钟 Apgar 评分 0～3 分（评分标准见表 1-5）。

【并发症与后遗症】

①神经系统：新生儿缺氧缺血性脑病（HIE），颅内出血，脑瘫；②心血管系统：心肌损伤，心力衰竭等；③呼吸系统：吸入性肺炎，肺出血，新生儿持续性肺动脉高压（PPHN）；④消化系统：应激性溃疡，坏死性小肠结肠炎；⑤肾：肾功能异常；⑥肝：肝功能异常；⑦其他：酸中毒、电解质紊乱、低血糖或高血糖，高凝和 DIC。

【治疗】

■ 新生儿复苏

新生儿复苏流程见图 6-1。

■ 基础治疗

维持体温 36.5 ℃；保持呼吸道通畅，合理给氧；维持机体各器官正常血流灌注；保持内环境稳定，纠正酸中毒、

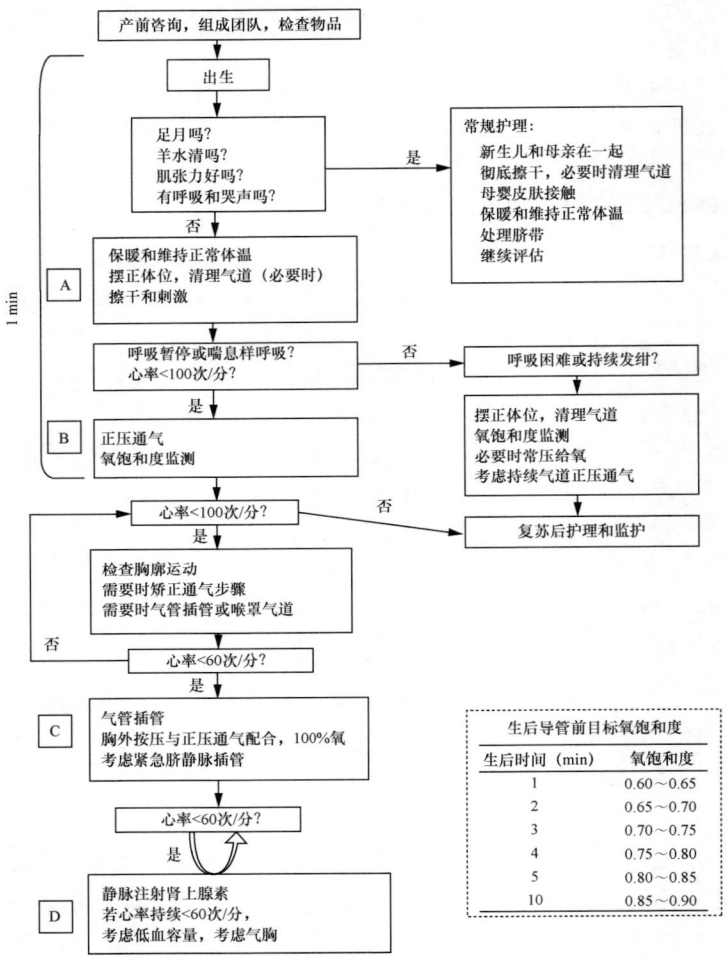

图6-1 新生儿复苏流程

电解质紊乱及血糖异常；适当延迟进食或禁食（轻度窒息12 h，重度窒息24 h），适当限制入量（控制脑水肿）。

■ 并发症治疗

①新生儿HIE治疗参见HIE章节。②心功能异常治疗：循环支持（正性心肌收缩药物如多巴胺和多巴酚丁胺等），洋地黄慎用，营养心肌药物。③PPHN及肺出血治疗

参见 PPHN 及肺出血章节。④消化系统：开奶后观察腹部体征，急腹症时外科治疗。⑤肾：尿少或无尿时可呋塞米治疗，并限制入量，治疗高钾血症；血液透析或腹膜透析。⑥肝：保肝治疗。⑦高凝和 DIC 治疗：参见高凝及 DIC 相关章节。

【健康指导】
- 观察患儿是否有惊厥发作，观察患儿智力运动发育情况。
- 新生儿科及小儿神经科随诊。

【提示】
- Apgar 评分可评价窒息的严重程度和复苏效果，但不能指导复苏。
- 气管插管后注意判断插管位置，看到胸廓起伏，听诊双肺可闻及呼吸音、上腹部未能闻及气过水声，则提示导管在气管内，呼气末二氧化碳监测是判断导管在气管内的金标准；之后注意判断气管插管深度，根据公式：气管插管唇端到管端距离（cm）=体重（kg）+（5~6）；结合双肺听诊呼吸音对称判断插管深度适宜，胸片能够进一步判断插管深度是否合适。

（茹喜芳　张　欣）

三、新生儿缺氧缺血性脑病

【问诊重点】
- 单胎、多胎，胎龄、体重，宫内窘迫和（或）窒息史。羊水粪染及脐血 pH。
- 母孕期合并症如妊娠期高血压、糖尿病、贫血、心肺疾病。患儿胎盘、脐带。
- 院外头颅影像学及治疗反应。

【查体重点】
生命体征，精神反应，意识状态，肤色，呼吸、循环、消化系统体征，前囟，瞳孔对光反射，四肢肌力、肌张力，原始反射。

【检查】

★ 血、尿、便常规；血气分析、肝肾功能、电解质、血糖、心肌酶谱及心肌钙蛋白。

☆ EEG/aEEG、头颅超声、胸片、心电图。

* B-脑利钠肽；腹部平片、超声心动图、腹部超声、头颅MRI。

【诊断】

■ 诊断标准

(1) 分娩前和分娩时危险因素：有明确的可导致胎儿宫内窘迫的异常产科病史，以及严重的胎儿宫内窘迫表现[胎心<100次/分，持续5 min以上；和（或）羊水Ⅲ度污染]，或者在分娩过程中有明显窒息史；Apgar评分1 min≤3分，并持续至5 min时仍≤5分；脐动脉血气pH<7.0或碱剩余≥12 mmol/L或两者均存在；头颅MRI提示缺氧缺血后脑损伤改变；伴有其他缺氧缺血性多脏器功能障碍。

(2) 查体：出生后不久出现神经系统症状，并持续至24 h以上。如出现意识改变（过度兴奋、嗜睡、昏迷），肌张力改变（增高或减弱），原始反射异常（吸吮、拥抱反射减弱或消失），病重时可有惊厥、脑干症状和前囟张力增高。

(3) 排除电解质紊乱、颅内出血和产伤等原因引起的抽搐，以及宫内感染、遗传代谢性疾病和其他先天性疾病所引起的脑损伤。

■ 临床分度

临床分度见表6-1。

【鉴别诊断】

应与①电解质紊乱；②颅内出血和产伤；③宫内感染；④遗传代谢病和其他先天性疾病相鉴别。

【并发症与后遗症】

■ 并发症：①呼吸衰竭；②急性肾衰竭；③消化道溃疡、坏死性小肠结肠炎；④低血糖症、低钙血症；⑤心肌损伤；⑥颅内出血；⑦感染。

表 6-1 新生儿缺氧缺血性脑病临床分度

分度	意识	肌张力	原始反射 拥抱反射	原始反射 吸吮反射	惊厥	中枢性呼吸衰竭	瞳孔改变	EEG	病程及预后
轻度	兴奋抑制交替	正常或稍增高	活跃	正常	可有肌阵挛	无	正常或扩大	正常	症状在 72 h 内消失,预后好
中度	嗜睡	减低	减弱	减弱	常有	有	常缩小	低电压,可有痫样放电	症状在 14 d 内消失,可能有后遗症
重度	昏迷	松软、或间歇性伸肌张力增高	消失	消失	有,可成持续状态	明显	不对称或扩大对光反射迟钝	暴发抑制,等电位	症状可持续数周,病死率高,存活者多有后遗症

- 后遗症：①脑瘫；②癫痫；③视力及听力障碍；④严重的认知和发育落后；⑤学习困难、注意力障碍等。

【治疗】
- 原则

维持内环境稳定和保护脑功能，即"三项支持疗法"和"三项对症处理"疗法。

- 三项支持疗法

①维持良好的通气、换气功能，使血气和pH保持在正常范围；②维持各脏器血流灌注，使心率、血压保持在正常范围；③维持血糖水平在正常高值（5 mmol/L），以保持神经细胞代谢所需能量。

- 三项对症处理

①控制惊厥：首选苯巴比妥，负荷量20 mg/kg，12 h后给予维持量5 mg/(kg·d)，也可用10%水合氯醛，0.5 ml/kg，稀释后保留灌肠；②降颅压：如有颅压升高表现，可及时应用甘露醇，宜小剂量0.25~0.5 g/kg，静脉推注，酌情6~12 h一次，必要时加用呋塞米0.5~1 mg/kg，争取2~3天内使颅内压明显下降；③消除脑干症状：当重度HIE临床出现呼吸节律异常、瞳孔改变时，可应用纳洛酮，0.05~0.1 mg/kg，静脉注射，无效及时予以恰当的呼吸支持措施。

- 其他治疗

在有条件的医疗中心，可于生后6 h内对符合指征的患儿开始亚低温治疗。

【出院指导】
- 定期随访神经精神发育情况。
- 必要时康复训练。
- 如继发癫痫和（或）其他系统受累，予专科随访并按医嘱服药。

【提示】
- HIE为临床诊断，不能仅根据影像学诊断。
- 缺氧程度越重，持续时间越长，脑损伤越严重。轻度 HIE 患儿，神经系统预后基本正常；中度 HIE 患儿，20%～35%神经系统预后不良；重度 HIE 患儿，75%在新生儿期死亡，存活者几乎全部留有后遗症。

■ 生后 14 天 NBNA 评分分值仍≤35 分，10～14 天后影像改变仍不恢复，EEG 表现为"暴发-抑制""低电压""电静息"等严重改变，2 周内未恢复正常者，均提示预后不良。

■ 1 分钟 Apgar 评分反映缺氧程度，5 分钟 Apgar 评分反映预后。

（孙国玉　侯新琳）

四、新生儿呼吸窘迫综合征

【问诊重点】

■ 胎龄，性别，出生体重，是否双胎或三胎，产前是否完成促肺，母孕期合并症如妊娠期糖尿病，呼吸窘迫出现时间，是否进行性加重。

■ 精神反应，体温，羊水，分娩方式，母孕晚期是否合并感染。

■ 院外血常规、血气分析、胸片等检查结果，是否吸氧或辅助通气及效果。

【查体重点】

生命体征，外貌（早产儿外貌），口唇发绀，呼吸急促，鼻翼扇动，三凹征，双肺呼吸音对称性减低，可闻及湿啰音，心率快，四肢肌张力低。

【检查】

★ 血常规、C 反应蛋白（CRP），降钙素（PCT），血培养，血气分析，生化，胸片。

☆ 头颅超声，超声心动图。

* 胸部 CT。

【诊断】

■ 在空气条件下 $PaO_2 < 50$ mmHg、中心性青紫或需给氧以维持 $PaO_2 > 50$ mmHg，并有典型的胸部 X 线表现。

- 有 RDS 高危因素，生后出现进行性加重的呼吸困难，结合胸片（分期表现如下）可以诊断。

Ⅰ期：双肺野普遍性透过度减低，可见细颗粒影；

Ⅱ期：可见支气管充气征；

Ⅲ期：心膈影不清；

Ⅳ期：双肺几乎成白肺。

【鉴别诊断】

应与①B族链球菌（GBS）感染；②湿肺；③胎粪吸入性肺炎相鉴别。

【并发症与后遗症】

主要包括：①新生儿持续肺动脉高压；②肺出血；③动脉导管未闭；④颅内出血；⑤慢性肺疾病；⑥早产儿视网膜病；⑦气漏；⑧肺炎。

【治疗】

- 肺表面活性物质（PS）替代治疗

固尔苏首剂 200 mg/kg，重复剂量 100 mg/kg，珂立苏每次 70～100 mg/kg；如有 RDS 进展的依据，如持续不能离氧或需要机械通气，可重复应用。

- 氧疗

目标氧饱和度 90%～95%。

- 呼吸支持

首选无创通气，使用双短鼻塞，nCPAP，PEEP 至少 5～6 cmH_2O，可以尝试 nIPPV 以减少气管插管；需要应用肺表面活性物质的患儿建议采用 INSURE 技术，给予 PS 治疗后拔除气管插管改为 nCPAP 或 nIPPV；如需气管插管机械通气，原则是以最小肺损伤、最少血流动力学不稳定，维持可接受的血气分析，可以采用常频通气或高频通气。

- 药物

呼吸暂停的早产儿可以采用枸橼酸咖啡因；对于 1～2 周不能拔除气管插管患儿可应用逐渐减量的短疗程或极短疗程地塞米松。

- 抗感染

应用针对 GBS 感染的抗生素至 48 h，除外新生儿败血症。

- 支持护理

维持正常体温，液体管理及营养支持，处理动脉导管，维持血压正常。

【出院指导】

- 注意患儿呼吸情况，避免呼吸道感染。
- 早产儿持续用氧或用氧浓度高需监测眼底。
- 根据医嘱定期随访。

【提示】

- 生后早期给予无创通气，并治疗性应用肺泡表面活性物质。
- 需要机械通气的患儿以最少肺损伤、最少血流动力学不稳定维持可接受的血气分析。
- 胎龄越小发病率越高，但晚期早产儿及足月儿生后早期出现进行性加重的呼吸困难亦应警惕 RDS。

（茹喜芳　张　欣）

五、胎粪吸入性肺炎

【问诊重点】

- 呻吟、吐沫、发绀、呼吸困难，开始的时间，是否进行性加重或减轻。
- 胎龄，羊水情况，分娩方式，产前有无胎膜早破，有无宫内窘迫及其表现，生后 Apgar 评分，复苏过程如何，生后呼吸情况。出生体重，脐带及胎盘有无异常。母孕期是否规律产检，孕期是否患妊娠期糖尿病、高血压等疾病及其治疗经过。其母产程中是否使用大量麻醉镇静药，是否输液过多。
- 胸片、血常规、脐血血气等入院前检查，治疗及疗效。

【查体重点】

生命体征，肤色，皮肤是否胎粪污染，三凹征，呼吸节律及肺部查体，心脏、腹部及神经系统查体。

【检查】

★ 血尿便常规、四肢经皮氧饱和度、血气分析、肝肾功能、电解质、心肌酶及心肌钙蛋白、胸片，血培养。

☆ 超声心动图，心电图，头颅 B 超。

∗ 脑电图。

【诊断】

- 常见于足月儿或过期产儿。
- 羊水胎粪污染。
- 生后很快出现呼吸困难，发绀。
- 胸片双肺可见粗大颗粒影，可伴局限性气肿或不张。

【鉴别诊断】

应与①大量羊水吸入性肺炎；②感染性肺炎；③足月儿 RDS 相鉴别。

【并发症与后遗症】

主要包括：①呼吸衰竭；②PPHN；③肺不张；④气胸、纵隔气肿等；⑤感染性肺炎

【治疗】

- 产科处理

羊水胎粪污染新生儿无活力，需要生后即刻气管插管吸引胎粪。

- 一般治疗

维持体温、内环境稳定，保证一定的液量及热卡供给。

- 呼吸支持

对于低氧血症患儿需给予吸氧，如呼吸困难明显合并呼吸衰竭，需要无创通气，甚至气管插管机械通气治疗，对于需要气管插管机械通气特别是合并气漏的患儿，可选用高频通气。

- 代谢性酸中毒处理

在充分通气的情况下可予适当碳酸氢钠治疗。

- 抗感染

如有明确细菌感染依据可给予抗生素治疗。

- PS

胎粪颗粒会影响 PS 活性,严重低氧血症影响 PS 的合成和分泌。

【健康指导】
- 观察患儿呼吸情况。
- 新生儿科随诊。

【提示】
- 多见于足月儿或过期产儿,羊水胎粪污染。
- 本病病情轻重不等,重症患儿常常需要气管插管机械通气,可选用高频通气。
- 注意合并症的治疗。

(茹喜芳　张　欣)

六、新生儿湿肺

【问诊重点】
- 呻吟、吐沫、发绀、呼吸困难,开始的时间,是否进行性加重或减轻。
- 胎次,胎龄,出生体重,分娩方式,产前有无宫内窘迫及其表现,生后 Apgar 评分,羊水、脐带及胎盘有无异常。其母孕期是否规律产检,孕期是否患妊娠期糖尿病、高血压等疾病及其治疗经过。其母产程中是否使用大量麻醉镇静药,是否输液过多。
- 入院前血常规、胸片、脐血血气等检查,治疗及疗效。

【查体重点】

生命体征,肤色,皮肤是否胎粪污染,三凹征,呼吸节律及肺部查体,心脏、腹部及神经系统查体。

【检查】

★ 血尿便常规、四肢经皮氧饱和度、血气分析、肝肾功能、电解质、胸片。

☆ 心肌酶及心肌钙蛋白。

＊ 超声心动图。

【诊断】

- 诊断

(1) 临床型：①具有发生新生儿湿肺的危险因素；②生后发生呼吸窘迫，肺部呼吸音减低或出现粗湿啰音；③胸片表现：包括肺泡积液征、叶间积液、叶间胸膜或胸膜腔积液、肺淤血和肺气肿表现。

(2) 无症状型：仅X线胸片有湿肺症。

【鉴别诊断】

应与①新生儿肺炎；②新生儿呼吸窘迫综合征相鉴别。

【并发症与后遗症】

主要包括：①呼吸性酸中毒；②代谢性酸中毒；③呼吸衰竭；④气胸。

【治疗】

- 密切监护。
- Ⅰ型呼吸衰竭可予鼻导管吸氧或鼻塞CPAP辅助通气。
- Ⅱ型呼吸衰竭予鼻塞IPPV辅助通气，严重患儿予气管插管呼吸机辅助通气。
- 代谢性酸中毒患儿在充分通气的情况下可予适当碳酸氢钠治疗。
- 肺部湿啰音严重者可予呋塞米治疗（0.5~1 mg/kg）。
- 纠正心力衰竭。

【健康指导】

- 观察患儿呼吸情况。
- 新生儿科随诊。

【提示】

- 多见于近足月儿或足月儿，自然分娩患儿。
- 本症预后良好，多数患儿于24 h内呼吸恢复正常，一般不需要呼吸机治疗。

（茹喜芳　张　欣）

七、新生儿感染性肺炎

【问诊重点】

- 呻吟、吐沫、气促、呼吸困难、发绀、咳嗽、喘息。发热或体温不升、拒乳、嗜睡、黄疸、呕吐、腹胀、心率快。
- 胎龄，分娩方式，母亲分娩期有无发热，有无胎膜早破、宫内窘迫，羊水情况，脐血 pH，生后 Apgar 评分。呼吸道患者接触史，呛奶病史。
- 院外血常规结果，是否应用抗生素治疗，治疗反应如何。

【查体重点】

生命体征、周围循环、呼吸困难、肺部体征、心衰体征。

【检查】

★ 血、尿、便常规，血气分析，肝肾功能、电解质，血培养、痰培养或气管分泌物培养，胸片。

☆ TORCH，病毒核酸检测（如 CMV、EBV），流感病毒抗体，衣原体、支原体抗体，免疫球蛋白、补体，耳拭子及母亲宫颈分泌物培养。

＊ G、GM 试验，胸部 CT，纤维支气管镜。

【诊断】

- 临床表现

常不特异，主要依据胸片诊断，细菌感染可表现为斑片状渗出，胸腔积液；病毒感染多为肺间质改变。

- 分型

早发型：生后≤3 天发病，宫内或分娩过程中感染；晚发型：生后＞3 天发病，出生后经呼吸道途径或医源性途径感染。

- 病原学

早发型常见：GBS，大肠埃希菌，克雷伯杆菌，肺炎链球菌、李斯特菌，单纯疱疹病毒，风疹病毒，巨细胞病毒，沙眼衣原体；晚发型常见：肺炎链球菌，金黄色葡萄球菌，大肠埃希菌，呼吸道合胞病毒，流感病毒，腺病毒；长期使用抗生素或激素需警惕念珠菌。

- 合并症

脓毒症，心力衰竭等。

【鉴别诊断】

应与①新生儿呼吸窘迫综合征；②湿肺；③新生儿胎粪吸入综合征；④先天性心脏病相鉴别。

【并发症及后遗症】

主要包括：①肺不张；②胸腔积液；③脓气胸；④脓毒血症；⑤呼吸衰竭；⑥心力衰竭。

【治疗】

- 呼吸道管理

翻身拍背、雾化、吸痰、肺部理疗。

- 呼吸支持

吸氧，CPAP，机械通气。

- 抗感染治疗

病原明确前可经验性使用抗生素，病原明确后予以调整。

（1）GBS：青霉素或氨苄西林；

（2）李斯特菌：氨苄西林；

（3）衣原体：红霉素；

（4）单纯疱疹病毒：阿昔洛韦；

（5）巨细胞病毒：更昔洛韦。

- 支持治疗

纠正水、电解质及酸碱平衡紊乱，保证热量供给，丙种球蛋白输注。

- 并发症治疗

如合并心力衰竭时加用洋地黄。

【出院指导】

- 合理喂养，避免呛奶。
- 注意保暖，避免接触呼吸道感染患者。

【提示】
■ 输液速度应慢,避免发生心力衰竭及肺水肿。

(胡 洋 侯新琳)

八、支气管肺发育不良

【问诊重点】
■ 胎龄,出生体重,目前日龄及校正胎龄。生后早期合并症,呼吸窘迫综合征(分期、PS应用)、呼吸暂停、感染情况、有无心脏方面疾病(动脉导管未闭等,有无口服药物关闭或手术治疗)。

■ 生后早期呼吸机应用情况,拔管时日龄及校正胎龄,撤离无创呼吸机时日龄及校正胎龄,离氧时日龄及校正胎龄。如果正在接受呼吸支持,则问询呼吸支持的类型和参数。抗生素使用情况。

■ 院外胸部影像结果(主要指胸部CT),是否应用过静脉激素治疗,时间、剂量和疗程,治疗前后呼吸支持的变化。

【查体重点】
体重、头围、身长。呼吸、体温、心率、血压。有无呼吸支持(如有,呼吸支持类型及参数),呼吸节律,有无三凹征、呼吸动度,听诊双肺呼吸音、有无干湿啰音。心音、心律、有无杂音,肝脾触诊。前囟大小、张力,四肢肌力、肌张力,腱反射,病理反射。

【检查】
★ 血气分析、胸片、血常规、生化全项。
☆ 胸部CT。
* 有条件可行肺功能、肺组织活检。

【诊断】
■ 评估时机
(1) 胎龄<32周者,在校正胎龄36周或出院时评估,以相对早的时间点为评估点。
(2) 胎龄≥32周者,在生后29~55 d之间或出院时评估，以相对早的时间点为评估点。

- 诊断标准

任何氧需求至生后 28 d 及以上。

- 分度标准

(1) 轻度：评估点时无需吸氧或呼吸支持。

(2) 中度：评估点时吸氧浓度＜30%。

(3) 重度：评估点时吸氧浓度≥30%和（或）正压通气（PPV 或 NCPAP）支持。

【鉴别诊断】

应与①呼吸暂停；②败血症；③肺炎；④呼吸道畸形相鉴别。

【并发症与后遗症】

- 哮喘样症状。
- 肺高压。
- 中枢和上呼吸道疾病

获得性气管支气管软化，声门和声门下损伤，气管/支气管狭窄和肉芽肿形成，睡眠期低氧血症。

- 呼吸道感染等。
- 体格发育落后，视听功能损伤。

【治疗】

- 呼吸支持

以支持为主，尽量减少呼吸机相关肺损伤，呼吸机参数尽量低，可选择小潮气量，相对长的吸气时间，足够的 PEEP，可允许性高碳酸血症（pH＞7.2，PCO_2 可高至 60~70 mmHg）。

- 限制入量

大部分轻症患儿能耐受 140~150 ml/(kg·d) 的液体入量，重症患儿可限制为 110~120 ml/(kg·d)。

- 营养支持

由于限制液体入量，给予高能量密度奶方喂养，如超强化母乳（85~90 kcal/100 ml）或高能量密度早产儿奶（101 kcal/100 ml），提供高达 150 kcal/(kg·d) 的热卡摄入。

- 利尿

最常用袢利尿药（呋塞米）及噻嗪类利尿药，可短期改善肺功能，远期益处证据欠充分。

- 支气管舒张药

最常用的为吸入 β_2 受体激动药（如沙丁胺醇）。

- 糖皮质激素

不常规应用，生后 1 周内避免使用，对于生后 1~2 周后仍不能撤离机械通气者可考虑小剂量全身应用地塞米松，一般总量不超过 1 mg/kg；吸入糖皮质激素亦不常规应用，效果不确定。

- 其他

积极处理其他影响呼吸功能的情况，如动脉导管未闭。

【出院指导】

- 基本措施

（1）勤洗手，避免与呼吸道感染患者接触。

（2）严格避免二手烟接触。

（3）患儿进入青少年及成年期不要吸烟，如已经吸烟应戒烟。

（4）按计划免疫接种，建议接种呼吸道合胞病毒（RSV）疫苗和流感疫苗。

（5）照护者需掌握心肺复苏手法。

- 特殊照护

根据患儿具体情况，在离院前需学习并熟练掌握氧疗/家用呼吸机，气管切开患儿气道护理，心电监护。

- 后续治疗

随肺的发育，肺功能好转，绝大多数患儿会在数周内好转，逐渐过渡为持续气道正压通气或高流量鼻导管吸氧（HFNC），而后单纯氧疗，直到脱离用氧。有些重度 BPD 患儿甚至在生后 6 个月仍需要呼吸支持或氧疗。

【提示】

- 一般来讲，BPD 仅发生在早产儿中，约有 97% 出生体重<1 250 g，胎龄越小，发病率越高。

- BPD的主要危险因素包括早产、机械通气、高浓度氧疗、感染、动脉导管未闭、炎症、遗传因素等。

(茹喜芳 张 欣)

九、新生儿持续肺动脉高压

【问诊重点】

- 胎次，胎龄，出生体重，分娩方式，宫内窘迫，生后Apgar评分，羊水、脐带及胎盘，有无胎膜早破，生后有无呻吟、吐沫、发绀、呼吸急促等，产前超声检查是否提示胸腔积液、膈疝或先天性心脏病。
- 其母是否规律产检，是否患妊娠期糖尿病、高血压、GBS感染，若曾患过，则询问治疗经过，产前是否应用非甾体类消炎药。
- 生后复苏措施及对治疗的反应。脐动脉血血气分析结果及其他检查结果。

【查体重点】

生命体征，皮肤颜色及氧饱和度，皮肤是否胎粪污染，呼吸节律，有无呻吟、吐沫、鼻翼扇动及三凹征，肺部查体，心率、心音、脉搏强弱、有无杂音及周围循环，腹部及神经系统查体。

【检查】

★ 血常规、CRP，尿便常规、血气分析、血糖、肝肾功能、电解质、心肌酶及心肌钙蛋白、血培养、胸片、超声心动图；高氧试验［吸入纯氧15 min，PaO_2或经皮血氧饱和度（$TcSO_2$）较前有无增加］。动脉导管前后PaO_2或$TcSO_2$比较［右上肢与其余另一上下肢血气分析或脉氧值比较］。

☆ 心电图、头颅超声。

* 高氧-高通气试验。

【诊断】

持续低氧血症，导管前后PaO_2差大于15～20 mmHg，$TcSO_2$差大于10%，超声心动图提示动脉导管持续开放并右向左分流和（或）卵圆孔水平右向左分流，三尖瓣反流。

【鉴别诊断】

应与①青紫型先天性心脏病；②先天性毛细血管发育不良；③严重肺部疾病，如重症肺炎、ARDS、气胸等所致的发绀相鉴别。

【并发症与后遗症】

主要包括：①红细胞增多症；②肺出血缺氧缺血性脑病；③多脏器功能障碍；④低血糖、低钙血症等。

【治疗】

- 支持治疗

减少刺激，保持 Hb 达到 130 g/L 以上。

- 呼吸管理

气管插管 SIMV 模式辅助通气或 HFOV 辅助通气，维持血气分析 PaO_2 55～80 mmHg，$PaCO_2$ 45～60 mmHg，严重人机对抗时可用镇静药。

- 药物

(1) NO 吸入。

(2) 降低肺循环压力：①硫酸镁：负荷量 200 mg/kg，20 min 入，维持量 20～150 mg/(kg·h)；②西地那非：每次 1～2 mg/kg，每 6 h 一次，口服。

(3) 维持体循环稳定：多巴胺和（或）多巴酚丁胺。

(4) 体外膜肺氧合。

- 积极治疗原发病（如 RDS、MAS 等）

【健康指导】

- 观察患儿智力运动发育情况。
- 新生儿专业及小儿神经专业随诊。

【提示】

- PPHN 多继发于 RDS 或 MAS，因此对此类患儿应密切关注。
- 若导管前后 PaO_2 及 $TcSO_2$ 无差值不能除外 PPHN，因为也可有卵圆孔水平的右向左分流。

- PPHN 需早识别、早干预,严重病例治疗困难,具有较高的病死率。

(茹喜芳 张 欣)

十、新生儿颅内出血

【问诊重点】

- 胎次,胎龄,出生体重,分娩方式,有无宫内窘迫及生后窒息,有无激惹、尖叫、惊厥(包括惊厥的表现形式)、眼球震颤、呕吐,有无嗜睡、四肢松软、少动、呼吸异常。是否有消化道出血,穿刺部位出血,瘀点、瘀斑、球结膜出血等。
- 母孕期是否患妊娠期糖尿病或高血压等疾病,生后维生素 K_1 注射情况,是否母乳喂养或应用抗生素。
- 院外头颅影像学、血常规、凝血功能等检查结果,治疗及对治疗的反应。

【查体重点】

生命体征,体重,头围,意识及精神状态,呼吸节律,心脏查体及腹部查体,前囟大小及张力,瞳孔,四肢肌张力、原始反射、病理征。

【检查】

★ 血常规,尿便常规、肝肾功能、电解质、凝血功能,头颅超声、头颅 CT。

☆ 头颅磁共振成像(MRI),脑电图,心肌酶及心肌钙蛋白。

* 头颅磁共振血管造影(MRA)、磁共振静脉成像(MRV)。

【诊断】

- 诊断标准

(1)脑室周围-脑室内出血:头颅超声检查诊断,头颅超声优于头颅 CT 与 MRI。

影像学检查 Papile 分度法:①Ⅰ度:单纯室管膜下生

发基质出血或伴极少量脑室内出血。②Ⅱ度：出血进入脑室内。③Ⅲ度：脑室内出血伴脑室扩大。④Ⅳ度：脑室扩大，同时伴脑室旁白质损伤或发生出血性梗死。

（2）硬膜下出血：头颅 CT、MRI 可显示出血部位及范围，对后颅凹出血显示更佳。头颅超声有助于下矢状窦附近中央部位出血的诊断。

（3）原发性蛛网膜下腔出血：首选 CT 检查确诊。

（4）脑实质出血。

（5）其他部位出血：小脑、丘脑、基底核区域出血。

【鉴别诊断】

应与①新生儿缺氧缺血性脑病；②新生儿低血糖症；③电解质紊乱；④新生儿脑梗死；⑤败血症；⑥中枢神经系统感染相鉴别。

【并发症与后遗症】

主要包括：①出血后梗阻性脑积水；②脑室扩大所致白质损伤；③脑室周围出血性梗死；④癫痫；⑤智力运动发育迟缓。

【治疗】

■ 一般性治疗

头部制动，避免剧烈哭闹，维生素 K_1 3～5 mg 肌内或静脉注射，止血药物治疗。有惊厥者予苯巴比妥对症治疗。血小板低者可予输注血小板治疗。氧疗、及时纠正缺氧和酸中毒、维持内环境稳定。必要时应用抗生素。

■ 特殊针对性治疗

（1）外科治疗：对于危及生命的较大血肿，需小儿神经外科紧急处理。

（2）出血后梗阻性脑积水治疗：①连续腰椎穿刺：指征为Ⅲ度以上颅内出血，影像学确诊有梗阻性脑积水，且侧脑室进行性增大，呈现高张力改变。②脑室外引流。③Ommaya 储液囊治疗。④脑室-腹腔分流。⑤神经内镜治疗。

【健康指导】

- 观察患儿有无惊厥及其表现形式。
- 小儿神经科随诊患儿智力运动发育情况及可能存在的并发症。
- 定期复查头颅影像学。
- 手术治疗者小儿神经外科随诊。

【提示】

- 早产儿易出现脑室周围-脑室内出血。
- Ⅲ度及以上的脑室周围-脑室内出血发生神经系统后遗症的可能性较大。

（茹喜芳　张　欣）

十一、新生儿惊厥

【问诊重点】

- 出现时间、发作表现、发作频率、体温、喂养情况、精神反应、胎龄、出生体重。
- 家族史、不良产史及妊娠期合并症、围产期缺氧窒息病史。
- 院外辅助检查结果，主要包括血常规、电解质、血糖、头颅影像学、血尿代谢筛查。院外抗惊厥等治疗用药及疗效。

【查体重点】

生命体征、意识状态、前囟张力、肌张力、原始反射。

【检查】

★ 血尿便常规、肝肾功能、血电解质、血糖、血氨、乳酸、丙酮酸、β-羟丁酸、同型半胱氨酸、头颅磁共振、视频脑电图。

☆ 头颅超声、腰椎穿刺、眼底检查。

＊ 血、尿代谢筛查；对不明原因的惊厥患儿进行相关基因检测，对疑诊染色体病的患儿进行染色体核型分析和（或）染色体微缺失检查。

【诊断】
- 判断是否惊厥

足月儿出生 28 天之内或早产儿校正胎龄 44 周之内出现的发作性表现，伴随异常的脑电活动。

- 惊厥病因的鉴别

缺氧缺血性脑损伤、颅内出血、中枢神经系统感染、电解质紊乱、低血糖、脑发育异常、脑梗死、先天性代谢性疾病、撤药现象、基因突变、染色体病等。

- 新生儿期癫痫综合征

包括家族性良性新生儿惊厥、大田原综合征和早期肌阵挛脑病等。

【鉴别诊断】

与非惊厥事件鉴别：①良性新生儿睡眠肌阵挛；②新生儿颤动；③家族性惊跳病。

【并发症与后遗症】

主要包括：①癫痫；②发育落后；③脑瘫。

【治疗】
- 一般治疗

维持生命体征平稳，避免误吸，保持有效通气。

- 对因治疗

如纠正电解质紊乱、低血糖；细菌性脑膜炎患儿应用有效抗生素；先天代谢性疾病的患儿予针对性治疗；对于暂时未找到明确病因的患儿可试验性治疗，以早期发现可治疗的代谢性疾病，如应用大剂量维生素 B_6 静脉滴注，剂量每天 100 mg，连用 3 天，观察疗效，以鉴别吡哆醇依赖症。

- 止惊治疗

一线药物苯巴比妥，首次负荷量 15～20 mg/kg（根据药物说明书剂型选择静脉或者肌内注射），如发作未控制，1～2 h 后可重复，最大总量 40 mg/kg；12 h 后维持量每日 5 mg/kg，分两次口服，1 周后查血药浓度；仍发作或临时止惊可应用咪达唑仑 0.2 mg/kg，如惊厥持续状态予咪达唑仑维持静脉滴注,起始剂量 1 μg/(kg·min),如惊厥未控制,可每 15 min 加量 1 μg/(kg·min),通常最大剂量 8 μg/(kg·min)。左乙拉西坦、托吡酯等作为新型抗癫痫药物可选用。

- 其他

如存在神经系统发育异常,惊厥控制后尽早开始康复治疗。

【出院指导】
- 如抽搐频繁、出现新的抽搐形式,及时复诊,复查脑电图,调整抗癫痫药物的应用。
- 严禁自行停药或不按医嘱减药。

【提示】
- 新生儿惊厥的发作可以仅表现为非特异性症状,如咂嘴、眨眼、凝视、呼吸暂停等,临床对于有惊厥高危因素或可疑抽搐发作的患儿要积极完善脑电图检查。
- 对于明确病因为急性脑损伤致惊厥的足月新生儿,监测脑电图正常,可尽早停用抗惊厥药物。

(刘黎黎 侯新琳)

十二、新生儿卒中

【问诊重点】
- 有无惊厥:起病时间、发作形式、有无偏侧肢体抽搐的定位体征;精神反应;体温及纳奶情况,有无吐奶。
- 有无围生期缺氧窒息史、母孕期用药史及合并症:如先兆子痫、绒毛膜羊膜炎、自身免疫性疾病、胎儿宫内发育迟缓。家族史:心血管疾病、血栓形成疾病。
- 院外检查如头颅影像学、脑电图检查,血常规、电解质、血糖结果及治疗反应。

【查体重点】
生命体征,前囟张力,意识状态,瞳孔,肌张力,原始反射,四肢肌张力及双侧肢体活动是否对称。

【检查】

★ 血常规、尿常规、便常规、凝血功能、头颅超声、MRI、MRA、脑电图。

☆ 肝肾功能、电解质、血糖、血脂、脂蛋白A、凝血因子Ⅱ、Ⅴ、Ⅷ、Ⅻ活性，蛋白S、蛋白C活性，纤维蛋白原、抗凝血酶、vWF因子、同型半胱氨酸、TORCH。

* 自身免疫相关抗体、血/尿代谢筛查、MRV、凝血因子异常疾病基因检测、胎盘病理。

【诊断】

■ 头颅磁共振检查确诊，弥散加权成像（DW-MRI）利于早期诊断。

■ 病因诊断

感染、缺氧缺血、红细胞增多症、脑血管发育异常、先天性高凝状态疾病，包括蛋白C缺陷症、蛋白S缺陷症、凝血因子V Leiden突变、凝血酶原（凝血因子Ⅱ）G20210A突变。

【并发症与后遗症】

主要包括：①癫痫；②偏瘫；③运动障碍；④认知障碍。

【治疗】

■ 一般治疗

监测生命体征，保证入量，维持血糖正常。

■ 对症治疗

止惊，尽早开始康复治疗，急性期可应用甘露醇减轻脑水肿。

■ 病因治疗

出血性梗死纠正出血病因，如肌内注射维生素K_1，输注凝血因子、血浆，补充蛋白C和蛋白S；对于有明确血栓形成的可以应用低分子肝素。

【出院指导】

■ 注意患儿惊厥发作情况，定期随诊，根据发作和脑电图结果调整止惊药物。

■ 注意肢体活动情况，尽早进行康复治疗。

【提示】

DW-MRI 对于发病 24 h 到发病 5 d 患儿诊断敏感性高，发病 7d 后 T2 液体衰减反转恢复（FLAIR）序列诊断敏感性高。

（刘黎黎　侯新琳）

十三、新生儿黄疸及新生儿溶血病

【问诊重点】

■ 皮肤黄染时间，变化情况。纳奶情况，喂养方式，尿量及胎便排出情况，体重变化。出生史，母孕期病史及孕产史，父母血型。

■ 有无惊厥、哭声尖、嗜睡等家族史。

■ 院外黄疸测值、血常规、肝功能及治疗经过。

【查体重点】

精神反应、皮肤黄染程度、贫血貌、前囟张力、神经系统体征、NBNA 评分。

【检查】

★ 血常规、网织红细胞比例，血生化、心肌酶。

☆ 血培养（感染患儿），直接及间接 Coombs 试验（有溶血基础），感染筛查（使用血制品前），交叉配血、出凝血功能筛查（换血治疗），TORCH（婴儿肝炎综合征、小于胎龄儿、早产儿）。

* 视听诱发电位（必要时），血、尿代谢筛查（必要时），头颅 MRI、头颅 B 超、脑电图。

【诊断】

■ 病理性黄疸

生后 24 h 内出现的黄疸（"早"）；血清总胆红素值已经达到相应日龄及相应危险因素下的光疗干预标准，或每日上升超过 85 μmol/l，或每小时＞0.85 μmol/L（"快"）；黄疸时间延长，足月儿＞2 周，早产儿＞4 周（"久"）；黄疸退而复现（"复"）；血清结合胆红素＞34 μmol/L（"直"）。

■ 新生儿高胆红素血症

（1）胆红素超过相应小时数的第95百分位时诊断高胆红素血症（见图6-2）。

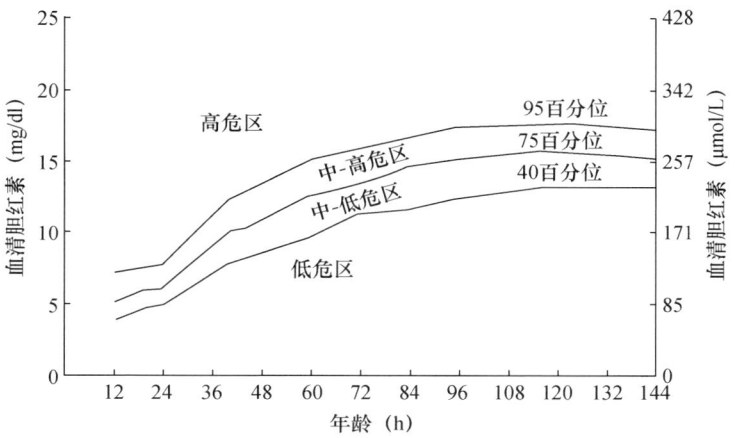

图6-2 大于35周新生儿的"小时-胆红素"列线图

（2）足月儿>12.9 mg/dl，早产儿>15 mg/dl。

■ 病因鉴别

①胆红素来源增多：同族免疫性溶血，红细胞酶缺陷，红细胞形态异常，血红蛋白病，红细胞增多症，体内出血，感染，药物；②肝摄取和结合胆红素能力低下：感染，窒息，缺氧，酸中毒，低体温，低血糖，低白蛋白血症，药物，先天性非溶血性高胆红素血症，家族性暂时性新生儿高胆红素血症，其他（甲状腺功能减退等）；③胆红素排泄异常：新生儿肝炎综合征，先天遗传代谢性疾病，胆管排泄胆红素障碍（先天性胆道闭锁等）；④其他：肠肝循环增加，母乳性黄疸。

【治疗】

■ 针对黄疸治疗

①首选蓝光治疗(见图6-3);②肝酶诱导剂:苯巴比妥3～5 mg/kg/d 分2次;③中药:茵栀黄;④直接胆红素升高者加用促进胆汁排泄药物,如熊去氧胆酸;⑤严重高未结合胆红素血症患儿可能需换血治疗(见表6-2)。

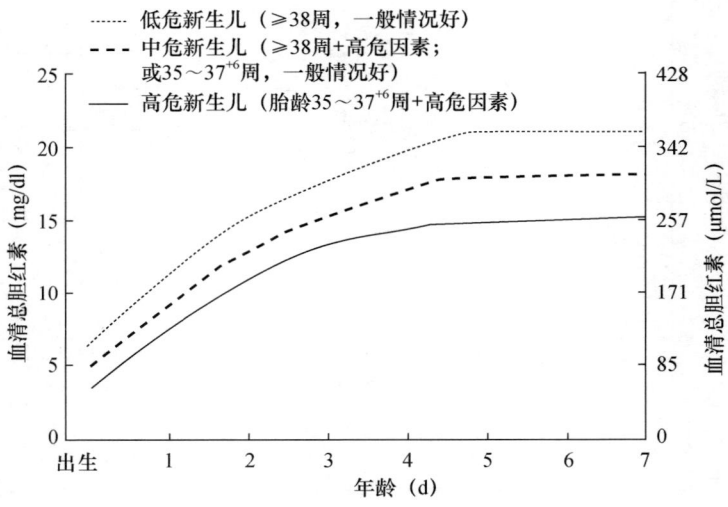

图6-3 大于35周光疗的三个曲线

注:高危因素包括同族免疫性溶血,葡糖-6-磷酸脱氢酶缺乏,窒息、显著的嗜睡、体温不稳定、败血症、代谢性酸中毒、低白蛋白血症

表6-2 新生儿换血治疗

新生儿	换血的血源选择
Rh溶血病有抗D抗体	①Rh阴性,ABO血型同 ②Rh阴性,O型血 ③无抗D IgG 的Rh阳性,ABO血型同 ④无抗D IgG 的Rh阳性,O型血
Rh溶血病有抗C、E抗体	①Rh型同母,ABO血型同 ②Rh型同母,O型血 ③无抗C、E等IgG的任何Rh型血,ABO血型同 ④无抗C、E等IgG的任何Rh型血,O型血
ABO溶血病患儿	①O型红细胞,AB型血浆 ②O型血 ③同型血
不明原因的高胆红素血症患儿	①同型血 ②O型血

注:①换血量及速度:150～180 ml/kg,总换血时间为2～3 h;②术中监测:生命体征及血氧饱和度,血常规,电解质,血胆红素,血气分析,血糖

- 针对病因治疗

免疫性溶血患儿予丙种球蛋白治疗，感染患儿积极抗感染治疗，喂养不足患儿增加喂养量，促进肠肝循环。

- 预防胆红素脑病

白蛋白（1 g/kg），纠正酸中毒、低氧血症、低白蛋白血症、低血糖等。

- 其他

肝炎综合征患儿补充脂溶性维生素（A、D、E、K）。

【出院指导】

- 告知家长新生儿黄疸正常消退的时间及家中自测的办法（自然光线或日光灯下观察皮肤有无黄染），如有消退延迟或复现及时就诊。
- 换血治疗的患儿在治疗后2周、1个月、3个月复诊评价黄疸消退情况，注意是否存在贫血、胆汁淤积、移植物抗宿主反应等换血晚期并发症；换血后1个月、3个月、6个月复诊评价是否存在胆红素神经毒性，完善全面体格检查、智力测试、视听诱发电位等检查。

【提示】

- 换血患儿需要签署输血治疗知情同意书、换血治疗知情同意书、病危通知单等文书。
- 换血治疗时填写换血记录。
- 准备换血过程中予高强度蓝光治疗，换血前予白蛋白可增加换血效果。

（朱家叶　侯新琳）

十四、新生儿败血症

【问诊重点】

- 胎龄，出生体重，体温（升高、不升或正常），意识及精神状态，食欲，哭声，体重增长情况，黄疸情况（黄疸急剧加重、退而复现、消退延迟等），有无动静脉置管或气管插管等。其他各系统表现：呕吐、腹泻、咳嗽、呼吸困难、发绀、排尿哭闹、嗜睡、激惹、惊厥、出血倾向、关节红肿等。
- 母亲妊娠及产时感染史，母亲产道特殊细菌的定植。胎膜早破，产程延长，羊水浑浊或异味，分娩环境，产前及产时有无侵入性检查等。
- 血常规、CRP、血培养等检查，是否应用抗生素（包括抗生素种类及剂量）、丙种球蛋白、血浆等血液制品治疗及对治疗的反应。

【查体重点】

生命体征，意识及精神状态，皮肤及黏膜，脐部，呼吸节律及肺部，心率、心音、脉搏强弱及末梢循环，是否腹胀，肝脾查体及肠鸣音，有无出血倾向，关节查体，肌张力、原始反射、前囟张力、瞳孔反射及有无惊厥。

【检查】

★ 血常规、白细胞分类、CRP、尿便常规、血培养、PCT、血沉、肝肾功能、电解质、心肌酶及心肌钙蛋白、胸片、腰椎穿刺脑脊液检查。

☆ 胃液及外耳道分泌物培养（怀疑产前感染者）、尿便培养、脐部分泌物培养、拔除导管管端培养，微生物抗原及 DNA 检测，血气分析，头颅超声，感染筛查。

＊ 浆膜腔液体培养、心电图、超声心动图。

【诊断】

- 诊断标准

1. 确诊败血症

具有临床表现且符合下列任一项可确诊：

（1）血培养或无菌体腔内培养出致病菌。

（2）如果血培养出条件致病菌，必须与另次（份）血或无菌体腔内或导管头培养出同种细菌。

2. 临床诊断败血症

具有临床表现且具备以下任一项可进行临床诊断：

（1）非特异性检查≥2 项。非特异性检查包括：①WBC计数：出生 12 h 以后采血，WBC 减少（$<5\times10^9$/L），或 WBC 增多（≤3 d 者 WBC$>25\times10^9$/L，$>$3d 者

WBC$\geq$20$\times$10^9/L）。②白细胞分类：杆状核细胞/中性粒细胞$\geq$0.16。③CRP$\geq$8 μg/ml（末梢血方法）。④血小板$\leq$100$\times$10^9/L。⑤微量红细胞沉降率（血沉）$\geq$15 mm/1h。

（2）血标本病原菌抗原或DNA检测阳性。

【并发症与后遗症】

主要包括：①感染性休克；②化脓性脑膜炎；③肝、肾脓肿；④多器官功能障碍综合征（MODS）。

【治疗】

- 抗菌药物

根据本院流行病学特点经验性选药，明确病原后针对性调整，国内推荐疗程为10～14 d，合并GBS及革兰氏阴性菌所致化脓性脑膜炎者疗程14～21 d。另外，胎膜早破$\geq$18 h、母亲产前或分娩时发热（体温$\geq$38 ℃）或羊水有恶臭味的新生儿应生后抗生素治疗48h至除外新生儿败血症。

- 清除感染灶

脐炎局部用3%过氧化氢、2%碘酒及75%乙醇消毒，每日2～3次，皮肤感染灶可涂抗菌软膏。口腔黏膜用3%过氧化氢清洗口腔，每日2次。

- 维持水、电解质和酸碱平衡
- 支持疗法

早产儿及严重感染者可静脉注射丙种球蛋白（IVIG）。

【健康指导】

- 合理喂养，避免感染。
- 密切关注患儿体温、饮食、精神及运动等表现。

【提示】

- 患儿出现少吃、少哭、少动时需高度警惕败血症。
- 黄疸有时是败血症的唯一表现。
- 应用丙种球蛋白前必须行感染筛查。

（茹喜芳　张　欣）

十五、新生儿 TORCH 感染

【问诊重点】
- 喂养困难、发育落后、病理性黄疸、发热，母孕期感染史，双亲生殖器疱疹史（考虑单纯疱疹病毒感染时），出生体重与胎龄关系。
- 抽搐、皮疹、咳嗽、水肿等多系统受累表现，母亲既往不良产史。
- 外院血常规及病原学检查，治疗及疗效。

【查体重点】
先天畸形、头围、皮肤黄染或色素异常、皮肤出血点、贫血貌、毛发，心脏、肝脾，神经系统。

【诊断及辅助检查】
不同病原导致的新生儿 TORCH 感染有不同的临床特点，常见病原包括：弓形虫、巨细胞病毒、单纯疱疹病毒、风疹病毒，以及嗜肝病毒、EB 病毒、柯萨奇病毒 B 组、埃可病毒、腺病毒、细小病毒等的感染。

- 弓形虫病（Toxoplasmosis）

猫等宠物接触史，全身性症状多见于急性型，如发热、呕吐、斑丘疹或出血性皮疹（如紫癜）、贫血、黄疸、肝脾大、肺炎，中枢神经系统受损（最多见，表现为脑膜脑炎），其他（心肌炎、淋巴结肿大、水肿、肾炎等），出生缺陷[多为宫内早期感染（小眼球、小头畸形、无脑畸形等）]。内脏或系统性症状如神经系统弓形虫病、眼弓形虫病、肝弓形虫病，肺炎、心肌炎、肾炎、肾病综合征等多见于慢性型。

- 风疹病毒（Rubella virus）感染

孕期风疹病毒感染可通过胎盘感染胎儿，出生的新生儿可为未成熟儿或发生多种畸形，如先天性心脏病、白内障、小头畸形、耳聋、发育障碍等。

- 巨细胞病毒（CMV）感染

根据传播途径分为垂直传播（出生前经胎盘或宫颈感

染,出生时吸入生殖道中被 CMV 污染的分泌物,出生后接触母亲含有 CMV 的唾液、尿液或母乳)、水平传播(接触外界人员含有 CMV 的体液)、医源性传播(输血)。根据原发感染时间分为:①先天感染:于出生后 14 d 内(含 14 d)证实有 HCMV 感染;②围生期感染:出生后 14 d 内证实无感染,而于生后第 3~12 周内有感染证据,通常经产道、母乳或输血等途径获得;③生后感染或获得性感染:在出生 12 周后感染。根据临床征象分类:①症状性感染:病变累及 2 个或 2 个以上器官系统时称全身性感染;病变主要集中于某一器官或系统;②无症状性感染。先天症状性感染可表现为发育落后、肝损害(黄疸、肝脾大、肝功能损害)、血液系统损害(贫血、血小板减少性紫癜、凝血因子不足、单核细胞增多症)、间质性肺炎、中枢神经系统感染(头颅 X 线及 CT 可见脑室周围钙化或脑发育不全,有小头畸形、抽搐、肌张力障碍、发育落后等表现,亦可导致神经性听力损害、斜视)。围生期及生后症状性感染多表现为黄疸、肝脾大、肝功能损害以及单核细胞增多、间质性肺炎、心肌炎、血液系统损害等。

- 单纯疱疹病毒(HSV)感染

HSV 感染的全身症状和典型疱疹性皮疹不难诊断,双亲生殖器疱疹的病史有助于诊断。根据感染时间分为宫内经胎盘感染、出生时感染(最常见)和出生后感染。宫内发生的先天性 HSV 感染为出生时即存在或生后不久出现的水疱样皮疹,伴先天畸形、脉络膜视网膜炎和小眼畸形。出生时或出生后获得的新生儿 HSV 感染可分为三种类型:①播散性 HSV 病:累及多器官的全身播散性疾病,包括肺、肝、肾上腺、皮肤、眼和(或)脑;②中枢神经系统(CNS)HSV 病:伴或不伴皮肤损害的中枢神经系统受累;③皮肤、眼、口感染(SEM 病):感染局限于皮肤、眼睛和(或)口腔。

【检查】

★ 血、尿、便常规,肝肾功能,心肌酶及心肌钙蛋白，病毒血清学检查（结合临床表现完善弓形虫、EBV、CMV、风疹病毒、HSV、柯萨奇病毒等 IgM、IgG 抗体检测，血、尿 CMV DNA 等其他病原学检查）。

☆腹部超声、胸片、心电图、超声心动图、视听诱发电位、头颅超声等靶器官损害相关检查。

*头颅磁共振、头颅 CT、脑电图、出凝血功能、骨髓检查、眼科会诊、皮肤科会诊。

【治疗】
- 弓形虫病

基于经验性治疗。生后第一年进行治疗，磺胺嘧啶和乙胺嘧啶加叶酸或四氢叶酸。

- 风疹病毒感染

对症治疗。

- 巨细胞病毒感染

抗病毒治疗指征：①有显著 HCMV 感染性疾病，如肺炎、胆汁淤积性肝炎、脑炎和视网膜脉络膜炎；②有中枢神经系统损伤的先天性 CMV 感染患儿。更昔洛韦，10 mg/(kg·d)，分 2 次，静脉输注 2 周后减量为 5 mg/(kg·d)，继续静脉输注 2 周。

- 单纯疱疹病毒感染

阿昔洛韦 20 mg/kg 每 8 h 静脉输注 1 次，皮肤黏膜口腔损害者疗程 14 d，全身播散及中枢神经系统损害者疗程 21 d，中枢神经系统受累患儿在疗程结束时复查腰椎穿刺，PCR 法测定脑脊液 HSV-DNA，若为阳性则继续用药至阴性。

【提示】

使用更昔洛韦、阿昔洛韦过程中需监测血常规及血生化。

（朱家叶　侯新琳）

十六、新生儿细菌性脑膜炎

【问诊重点】

■ 精神反应、纳奶情况、黄疸、体温、有无惊厥发作、呼吸暂停。

■ 母亲围生期有无感染，如发热、腹泻及咽痛等，有无血常规及病原学检查结果；母亲有无进食冰箱储存的不洁饮食；胎膜早破的时间；有无其他感染患者接触史。

■ 新生儿胎龄、出生体重。

【查体重点】

生命体征，意识状态，有无皮疹及皮肤窦道，前囟张力，瞳孔，颈抵抗，肌张力。

【检查】

★ 血尿便常规、CRP、PCT（出生 3 d 后）、脑脊液常规、生化、涂片及培养、血培养、胸片，每周监测头颅超声。

☆ 头颅磁共振（抗感染疗程结束前 48～72 h 完成）、视听诱发电位（治疗结束后 4～6 周内进行）。

＊ 脑电图、胎盘病理、母亲宫腔分泌物培养。

【诊断】

■ 有反应差、体温不升、喂养困难等可疑感染的表现。

■ 脑脊液检查：外观混浊；常规有核细胞数 $>20\times10^6$/L，多核细胞为主；生化蛋白升高，足月儿 >1 g/L，早产儿 >1.5 g/L，糖浓度减低，足月儿 <1.7 mmol/L，早产儿 <1.1 mmol/L；涂片找到细菌；脑脊液培养阳性是诊断的金标准，增菌培养阳性意义不大。

【鉴别诊断】

应与①病毒性脑炎；②真菌性脑膜炎相鉴别。

【并发症与后遗症】

主要包括：①脑室炎；②脑积水；③硬膜下积液；④脑脓肿；⑤脑梗死；⑥脑软化；⑦听力损害；⑧癫痫；⑨失明；⑩脑瘫；⑪智力低下。

【治疗】
- 一般治疗

监测生命体征,保证入量和热卡,维持血糖正常。
- 对因治疗

①抗生素选择依据经验进行抗感染治疗:社区获得性感染或宫内感染首选三代头孢类抗生素+氨苄西林;院内感染首选万古霉素+美罗培南。根据脑脊液培养或血培养药敏结果调整抗生素。②治疗疗程:无乳链球菌2~3周;革兰氏阴性肠道菌3周或脑脊液无菌后14天;李斯特菌2~3周;凝固酶阴性葡萄球菌3周;如有并发症,疗程可延长至6~8周。

- 对症支持治疗

抽搐发作患儿予止惊治疗;对于呼吸暂停、呼吸衰竭的患儿予吸氧维持氧合,必要时机械通气。

- 并发症治疗

①脑室炎:抗生素疗程延长至6~8周;②脑积水:外科引流;③脑脓肿:抗生素疗程延长至6~8周,外科穿刺或手术切除;④硬膜下积液:如硬膜下积脓可行手术穿刺引流。

【出院指导】
- 定期随访,注意并发症的出现和后遗症的干预。

【提示】
- 血培养阳性的新生儿即使没有典型症状仍须行腰椎穿刺(腰穿)检查以除外细菌性脑膜炎。
- 首次腰穿检查过早,可能得出脑脊液常规、生化正常的结果,如临床高度疑诊细菌性脑膜炎,可以24~48 h后复查脑脊液。
- 应用抗生素48 h后应复查腰穿检查评估抗生素疗效,尤其是对于病原菌不明、无明确药敏结果的患儿。
- 应用万古霉素治疗的患儿,应用4次万古霉素后应监测峰、谷浓度。
- 对于具有形成颅内脓肿倾向的病原体,如枸橼酸杆菌属、黏质沙雷氏菌、奇异变形杆菌和阪崎肠杆菌（也称克罗诺杆菌）所致的脑膜炎，建议行增强MRI检查。

（刘黎黎　侯新琳）

十七、先天性梅毒

【问诊重点】

■ 父母，尤其是母亲性病史及治疗，胎盘外观（有无偏大、苍白）。

■ 胎龄，出生体重，有无发热、黄疸、皮疹、瘀斑、呕吐、水肿、鼻外观、牙齿，关节肿痛，追光追物，头能否转向声源，智力发育，惊厥。

■ 母亲梅毒血清学检查结果，患儿血小板、血清梅毒滴度（RPR）、快速血清反应素环状卡片试验（VDRL）、梅毒螺旋体抗体明胶颗粒凝集试验（TPPA）和（或）DNA检查结果及治疗。

【查体重点】

营养状况，肝、脾，淋巴结，皮肤黏膜，鼻外观，眼，骨骼，牙齿，耳，神经系统。

【检查】

★ 血常规、感染筛查，RPR、VDRL、TPPA、梅毒螺旋体DNA、血生化、心肌酶、X线检查（胸片、长骨）、腹部超声、眼底、视听诱发电位、腰穿脑脊液检查。

☆ TORCH、心脏超声、心电图、眼分泌物拭子及培养，母亲梅毒相关检查。

* 头颅超声、CT或MRI。

【诊断】

■ 综合母亲性病史，患儿血清学检查［非特异性检查（RPR、VDRL）、特异性血清学检查（TPPA）、梅毒螺旋体抗体IgM］阳性可以考虑诊断。

■ 无症状体征，血清学阳性（除外生物性假阳性）为隐性先天性梅毒。

■ 脑脊液：如淋巴细胞增高，蛋白增高，VDRL 阳性，诊断为神经梅毒。

【鉴别诊断】

应与①弓形虫；②巨细胞病毒；③风疹病毒；④疱疹病毒感染；⑤大疱性表皮松解症；⑥新生儿天疱疮；⑦败血症；⑧坏血病等相鉴别。

【并发症与后遗症】

主要包括：①营养障碍；②梅毒性天疱疹；③骨损害；④梅毒性鼻炎；⑤中枢神经系统梅毒；⑥梅毒性肾炎；⑦楔状齿；⑧视神经萎缩；⑨神经性耳聋；⑩智力低下；⑪脑积水；⑫脑梗死；⑬惊厥；⑭瘫痪。

【治疗】

■ 青霉素 G 15 万 U/(kg·d)，分 3 次，静脉滴注，共 10～14 日。

■ 脑脊液异常：青霉素 G 30 万 U/(kg·d)，分 3 次，静脉滴注，14 d。

【出院指导】

■ 严格按计划随访

（1）疗程结束后再 2、4、6、9、12 个月追踪血清学实验，至 VDRL 降至阴性。

（2）神经梅毒 6 个月后复查脑脊液。

（3）治疗失败或复发重复治疗。

【提示】

■ 传播途径为胎盘传播，极少数在分娩过程中接触患早期梅毒母亲外生殖器的初疮感染。

■ 发病可出现于新生儿期、婴儿期、儿童期。2 岁内发病为早期先天性梅毒，未经正规治疗；2 岁以后为晚期先天性梅毒。

■ RPR 阳性亦可见于回归热、结核、麻风、类风湿关节炎、系统性红斑狼疮等。

■ 非特异性抗体（如 RPR、VDRL）用于筛选、疗效观察、判断病情，高危儿出生时及随访到 6 个月均阴性则除外先天性梅毒。

■ 特异性抗体（如FTA-ABS、TPPA、TPHA）用于确诊，不能判断疗效。

■ 药物治疗中断1d以上，重新开始治疗疗程。

（朱家叶　侯新琳）

十八、新生儿多器官功能障碍综合征

【问诊重点】

■ 单胎、多胎，出生胎龄、体重，胎膜早破，分娩前后是否缺氧。生后纳奶情况，精神反应，尿量。有无呕吐、腹泻及呕血、血便、血尿等出血表现，有无惊厥，黄疸情况。

■ 其母孕期合并症及用药，分娩前后是否合并感染，有无绒毛膜羊膜炎、前置胎盘、分娩时大出血，是否为急产。必要时询问家中是否存在感染患者。

■ 生后血常规结果，是否应用抗生素、血制品、补液等治疗，对治疗的反应。

【查体重点】

精神反应，血压、呼吸节律及频率、脉率、体温，肤色及皮肤出血点，心界、心律及心率，心脏杂音，四肢末梢循环（CRT），呼吸、腹部情况，前囟张力、四肢肌张力等。

【检查】

★ 血尿便常规，肝肾功能、电解质、血糖、乳酸、心肌酶及心肌钙蛋白、B-脑利钠肽，血气分析，凝血功能，PCT，血培养，心电图、胸片、超声心动图。

☆ 头颅超声；立位腹平片、腹部超声。

＊ 耳拭子。

【诊断】

■ 诊断标准

（1）心血管功能障碍：①1h静脉输入等张液体≥40ml/kg仍有血压下降且＜该年龄组正常值5百分位，

或收缩压＜该年龄组正常值2个标准差以下，或需用血管活性药物才能维持血压于正常范围［多巴胺＞5 μg/(kg·min)或任何剂量的多巴酚丁胺、肾上腺素、去甲肾上腺素］；②具备下列中2项：不可解释的代谢性酸中毒，碱缺失＞5 mmol/L；动脉血乳酸增加：为正常上限的2倍以上；无尿，尿量＜0.5 ml/(kg·h)；毛细血管再充盈时间延长至＞5 s；中心与外周温差＞3 ℃。

（2）呼吸：$PaO_2/FiO_2 \leqslant 300$ mmHg，无青紫型先天性心脏病，病前也无肺部疾病；$PaCO_2 > 65$ mmHg 或超过基线 20 mmHg 以上；需要 $FiO_2 \geqslant 0.5$ 才能维持血氧饱和度 $\geqslant 92\%$；需紧急有创或无创机械通气。

（3）神经：Glasgow 昏迷评分≤11 分，或意识状态急性改变伴 Glasgow 昏迷评分较基线下降≥3 分。

（4）血液：血小板计数＜80×10^9/L，或在过去3天内从最高值下降50%（适用于慢性血液病或肿瘤患儿），国际标准化比值 INR＞2。

（5）肾：血清肌酐为各年龄组正常值的2倍及以上，或较基础值增加2倍。

（6）肝：血糖总胆红素≥4 mg/dl（不适于新生儿），血清 ALT 为同年龄正常值上限2倍及以上。

【鉴别诊断】

应与①心脑综合征；②肺性脑病；③肝性脑病；④肝肾综合征；⑤慢性器官功能衰竭失代偿期相鉴别。

【并发症与后遗症】

主要包括：①呼吸衰竭；②循环衰竭；③肾衰竭；④肝衰竭；⑤弥散性血管内凝血。

【治疗】

■ 一般治疗

维持呼吸、循环稳定，维持血糖、电解质正常。

■ 治疗原发病

控制感染是关键，原则：早期、足量、合理、静脉应用广谱抗生素。证实存在严重脓毒症的患儿应在1 h 内即予抗生素治疗。

■ 器官功能保护及支持治疗

维持循环稳定，呼吸支持，保护肾功能，保肝治疗，给予血浆、凝血因子、血小板等对症支持治疗。

■ 营养支持

病情允许情况下，尽早开始肠内营养。

■ 免疫调控

严重脓毒症和感染性休克患儿出现液体复苏无效、儿茶酚胺抵抗、怀疑或证实存在绝对肾上腺皮质功能不全时，可使用糖皮质激素，但必须以强有力的抗感染治疗为前提。

【提示】

如患儿病情危重，及时请示上级医生。

（孙国玉　侯新琳）

十九、新生儿坏死性小肠结肠炎

【问诊要点】

■ 胎龄（胎龄越小，发病率越高）；起病时间（足月儿为生后3～4 d，胎龄<28周者为生后3～4周）；喂养方式：母乳喂养/配方奶喂养，加奶速度；胃肠道症状：呕吐，腹胀，胃潴留增加，血便。

■ 缺氧表现：宫内窘迫，生后窒息，青紫型先天性心脏病等；全身症状：体温不稳定、呼吸暂停、心动过缓、反应差、嗜睡、休克等感染中毒症状。

■ 院外血、便常规结果，腹部立位片，是否禁食，是否应用抗生素，对治疗的反应。

【查体重点】

一般情况：面色灰暗，精神反应差，嗜睡，体温不升，末梢凉等。腹部体征：腹壁充血和（或）血管扩张，腹胀（出现早，持续存在，先出现胃潴留后出现腹胀），肠鸣音减弱甚至消失。

【检查】

★ 血常规、CRP、便常规、便潜血、PCT、血培养、便培养,肝肾功能,电解质,X线检查:立位腹平片或左侧卧位片(为确诊 NEC 的依据,若一次检查无阳性发现,应多次摄片,病初 48~72 h 期间每 6~8 h 复查一次)。

☆ 感染筛查、腹部超声。

* 凝血功能。

【诊断】

■ X线为 NEC 的确诊依据。①非特异性表现:肠管扩张、肠壁增厚和腹腔积液。②有确诊意义的表现:肠壁间积气、黏膜下"气泡征"、门静脉积气及气腹征。

■ 下列 4 项中具备 2 项可考虑临床诊断:①腹胀,②便血,③嗜睡、呼吸暂停,肌张力低下,④肠壁积气。若无 X 线及组织学依据,则视为可疑。

■ 新生儿 NEC 修正 BELL 分期标准(见表 6-3)。

表 6-3 新生儿 NEC 修正 BELL 分期标准

分期		全身症状	胃肠道症状	影像学检查	治疗
ⅠA NEC	疑似	体温不稳定、呼吸暂停、心动过缓和嗜睡	胃潴留,轻度腹胀,便潜血阳性	正常或肠管扩张,轻度肠梗阻	绝对禁食,胃肠减压,抗生素治疗 3 d,等候病原培养结果
ⅠB NEC	疑似	同ⅠA	直肠内鲜血	同ⅠA	同ⅠA
ⅡA NEC	确诊(轻度)	同ⅠA	同ⅠA和ⅠB,肠鸣音消失,和(或)腹部触痛	肠管扩张、梗阻、肠壁积气征	同ⅠA,绝对禁食,如24~48 h 培养无异常,应用抗生素 7~10 d

续表

分期	全身症状	胃肠道症状	影像学检查	治疗
ⅡB 确诊NEC（中度）	同ⅡA，轻度代谢性酸中毒，轻度血小板减少	同ⅡA，肠鸣音消失，腹部触痛明显和（或）腹壁蜂窝织炎或右下腹部包块	同ⅡA，门静脉积气，和（或）腹水	同ⅡA，绝对禁食，补充血容量，治疗酸中毒，应用抗生素14 d
ⅢA NEC进展（重度，肠壁完整）	同ⅡB，低血压，心动过缓，严重呼吸暂停，混合性酸中毒，DIC，中性粒细胞减少，无尿	同ⅡB，弥漫性腹膜炎、腹胀和触痛明显，腹壁红肿	同ⅡB，腹水	同ⅡB，补液200 ml/kg，应用血管活性药物，机械通气，腹腔穿刺，保守治疗24～48 h无效，手术同ⅢA，手术
ⅢB NEC进展（重度，肠壁穿孔）	同ⅢA，病情突然恶化	同ⅢA，腹胀突然加重	同ⅡB，腹腔积气	同ⅢA，手术

摘自：Walsh MC, Kliegman RM. Necrotizing enterocolitis: treatment based on staging criteria. Pediatr Clin North Am, 1986, 33: 179-201.

【鉴别诊断】

应与①感染性腹泻；②新生儿败血症；③先天性巨结肠；④肠扭转不良；⑤特发性肠穿孔等相鉴别。

【治疗】

■ 内科治疗

（1）常规治疗：禁食、胃肠减压、抗生素治疗（Ⅰ期最少72 h；Ⅱ期7～10 d，若有酸中毒或腹膜炎则至少14 d；Ⅲ期常规治疗同Ⅱ期，并连续进行X线检查，观察有无气腹征，密切监测病情变化）。抗生素推荐氨苄西林与三代头孢菌素合用；若病情进展至Ⅱ期或Ⅲ期，可加用甲硝唑或换为美罗培南以覆盖厌氧菌；肠球菌选用万古霉素，若肝肾功能异常则选用利奈唑胺。

（2）治疗休克：液体复苏（晶体液-生理盐水，胶体液-白蛋白、血浆）、纠正酸中毒、应用血管活性药物等。

（3）机械通气：呼吸暂停、高碳酸血症或低氧血症患儿需机械通气。

（4）维持各器官功能。

（5）支持治疗：丙种球蛋白，血浆，必要时输注红细胞。

■ 外科治疗

（1）外科会诊指征：①腹壁蜂窝织炎，②X线提示固定扩张的肠管；③腹腔硬性包块；④内科保守治疗效果不佳。

（2）外科治疗绝对适应证：气腹症和（或）腹腔穿刺液异常。

（3）外科治疗相对适应证：积极非手术治疗后病情仍继续进展，如腹胀、便血等症状进一步加重，出现腹膜炎体征且进展恶化，腹部X片提示固定肠袢，实验室检查提示严重感染、酸中毒及电解质紊乱等，腹部超声提示肠坏死、腹腔穿刺液异常。

■ 营养支持

全胃肠外营养支持（TPN）。

【并发症】

主要包括肠穿孔和腹膜炎。

【后遗症】

主要包括：胃酸分泌过多；短肠综合征；肠狭窄，肠粘连，不全肠梗阻。

【健康宣教】

■ 鼓励母乳喂养，首选患儿母亲母乳，如母乳不足也可选用母乳库母乳。

■ 在医生指导下选择合适的乳品及调整喂养量。

【提示】

■ 一旦考虑NEC应及时禁食，根据分期及临床表现决定禁食时间。

■ 积极抗感染治疗。

■ 及时外科治疗。

（茹喜芳　张　欣）

二十、新生儿低血糖症

【问诊重点】

- 胎次，胎龄，出生体重，有无出生窒息、血型不合及黄疸，喂养情况（开奶时间及量），有无多汗、激惹、尖叫、惊厥、眼球震颤或不正常转动、嗜睡、少哭、少动、四肢松软、体温不升、呼吸暂停、阵发性发绀等，尿量，排便情况。

- 患儿母亲是否患妊娠期糖尿病或高血压等及治疗情况。

- 院外血糖结果及对治疗的反应。

【查体重点】

生命体征，体重，意识及精神状态，皮肤有无发绀或苍白，呼吸节律。肺部、心脏及腹部查体，肌张力、原始反射、前囟张力、瞳孔对光反射及有无惊厥。

【检查】

★ 血糖、血尿便常规、肝肾功能、电解质、心肌酶及心肌钙蛋白、血培养。

☆ 血型、胸片、心电图、超声心动图、腹部超声、头颅超声。

＊ 胰岛素、皮质醇、酮体、血气分析、甲状腺素、生长激素、血/尿氨基酸有机酸分析、脑电图、腹部CT。

【诊断】

- 诊断标准

血糖＜2.2 mmol/L。

- 有症状的低血糖

血糖＜2.2 mmol/L，且可出现激惹、震颤、颤动、摩罗反射增强、尖叫、抽搐、嗜睡、松软、无力、发绀、呼吸暂停、喂养困难。

【鉴别诊断】

应与败血症和遗传代谢病相鉴别。

【并发症与后遗症】

主要为低血糖脑损伤。

【筛查及治疗】

■ 筛查

晚期早产儿及足月小样儿生后 0~24 h 筛查血糖，糖尿病母亲婴儿及大于胎龄儿生后 0~12 h 筛查血糖。

■ 目标血糖

常规喂养前血糖≥2.5 mmol/L。

■ 有症状的低血糖症且血糖＜2.2 mmol/L

静脉输注葡萄糖。

■ 无症状的低血糖症

（1）出生至生后 4 h：出生后 1 h 内首次喂养，喂养后 30 min 查血糖。若＜1.4 mmol/L，喂养，并 1 h 内复查，若仍＜1.4 mmol/L，静脉输注葡萄糖；若血糖 1.4~2.2 mmol/L，再喂养，必要时静脉输注葡萄糖。

（2）生后 4~24 h：每 2~3 h 喂养 1 次，每次喂奶前查血糖。若血糖＜1.9 mmol/L，予喂养，并 1 h 内复查，仍＜1.9 mmol/L，静脉输注葡萄糖；若血糖 1.9~2.5 mmol/L，再喂养，必要时静脉输注葡萄糖。

（3）静脉输注葡萄糖：10% 葡萄糖 2 ml/kg 和（或）糖速 5~8 mg/(kg·min) 持续静脉滴注。维持血糖 2.2~2.8 mmol/L。

■ 持续或反复低血糖

（1）提高糖速至 10~14 mg/(kg·min)。

（2）静脉滴注氢化可的松 5~10 mg/(kg·d)，至症状消失，血糖恢复后 24~48 h 停止。

（3）胰高血糖素 0.1~0.3 mg/kg 肌内注射，必要时 6 h 后重复。

（4）高胰岛素血症者予二氮嗪 10~25 mg/kg 分 3 次口服。

【健康指导】

■ 合理喂养，观察患儿有无低血糖的症状。

- 观察患儿智力运动发育及有无惊厥。

【提示】
- 外周静脉糖浓度≤12.5%，中心静脉（脐静脉及PICC）糖浓度≤25%。
- 加用氢化可的松前需留取血样完善胰岛素、皮质醇、酮体、血气分析、甲状腺素、生长激素、血/尿氨基酸有机酸分析等。

（茹喜芳　张　欣）

二十一、新生儿高血糖症

【问诊重点】
- 胎次，胎龄，出生体重，有无窒息、感染的高危因素、寒冷损伤，生后开奶及喂养情况，产房复苏时用糖、肾上腺素情况，有无烦渴及多尿、惊厥。
- 其母是否患妊娠期糖尿病，分娩前是否应用糖、糖皮质激素等。家族中是否有糖尿病患者。
- 院前是否用糖（糖速）或应用糖皮质激素，血糖结果、治疗及反应。

【查体重点】
生命体征，体重，有无脱水貌，有无特有面貌（眼闭合不严，伴惊恐状），心脏、呼吸及腹部查体，肌张力、原始反射、前囟张力、瞳孔。

【检查】
★ 血糖、尿糖，血、尿、便常规，肝肾功能、电解质，血酮体、尿酮体，血培养。

☆ 腹部超声、头颅超声、心肌酶及心肌钙蛋白。

＊ 胰岛素、C肽、皮质醇、生长激素、脑电图、血及尿代谢筛查。

【诊断】
- 诊断标准

全血血糖＞7 mmol/L。
- 病因分析

重症感染，肝肾疾病及甲状腺功能亢进等内分泌疾病导致的继发性血糖升高。

【鉴别诊断】

应与喂养量少导致的体重不增甚至脱水相鉴别。

【并发症与后遗症】

主要包括：①体重不增或降低；②脱水；③酮症酸中毒；④颅内出血；⑤高血糖所致其他各系统损害。

【治疗】

- 医源性高血糖症：控制输糖速度，逐渐降低糖速 $1\sim2$ mg/(kg·min)，监测血糖及尿糖。最低糖速为 4 mg/(kg·min)。

- 重症高血糖症伴明显脱水：及时补充电解质溶液，降低血糖浓度和减少糖尿。

- 经常规处理不好转：若葡萄糖浓度已降至 5%，糖速降至 4 mg/(kg·min)，空腹血糖 $>10\sim14$ mmol/L、尿糖阳性或高血糖持续不好转时，试用胰岛素。胰岛素常用方法为 $0.01\sim0.2$ IU/(kg·h) 持续滴注，并密切监测血糖。

- 持续高血糖或尿酮体阳性，应监测血气分析，及时纠正酮症酸中毒。

- 治疗原发病：如停用激素、控制感染、纠正缺氧、恢复体温等。

【健康指导】

- 合理喂养，观察患儿有无烦渴、多尿等。
- 监测血糖。
- 随诊并积极治疗导致高血糖的原发病。

【提示】

- 取血后静置待检时间过长可致血糖降低。
- 胰岛素需从小剂量开始，一般从 0.01 IU/(kg·h) 开始，密切监测血糖，若仍 >10 mmol/L，则逐渐增加胰岛素剂量，避免低血糖。

（茹喜芳　张　欣）

二十二、先天遗传代谢性疾病

【问诊重点】

■ 呕吐，喂养困难，体重不增；发育落后，脑病症状（惊厥、兴奋、易激惹、精神差、嗜睡、昏迷），锥体外系症状（肌张力异常），发病有无感染诱因，呼吸急促，皮疹，特殊尿味。

■ 家族史：家族中有无类似患者，同胞新生儿不明原因夭折，母亲不良产史。

■ 院外检查：有无低血糖、代谢性酸中毒、高氨血症；治疗经过：是否应用B族维生素、左卡尼汀、特殊配方奶粉等，对治疗的反应。

【查体重点】

生命体征，皮肤及毛发颜色，前囟张力，特殊面容，瞳孔，肝脾大，神经系统查体。

【检查】

★ 血尿便常规，血糖，血气分析，肝肾功能，电解质，血氨，乳酸，丙酮酸，β-羟丁酸，同型半胱氨酸，血、尿代谢筛查。

☆ 胸片，心脏彩超，腹部超声，眼底检查，头颅超声，头颅MRI，视频脑电图。

* 酶活性测定，基因检测。其他针对性检查如怀疑四氢生物蝶呤缺乏症时进行尿蝶呤谱分析、四氢生物蝶呤负荷试验。

【诊断】

■ 分类：氨基酸代谢病、有机酸代谢病、尿素循环障碍、线粒体病、过氧化物酶体病、糖类代谢病、溶酶体贮积病。

■ 根据临床表现、化验结果可做临床诊断，酶活性测定或基因检查结果确诊。

【鉴别诊断】

应与①新生儿窒息；②新生儿缺氧缺血性脑病；③颅内出血；④中枢神经系统感染；⑤脓毒症；⑥癫痫相鉴别。

【并发症及后遗症】

主要包括：①呼吸循环衰竭；②严重感染；③智力低下；④癫痫。

【治疗】

不同类型代谢病的治疗有差异，基本原则如下：

- 一般治疗

监测生命体征，纠正脱水、酸中毒、低血糖，对症止痉，控制感染，预防及治疗休克，必要时呼吸支持。

- 减少底物摄入及蓄积

如苯丙酮尿症患儿予以低苯丙氨酸饮食治疗；尿素循环障碍限制蛋白质摄入等。

- 清除毒性代谢产物

如有机酸血症、脂肪酸氧化障碍可补充肉碱；高氨血症可用精氨酸；疑为枫糖尿病时给予维生素 B_1，疑为甲基丙二酸尿症时给予维生素 B_{12} 等。

- 保证热量供给

可疑脂肪酸氧化障碍者，应限制脂肪酸摄入，以葡萄糖供能为主；而可疑丙酮酸脱氢酶缺陷者则相反。

【出院指导】

- 加强护理，避免感染。
- 继服药物或特殊饮食，定期复查生化指标及血、尿代谢筛查，监测代谢产物水平。
- 注意神经系统后遗症，积极康复训练。

【提示】

遗传代谢病通常缺乏特异性临床表现，容易漏诊或误诊，且在新生儿期起病者病情多较重，应提高对该类疾病的警惕性，尽早明确诊断，早期治疗。

（胡 洋 侯新琳）

二十三、先天性肾上腺皮质增生症

【问诊重点】

- 外生殖器性别不清，精神萎靡，喂养困难，呕吐，体重不增。
- 家族史，母孕期性激素、糖皮质激素使用史。
- 院外电解质、血糖、血气结果，糖皮质激素使用史及治疗反应。

【查体重点】

生命体征，外生殖器及外阴，周围循环，心脏体征，皮肤黏膜是否色素加深。

【检查】

★ 血、尿、便常规，血气分析，电解质，血糖，腹部及肾上腺超声。

☆ 血浆肾素血管紧张素原、醛固酮、17-羟孕酮、睾酮、皮质醇、ACTH、尿17-酮类固醇，染色体核型确定性别。

* 基因检查、心电图。

【诊断】
- 诊断：①外生殖器性别不清，男性阴茎大或尿道下裂、隐睾，女性外生殖器男性化；②生后早期出现水电解质代谢障碍或高血压；③家族史中有过本病患者；④实验室检查是确诊的重要依据。
- 不同的酶缺陷可引起相似或不同的生化改变和临床表现，可结合生化改变、代谢产物、基因检测明确酶缺陷。

【鉴别诊断】

应与①真两性畸形；②获得性女性假两性畸形；③睾丸女性化综合征；④XY性腺不发育综合征；⑤先天性肥厚性幽门狭窄；⑥获得性肾上腺皮质功能不全；⑦肾上腺皮质出血等相鉴别。

【治疗】
- 一般治疗

纠正脱水及电解质紊乱，纠正酸中毒。
- 激素替代治疗

①盐皮质激素：氟氢可的松，$0.05 \sim 0.1$ mg/d，分

1～2次口服。0.1 mg氟氢可的松相当于1.5 mg氢化可的松，使用时应将其用量计算于皮质醇的用量中，以免皮质醇过量。②糖皮质激素：急性期用氢化可的松50 mg/m² 静脉注射。维持治疗时，用氢化可的松10～15 mg/m²，分2～3次口服。

【出院指导】
- 避免感染、应激，严重应激情况下需增加皮质醇剂量。
- 定期监测血电解质水平以调整药量。
- 强调按医嘱服药，避免自行突然停药。
- 单纯男性化型男性患者成年后皮质醇可得到一定程度的代偿，失电解质型、高血压型及女性患者应终身接受替代治疗。

【提示】
- 严重高钾血症危及生命，需及时纠正，警惕出现室性心律失常。
- 如明确基因突变，建议遗传咨询。

（胡 洋 侯新琳）

二十四、新生儿红细胞增多症

【问诊重点】
- 单胎、多胎，出生胎龄、体重，分娩前后是否存在缺氧，脐带结扎是否延迟。生后纳奶情况、精神反应，尿量。长期居住地。其母孕期合并症及用药，唐氏筛查。
- 生后血常规结果，注意血红蛋白（Hb）及血细胞比容（Hct）。

【查体重点】
体重，是否存在脱水貌，外观畸形，肤色，呼吸、循环情况，肠鸣音，神经系统症状。

【检查】
★ 血、尿、便常规，肝肾功能，电解质，血糖。
☆ 头颅超声。

＊心肌酶及心肌钙蛋白，B-脑利钠肽，心电图，超声心动图（必要时）。

【诊断】
- 诊断标准

（1）确诊（周围静脉）：Hb＞220 g/L，Hct＞0.65。

（2）疑诊（毛细血管）：Hb＞237 g/L，Hct＞0.7。

【鉴别诊断】
应与①真性红细胞增多症；②假性红细胞增多症相鉴别。

【并发症与后遗症】
主要包括：①低血糖症、低钙血症；②血小板减少；③坏死性小肠结肠炎；④充血性心力衰竭；⑤脑梗死；⑥肾静脉血栓；⑦弥散性血管内凝血；⑧肺出血。

【治疗】
- 对症治疗

纠正低血糖、电解质紊乱，纠正缺氧，合理喂养，光疗等。

- 进一步治疗

（1）无症状患儿：①Hct 0.6～0.7者，需要观察；保证充足的入量及维持血糖正常，监测胆红素水平，每12～24 h监测一次Hct；②Hct＞0.7者，积极补液、维持血糖等对症治疗，必要时进行部分换血治疗。

（2）有症状患儿（呼吸暂停、消化道症状或低血糖等）：Hct＞0.65者，立即进行部分换血；或者经过补液、纠正低血糖等治疗后，症状无改善，进行部分换血治疗，同时进一步寻找除了红细胞增多症以外的其他原因。

- 部分换血治疗

①方式：等容换血疗法。②血管选择：经外周抽血，经周围静脉输注等量生理盐水。③换血量：［血容量×（实际Hct－预期Hct）×体重（kg）］÷实际Hct；足月儿血容量为80～90 ml/kg，极低体重儿100 ml/kg，糖尿病母亲婴儿为80～85 ml/kg，预期的Hct为0.55～0.60。④部

分换血治疗注意事项：监测生命体征及肤色，准备好复苏用物；严格无菌操作；避免低血容量；监测血糖；若通过脐静脉换血，换血前要空腹，换血时及换血后注意腹部症状、体征。

【提示】

- 首次血常规正常患儿如出现多血质外貌也需关注红细胞增多症。
- 重视并发症的监测。

（孙国玉　侯新琳）

二十五、新生儿贫血

【问诊重点】

- 苍白、气促、精神萎靡、食欲减退。
- 黄疸、发热、血便、血尿、皮肤出血点、头颅血肿、脐部渗血。
- 院外血常规结果，是否补充铁剂或输血。
- 是否早产、双胎或剖宫产，母亲孕期有无贫血、感染史，母亲有无前置胎盘、胎盘早剥病史，喂养史，父母血型，祖籍，贫血家族史。

【查体重点】

生命体征，体格发育及营养状况，皮肤黏膜、甲床颜色（苍白、黄染），出血倾向，有无肝脾大，有无淋巴结肿大，心脏体征。

【检查】

★ 血、尿、便常规，血清胆红素，网织红细胞计数，血涂片，铁代谢（血清铁、铁蛋白、总铁结合力、转铁蛋白饱和度），叶酸，维生素 B_{12}，血型，抗人球蛋白试验。

☆ 血红蛋白电泳，红细胞脆性，G-6-PD 酶活性测定；凝血功能，凝血因子，头颅 B 超，腹部 B 超；TORCH，母亲血涂片酸洗脱试验（怀疑胎母输血时）。

* 血、尿代谢筛查，骨髓穿刺，基因。

【诊断】

■ 诊断标准及程度分级

生后 2 周内，末梢血红蛋白＜145 g/L，静脉血红蛋白＜130 g/L 可诊断。正常下限～120 g/L 为轻度，～90 g/L 为中度，～60 g/L 为重度，＜60g/L 为极重度。

■ 形态分类

根据 MCV、MCH、MCHC 分为大细胞性、正细胞性和小细胞低色素性贫血。新生儿小细胞贫血指 MCV＜95 fl，低色素性贫血指 MCH＜34 pg。

■ 病因

（1）红细胞生成减少：营养性缺陷，铁利用障碍，骨髓造血功能障碍，慢性感染或慢性病。

（2）红细胞破坏过多：红细胞膜、酶或血红蛋白的异常；ABO 或 Rh 血型不合，自身免疫性溶血，药物、感染或理化因素导致的溶血，脾功能亢进。

（3）失血性贫血：前置胎盘，胎盘早剥，脐带破裂，双胎输血，胎母输血，颅内出血，头颅血肿，血友病，ITP，新生儿出血症，医源性。

【并发症】

主要包括心力衰竭和低血容量性休克。

【治疗】

■ 针对病因治疗（常见病种举例）

（1）缺铁性贫血：口服补充元素铁每日 4～6 mg/kg，血红蛋白通常于治疗 3～4 周达到正常，继续服用 6～8 周，增加铁储存。

（2）ABO 血型不合：IVIG 1 g/kg 1～2 次，积极光疗，换血。

■ 输血

（1）不同日龄极低出生体重儿输血指征（见表 6-4）。

表 6-4　不同日龄极低出生体重儿输血指征

日龄（天）	样本种类	需要呼吸支持（g/dl）	无需呼吸支持（g/dl）
1～7	末梢	≤11.5（g/dl）	≤10.0
	静脉	≤10.4	≤9.0
8～14	末梢	≤10.0	≤8.5
	静脉	≤9.0	≤7.7
≥15	末梢	≤8.5	≤7.5
	静脉	≤7.7	≤6.8

（2）急性大量失血，低血容量性休克，贫血引起明显呼吸困难、心动过速、吸吮无力、生长发育受限时积极输血。

（3）输血量：15～20 ml/kg（浓缩红细胞 3 ml/kg 可使血红蛋白浓度提高 10 g/L）。

【出院指导】
- 继服药物，如铁剂、叶酸、维生素 B_{12}。
- 定期复查血常规，监测血红蛋白变化。

【提示】
输血前签知情同意书，送检血型、交叉配血、感染筛查。

（胡　洋　侯新琳）

二十六、新生儿急性肾损伤

【问诊重点】
- 尿色、尿量及变化趋势，精神反应、体温、纳奶、体重变化情况，有无腹泻、失血及惊厥，是否应用肾毒性药物，如氨基糖苷类抗生素，是否经历重大手术。
- 围生期病史：有无宫内窘迫（脐血 pH）和生后窒息，胎儿超声是否发现先天性肾发育异常，母孕期感染史，如 TORCH、梅毒感染等。
- 院外主要辅助检查结果：尿常规、血肌酐及尿素氮、电解质。

【查体重点】

血压、皮疹、水肿及硬肿,前囟张力,有无胸腔积液、腹水及心力衰竭。

【检查】

★ 血、尿、便常规,尿沉渣镜检,CRP,肝肾功能,血清 CysC,血培养,血电解质,尿钠,泌尿系统超声。

☆ 24 h 肌酐清除率,肾血管、头颅及心脏超声。

* 感染筛查、TORCH、心肌酶、肌钙蛋白、BNP、心电图,腹部 MRI 和 CT。

【诊断】

- 确定肾损伤分期

肾损伤分期见表 6-5。

表 6-5 新生儿肾损伤分期

分期	血肌酐(参考成人标准)	尿量(新生儿 RIFLE 标准)
危险期	升高 ≥ 26.4 μmol/L 或 ≥ 150%~200%	<1.5 ml/(kg·h) 持续 24 h
损伤期	升高>200%~300%	<1.0 ml/(kg·h) 持续 24 h
衰竭期	≥354 μmol/L(急性期上升至少 44 μmol/L)或升高>300%	<0.7 ml/(kg·h) 超过 24 h 或 12 h 无尿
终末期	完全丧失肾功能(衰竭期)>4 周	完全丧失肾功能(衰竭期)>3 个月

- 病因诊断

病因分为肾性、肾前性、肾后性。其中肾性病因包括:缺氧缺血、感染、肾血管病变、肾毒性药物应用。

【并发症与后遗症】

主要包括:①电解质紊乱:少尿期高钾、低钠、低钙,多尿期低钾;②代谢性酸中毒;③水肿:腹水、胸腔积液、脑水肿、心力衰竭、肺水肿;④慢性肾病。

【治疗】

- 去除诱因

抗感染,纠正休克、低氧血症和低体温,肾静脉血栓形成予肝素抗凝。

- 治疗并发症

纠正电解质紊乱和酸中毒。

- 支持治疗

保证肾灌注，量出为入，根据水肿情况适当利尿。

- 替代疗法

新生儿首选腹膜透析。

【出院指导】

注意尿量，定期复查肾功能、电解质。

【提示】

- 新生儿生后前几日肌酐反映母体肌酐水平，随日龄逐渐下降。故需动态监测，如肌酐有升高趋势，应注意有无急性肾损伤的可能。
- 新生儿尿浓缩功能差，在急性肾损伤发生时，尿量减少常不明显，故需结合患儿的肌酐、电解质等综合因素评估患儿肾损伤的程度。

(刘黎黎　侯新琳)

二十七、新生儿心力衰竭

【问诊重点】

- 吃奶差，烦躁不安或萎靡，面色发灰，皮肤发花，呼吸急促，体重不增。
- 心脏基础病史，感染性疾病史（肺炎、败血症、先天性风疹综合征等），严重贫血病史（溶血病、胎母输血或双胎输血综合征），遗传代谢性疾病史，心肌炎患者接触史及心肌病家族史，母亲孕产史，胎龄，宫内窘迫和（或）出生窒息。
- 胎心监护，胎儿心脏超声或外院心脏检查结果及治疗。

【查体重点】

肤色，水肿，心界、心音、心率、心脏杂音，肝的动态变化及质地。

【检查】

★ 血常规,血生化,心电图,超声心动图,心肌酶谱及 cTnI,BNP,TORCH,柯萨奇病毒抗体和(或)DNA。

☆ Holter、血型及 Coombs 试验(伴溶血性贫血的患儿)。

* 感染筛查(应用血制品前),血、尿代谢筛查,ANA 谱。

【诊断】

新生儿左、右心衰竭不易截然分开,一旦出现往往表现为全心衰竭。存在心脏基础病,或心脏负荷过大、能量代谢障碍的患儿,出现烦躁不安或萎靡、吃奶差、体重不增、面色发灰、皮肤发绀或发花、心脏扩大、心动过速、奔马律、心音减弱。呼吸浅促,三凹征(+),肝肋下 >3 cm 或短期内进行性增大,用洋地黄后缩小;晚期心力衰竭患儿心动过缓,呼吸浅慢、暂停等;胸部 X 线示心脏扩大,心胸比例>0.6 及肺水肿。

【治疗】

- 治疗原发病
- 一般治疗

体位(床头抬高 15°~30°),控制液量与液速,镇静(必要时),供氧(注意依赖动脉导管未闭生存的先天性心脏病患儿慎重给氧),维持内环境稳定,补液 [80~100 ml/(kg·d),水肿者减为 40~80 ml/(kg·d)]

- 正性肌力药物

(1)洋地黄类:见表 6-6。

表 6-6 新生儿心力衰竭地高辛用药方案

矫正胎龄		地高辛化量(mg/kg)	
		肌内/静脉注射	口服
早产儿	≤29 周	0.015	0.02
	30~36 周	0.02	0.025
足月儿	37~48 周	0.03	0.04

(2) 儿茶酚胺类：多巴胺、多巴酚丁胺、异丙肾上腺素、肾上腺素。

(3) 非洋地黄、儿茶酚胺类：氨力农，米力农。

- 血管扩张药
- 血管紧张素转化酶抑制药（ACEI）
- 改善心室舒张药
- 利尿药

【提示】
- 签署病重通知单。
- 密切注意出入量。
- 新生儿洋地黄中毒症状不典型。主要表现为嗜睡、拒奶、心律异常，用药过程中如出现心率＜100次/分，或出现期前收缩为常见中毒表现。早产、低氧血症、低钾血症、高钙血症、心肌炎及严重肝肾疾病易引起洋地黄中毒。

（朱家叶　侯新琳）

二十八、新生儿休克

【问诊重点】
- 单胎、多胎情况，出生胎龄、体重，是否胎膜早破、胎儿窘迫及宫内窒息。纳奶，精神反应，尿量。呕吐、腹泻、腹胀，呕血、血便、血尿，惊厥，黄疸情况。母分娩前后是否合并感染，有无绒毛膜羊膜炎、前置胎盘、分娩时大出血，是否为急产。
- 母孕期合并症及用药，胎儿超声是否提示心脏结构畸形。必要时询问家中是否存在感染患者。
- 生后血常规结果，是否应用抗生素、血制品、补液等治疗，对治疗的反应。

【查体重点】
精神反应，血压、呼吸节律及频率、脉率、体温，肤色及皮肤出血点，心界、心律及心率，心脏杂音，四肢末梢循环，呼吸、腹部情况，前囟张力、四肢肌张力等。

【检查】

★ 血、尿、便常规，肝肾功能、电解质、血糖、乳酸、心肌酶及心肌钙蛋白、B-脑利钠肽，血气分析，PCT、血培养，心电图、胸片、超声心动图。

☆ 凝血功能，头颅超声，有创血压监测、中心静脉压监测。

＊立位腹平片、腹部超声。

【诊断】

■ 诊断标准

①皮肤苍白或青灰；②肢端发凉；③毛细血管再充盈时间延长（足跟部≥5 s，前臂内侧≥3 s）；④股动脉搏动减弱或摸不到；⑤心音低钝，心率增快至超过 160 次/分或减慢至低于 100 次/分；⑥反应低下，肌张力减弱；⑦呼吸增快，安静时超过 40 次/分，出现三凹征；⑧全身皮肤、肢体出现硬肿；⑨血压下降：收缩压足月儿＜50 mmHg，早产儿＜40 mmHg，脉压差减小；⑩尿量减少：＜2 ml/(kg·h)，连续 8 h。休克早期患儿，主要表现为前 5～6 项症状，血压下降是晚期重症休克表现。

■ 病因诊断

感染性休克，低血容量性休克，心源性休克。

【并发症与后遗症】

主要包括：①急性肺损伤或呼吸衰竭；②急性肾功能不全；③坏死性小肠结肠炎、急性肝功能损伤或衰竭；④弥散性血管内凝血；⑤脓毒症；⑥新生儿缺氧缺血性脑病；⑦心肌损伤；⑧电解质紊乱；⑨多器官功能衰竭。

【治疗】

■ 目的

及时纠正组织低灌注和增加组织对氧输送。

■ 初始复苏

积极呼吸支持：吸氧或呼吸机辅助通气；循环功能支持：生理盐水或胶体液 10 ml/kg 10～20 min 入（心源性休克扩容速度为 20～30 min 入），总量最大可达 60 ml/kg。

扩容有效的指标：血压上升、心率平稳、皮肤灌注良好、每小时尿量>1 ml/kg，或直至肝大、肺部啰音出现。

- 对症治疗

需判断是否存在气胸、心脏压塞、腹腔内高压等，给予纠正；纠正低血糖、电解质紊乱等。

- 抗感染治疗
- 初始复苏无效休克

加用血管活性药物：多巴胺[5~10 μg/(kg·min)]、多巴酚丁胺[5~10 μg/(kg·min)]、肾上腺素[0.1~1 μg/(kg·min)]。对于儿茶酚胺抵抗性休克，可使用氢化可的松（10 mg/kg），最大量50 mg/(kg·d)。

- 其他

必要时应用肝素治疗早期DIC，输注血浆改善凝血功能、丙种球蛋白支持治疗；保肝治疗；光疗；营养支持等其他对症支持治疗。

（孙国玉　侯新琳）

二十九、早产儿视网膜病

【问诊重点】

- 单胎、多胎情况，出生胎龄、体重，生后是否吸氧、应用呼吸机辅助通气，吸氧浓度及呼吸支持时间。贫血和（或）输血史，应用EPO治疗，酸中毒，高血糖及治疗。
- 追光追物情况。
- 其母孕期合并症及用药，是否有ROP同胞。

【查体重点】

生命体征，头围、前囟、身长及体重，肤色，呼吸情况，心脏、腹部体征，追光追物，及肌力、肌张力等神经系统症状。

【检查】

★ 间接眼底镜或眼底数码相机检查眼底。

☆ 血尿便常规，肝肾功能、电解质、血糖、血气分析。

* 头颅超声，需手术治疗者行感染筛查、胸片、血常规、心脏超声，完善术前检查。

【诊断】
- 眼底检查明确诊断
- 筛查对象

（1）对出生体重＜2 000 g，或出生孕周＜32或34周的早产儿和低体重儿，进行眼底病变筛查，随诊直至周边视网膜血管化。

（2）对患有严重疾病或有明确较长时间吸氧史，儿科医师认为比较高危的患儿可适当扩大筛查范围。

- 首次筛查及随访时间

（1）首次筛查是生后4～6周或矫正胎龄32周。

（2）随访：根据第一次检查结果而定。如双眼无病变，可隔周复查1次，直到矫正胎龄42周，视网膜血管长到锯齿缘为止；如有Ⅰ、Ⅱ期病变，应每周复查1次，随访过程中若ROP程度下降，可每2周检查1次，直至病变完全退行；若出现Ⅲ期病变，应考虑治疗，如达到阈值水平，应在诊断后72 h内进行激光或冷凝治疗。

- 严重程度分期

Ⅰ期：视网膜后极部有血管区与周边无血管区之间出现一条白色平坦的细分界线。

Ⅱ期：白色分界线进一步变宽且增高，形成高于视网膜表面的嵴形隆起。

Ⅲ期：嵴形隆起愈加显著，呈粉红色，此期伴纤维增殖，进入玻璃体。

Ⅳ期：部分视网膜脱离，根据是否累及黄斑可分为a、b两级，Ⅳa为周边视网膜脱离未累及黄斑，Ⅳb为视网膜脱离累及黄斑。

Ⅴ期：视网膜全脱离，常呈漏斗型，可分为宽、窄、前宽后窄和前窄后宽4种漏斗型，此期有广泛结缔组织增生和机化膜形成，导致晶状体后纤维膜。

【鉴别诊断】

应与白内障和青光眼相鉴别。

【并发症与后遗症】

主要包括：①斜视；②近视；③散光；④屈光不正；⑤失明等。

【预防与治疗】

- ROP 的预防

避免各种可能导致或加重早产儿 ROP 的危险因素及合并症。规范吸氧，尽可能降低吸氧浓度，缩短吸氧时间，减少动脉血氧分压的波动；治疗代谢性酸中毒，预防贫血及减少输血，防治感染，避免 $PaCO_2$ 过低。

- 配合眼科医生根据筛查结果制订治疗计划

参考文献

[1] Bhutani VK, Johnson L, Sivieri EM. Predictive ability of a pre-discharge hour-specific serum bilirubin for subsequent significant hyperbiliru binemia in healthy term and near-term newborn. Pediatrics, 1999, 103: 6-14.

[2] Chadwick SL, Wilson JW, Levin JE, et al. Cerebrospinal fluid characteristics of infants who present to the emergency department with fever: establishing normal values by week of age. Pediatr Infect Dis J, 2011, 30: e63.

[3] Committee on Fetus and Newborn, Adamkin DH. Postnatal glucose homeostasis in late-preterm and term infants. Pediatrics, 2011, 127 (3): 575-579.

[4] Dutta S, Singh B, Chessell L, et al. Guidelines for feeding very low birth weight infants. Nutrients, 2015, 7 (1): 423-442.

[5] European consensus guidelines on the management of neonatal respiratory distress syndrome in preterminfants: 2016 update. Neonatology, 2017, 111 (2): 107-125.

[6] Executive summary: Neonatal encephalopathy and neurologic outcome, second edition. Report of the American College of Obstetricians and Gynecologists' Task Force on Neonatal Encephalopathy. Obstet Gynecol, 2014, 123: 896.

[7] Girelli G, Antoncecchi S, Casadei AM. Recommendations for transfusion therapy in neonatology. Blood Transfus, 2015, 13: 484-97.

[8] Glass HC, Sullivan JE. Neonatal seizures. Curr Treat Options Neurol, 2009, 11: 405-413.

[9] Goldstein B, Giroir B, Randolph A. International Consensus Conference on Pediatric Sepsis. International pediatric sepsis consensus conference: definitions for sepsis and organ dysfunction in pediatrics. Pediatr Crit Care Med, 2005, 6 (1): 2-8.

[10] Jain A, McNamara PJ. Persistent pulmonary hypertension of the newborn: Advances in diagnosis and treatment. Seminars in Fetal & Neonatal Medicine, 2015, 20: 262-271.

[11] Jobe AH, Bancalari E. Bronchopulmonary dysplasia. Am J Respir Crit Care Med, 2001, 163 (7): 1723-1729.

[12] Luchtman-Jones L, Wilson DB. Hematologic problems in the fetus and neonate. In: Neonatal-Perinatal Medicine, 9, Martin RJ, Fanaroff AA, Walsh MC (Eds), Elsevier Mosby, St. Louis, 2011: 1303.

[13] Metha RL, Kellum JA, Shah SV, et al. Acute Kidney Injury network: report of an initiative to improve outcomes in acute kidney injury. Criti Care, 2007, 11 (2): 31.

[14] Necrotizing Enterocolitis (NEC) GuidelineTeam, Cincinnati Children's Hospital Medical Center: Evidence-based care guideline for Necrotizing Enterocolitisamong very low birth weight infants. Pediatric Evidence-Based Care Guidelines, Cincinnati Children's Hospital Medical Center Guideline 28, 2010: 1-10.

[15] Perlman JM, Wyllie J, Kattwinkel J, et al. Part 7: Neonatal Resuscitation: 2015 International Consensus on Cardiopulmonary Resuscitation and Emergency Cardiovascular Care Science With Treatment Recommendations. Neonatal Resuscitation Chapter Collaborators. Circulation. 2015, 132 (16 Suppl 1): S 204-241.

[16] Ricci Z, Ronco C. Neonatal rifle. Nephrol Dial Transplant, 2013, 28 (9): 2211-2214.

[17] Seale AC, Obiero CW, Berkley JA. Rational development of

guidelines for management of neonatal sepsis in developing countries. Curr Opin Infect Dis,2015,28(3):225-230.

[18] Subcommittee on hyperbilirubinemia. Management of hyperbilirubinemia in the newborn infant 35 or more weeks of gestation. Pediatrics,2004,114:297-316.

[19] Swaiman K,Ashwal S,Ferriero D,et al. Swaiman's pediatric neurology. 5th ed. Philadelphia:Saunders,2012.

[20] Swarnamk,Soraisham AS,Sivanandans. Advances in the Management of Meconium Aspiration Syndrome. International Journal of Pediatrics. 2012.

[21] Sweet DG,Carnielli V,Greisen G,et al. European Consensus Guidelines on the Management of Neonatal Respiratory Distress Syndrome in Preterm Infants-2013 Update. Neonatology,2013,103(4):353-368.

[22] Szymońska I,Jagla M,Starzec K,et al. the incidence of hyperglycaemia in verylow birth weight preterm newborns. results of a continuous glucose monitoring study-preliminary report. Dev Period Med. 2015,19 (3 Pt 1):305-312.

[23] WHO. Pocket Book of Hospital Care for Children. 2nd ed. 2013.

[24] 江载芳,申昆玲,沈颖. 诸福棠实用儿科学. 8版. 北京:人民卫生出版社,2015.

[25] 刘义,杜立中. 新生儿黄疸诊疗原则的专家共识解读. 中华儿科杂志,2010,48(9):691-694.

[26] 柳国胜. 新生儿心力衰竭的诊断治疗进展. 实用儿科临床杂志. 2003,18:4-9.

[27] 母得志,李熙鸿. 新生儿休克的诊治进展. 实用儿科临床杂志,2007,22(14):1118-1120.

[28] 邵肖梅,叶鸿瑁,丘小汕. 实用新生儿学. 4版. 北京:人民卫生出版社,2011.

[29] 吴希如,林庆. 小儿神经系统疾病基础与临床. 2版. 北京:人民卫生出版社,2009.

[30] 中国新生儿复苏项目专家组,新生儿复苏指南. 中华围产医学杂志,2016,19(7):481-486.

[31] 中国医师协会新生儿科医师分会. 早产儿治疗用氧和视网膜病

变防治指南（修订版）. 中华实用儿科临床杂志, 2013, 28 (23): 1835-1836.

[32]《中华儿科杂志》编辑委员会, 中华医学会儿科学分会儿童保健学组, 中华医学会儿科学分会新生儿学组. 早产、低出生体重儿出院后喂养建议. 中华儿科杂志, 2016, 54 (1): 6-12.

[33]《中华儿科杂志》编辑委员会, 中华医学会儿科学分会. 新生儿学组新生儿黄疸诊疗原则的专家共识. 中华儿科杂志, 2010, 48 (9): 685-688.

[34]《中华儿科杂志》编辑委员会, 中华医学会儿科学分会新生儿学组. 早产儿管理指南. 中华儿科杂志, 2006, 44 (3): 188-191.

[35] 中华医学会儿科学分会感染学组, 全国儿科临床病毒感染协作组,《中华儿科杂志》编辑委员会. 儿童巨细胞病毒性疾病诊断和防治的建议. 中华儿科杂志, 2012, 50 (4): 290-292.

[36] 中华医学会儿科学分会新生儿学组,《中华儿科杂志》编辑委员. 新生儿高胆红素血症诊断和治疗专家共识. 中华儿科杂志, 2014, 52 (10): 745-748.

[37] 中华医学会儿科学分会新生儿学组, 中华儿科杂志. 新生儿缺氧缺血性脑病. 中华儿科杂志, 2005, 43 (8): 584.

[38] 中华医学会儿科学分会新生儿学组, 中华医学会中华儿科杂志编辑委员会. 新生儿败血症诊疗方案. 中华儿科杂志, 2003, 41 (12): 897-899.

[39] 中华医学会小儿科分会新生儿外科学组. 新生儿坏死性小肠结肠炎外科手术治疗专家共识. 中华小儿科杂志, 2016. 37 (10): 724-728.

[40] 中华医学会眼科学分会眼底病学组. 中国早产儿视网膜病变筛查指南（2014年）. 中华眼科杂志, 2014, 50 (12): 933-935.

[41] 周丛乐. 新生儿神经病学. 北京: 人民卫生出版社, 2012.

（孙国玉　侯新琳）

第七章

营养性疾病

一、蛋白质-热能营养不良

【问诊重点】

■ 出生孕周、出生体重、生后喂养情况、喂养方式、是否挑食、偏食、平素体力和活动量、智力发育情况、青春期女孩初潮时间。

■ 是否合并慢性疾病,如长期腹泻、肝病、先天性心脏病、恶性肿瘤、遗传代谢病等,是否有反复感染病史。

■ 既往身高、体重记录。

【查体重点】

身高、体重、头围、皮下脂肪厚度、水肿、肝脾情况。

【检查】

★ 血、尿、便常规,肝肾功能、电解质、25-OH-维生素 D。

☆ 血气、IGF-1、免疫球蛋白、TB 细胞亚群、血清铁、铁蛋白、总铁蛋白结合力、微量元素。

* 心电图、超声心动图。

【诊断】

■ 体重低下

儿童体重低于同年龄、同性别参照人群值的 2 个标准差以上。低于均值减 2 个标准差,但高于或等于均值减 3 个标准差,为中度;低于均值减 3 个标准差,为重度。

- 生长迟缓

儿童身高低于同年龄、同性别参照人群值的 2 个标准差以上。低于均值减 2 个标准差，但高于或等于均值减 3 个标准差，为中度；低于均值减 3 个标准差，为重度。

- 消瘦

儿童体重低于同性别、同身高参照人群值的 2 个标准差以上。低于均值减 2 个标准差，但高于或等于均值减 3 个标准差，为中度；低于均值减 3 个标准差，为重度。

【并发症与后遗症】

主要包括：①营养性贫血；②维生素及微量元素缺乏；③感染；④自发性低血糖；⑤成年期劳动能力下降；⑥成年期易发慢性非感染性疾病。

【治疗】

- 针对病因，治疗原发疾病。
- 纠正水、电解质紊乱，维持液体平衡。
- 补充蛋白质和能量，同时纠正维生素及矿物质缺乏，根据患儿耐受情况，选择合适的营养支持途径。
- 积极治疗并发症。

【健康指导】

- 根据患儿耐受情况，逐步调整营养方案，食物添加遵循由少到多、由稀到干、由一种到多种的原则。
- 定期监测身高及体重情况。
- 定期随诊。

【提示】

初始阶段摄入能量不宜过高，以防发生再喂养综合征。

（梁芙蓉　武　元）

二、维生素 D 缺乏性佝偻病

【问诊重点】

- 多汗、易惊、烦躁、夜啼等非特异性症状，出牙情况，有无骨折，身高增长情况。
- 有无抽搐，日照是否充足，喂养情况，有无慢性腹泻、肝胆疾病，母孕期日照、维生素 D 及钙剂摄入情况。

■ 是否补充维生素 D，院外是否查维生素 D 及骨龄片。

【查体重点】

头（颅骨软化、出牙延迟、前囟闭合延迟）、胸（肋骨串珠、赫氏沟、鸡胸、漏斗胸）、背（脊柱侧凸、驼背、脊柱前弯）、四肢（足镯、手镯、X 型腿、O 型腿、足外翻、足内翻、髋外翻）。

【检查】

★ 骨骼 X 线片。

☆ 血清 25-OHD、电解质及肝肾功能、ALP、PTH。

* 甲状腺功能、尿常规、基因。

【诊断】

结合典型的临床表现与 X 线表现，即可诊断。X 线可表现为：骨骺端钙化带消失，呈杯口状、毛刷样改变，骨骺软骨带增宽，骨质疏松，骨皮质变薄，可有骨干弯曲畸形或青枝骨折。生化表现有助于支持诊断，典型者可表现为 25-OHD、血钙、血磷降低，甲状旁腺激素（PTH）、碱性磷酸酶（ALP）升高。

【鉴别诊断】

应与①先天性甲状腺功能低下；②软骨发育不良；③肾性佝偻病；④肝病所致佝偻病；⑤抗维生素 D 性佝偻病；⑥药物所致佝偻病相鉴别。

【治疗】

■ 维生素 D

首选口服，维生素 D 2 000～4 000 U/d，疗程 1 个月；当口服困难或腹泻等影响吸收时，可一次性予肌内注射 15～30 万/次；每月需随访，治疗需个体化，后视病情好转情况改为预防量（<1 岁 400 U/d，>1 岁 600 U/d）。

■ 钙剂

同时口服，500 mg/d。

■ 严重骨骼畸形的处理

需康复科指导训练，必要时手术矫正畸形。

【健康指导】

- 保证充足日照。
- 如果正规治疗 1 个月，症状及化验检查无好转，需考虑其他疾病。
- 定期监测血钙和血清 25-OHD 水平，避免高钙血症发生。

【提示】

每日口服者，维生素 D_2 和维生素 D_3 效果相仿；对于一次性肌内注射者，维生素 D_3 因半衰期长，效果优于维生素 D_2。

三、锌缺乏

【问诊重点】

- 精神萎靡、厌食、生长发育落后、皮肤情况、夜盲、腹泻、脱发。
- 饮食习惯，喂养情况、反复感染病史、腹泻病史、是否合并其他慢性疾病，如肝硬化、慢性肾病等，第二性征出现情况（青春期）。
- 是否补充锌剂，院外是否行微量元素检查。

【查体重点】

体格、皮肤（有无干燥、皮疹、痤疮、皮炎、溃疡等）、毛发、眼科查体、第二性征（青春期）。

【检查】

★ 空腹血浆（清）锌、淋巴细胞内锌、粒细胞内锌。

☆ 餐后血清（浆）锌浓度反应试验、发锌、血清碱性磷酸酶。

【诊断】

结合患儿喂养史（如饮食中含锌量低），或慢性吸收不良病史（如慢性腹泻等），表现出上述症状，结合实验室检查（血浆锌 $<60\,\mu g/dl$ 或淋巴细胞内锌 $<50\,\mu g/10^{10}$ 细胞或粒细胞内锌 $<42\,\mu g/10^{10}$ 细胞，即可诊断。

【治疗】

■ 去除病因,积极治疗原发病;元素锌 0.5～1 mg/(kg·d) 口服,疗程 2～3 个月。

■ 急性腹泻患者锌补充:小于 6 个月者,10 mg/d 口服,10～14 天;大于 6 个月者,20 mg/d 口服,10～14 天。

■ 肠病性肢端皮炎需终生补锌,3 mg/(kg·d)。

【健康指导】

均衡饮食,多进食含锌丰富的食物,如蛋黄、瘦肉、鱼、动物内脏、豆类等。

【提示】

■ 慢性腹泻患儿为缺锌高发人群,注意补充锌剂。

■ 轻度锌缺乏表现多不特异,疑诊锌缺乏时,可单一锌剂试验性治疗,如较快取得疗效,有助于确诊。

四、肥胖

【问诊重点】

■ 体重及身高增长情况、发育情况、病程长短、饮食结构及习惯、出生孕周及体重、平素体力活动情况、是否合并心理行为异常、是否有"三多一少"、是否合并智力运动发育异常。

■ 服用药物病史(如类固醇类激素、抗抑郁药等)、家族史,有无多汗、心悸、头晕、视物模糊、水肿、血尿、呼吸困难、睡眠打鼾等。

■ 院外是否规律监测体重、是否查血糖等。

【查体重点】

身高、体重、腰围、臀围、皮下脂肪分布,是否有满月脸、水牛背、紫纹、黑棘皮、性器官发育,血压、有无血管杂音、心脏查体。

【检查】

★ 血、尿常规,血脂、肝肾功能、血糖、眼底检查、腹部彩超。

☆ OGTT、糖化血红蛋白、心电图、超声心动图、24 h 动态血压监测。

＊ 腹主动脉、双肾动脉、颈部血管彩超、血皮质醇节律、ACTH。

【诊断】

- 肥胖

BMI 大于同年龄同性别同种族的第 95 百分位，诊断肥胖。

- 超重

BMI 位于同年龄同性别同种族第 85～95 百分位之间，诊断超重。

【并发症与后遗症】

主要包括：①脂肪肝；②高血压；③胰岛素抵抗、2 型糖尿病；④血脂异常；⑤内分泌紊乱；⑥心血管疾病。

【治疗】

- 平衡饮食，制订合理的饮食方案，改变饮食结构。
- 运动治疗。
- 心理行为矫正。
- 针对并发症的治疗。
- 手术治疗：用于极度肥胖并伴有严重并发症患儿。

【健康指导】

- 保持良好的饮食及运动习惯，贵在坚持。
- 多予鼓励，增强其信心。

【提示】

儿童期肥胖与成年后心血管系统疾病的发生率之间存在明显的正相关关系，因此儿童期体重控制意义重大。

参考文献

[1] Munns CF, Shaw N, Kiely M, et al. Global Consensus Recommendations on Prevention and Management of Nutritional Rickets. J Clin Endocrinol Metab, 2016, 85 (2): 83-106.

[2] 胡亚美. 诸福棠实用儿科学. 7 版. 北京：人民卫生出版社，

2015.

[3] 江载芳，申昆玲，沈颖. 诸福棠实用儿科学. 8版. 北京：人民卫生出版社，2015.

[4] 中华医学会儿科学分会儿童保健学组，全国佝偻病防治科研组. 维生素D缺乏性佝偻病防治建议. 中华儿科杂志，2008，46 (3)：190-191.

（武　元　梁芙蓉）

第八章

风湿免疫性疾病

一、幼年特发性关节炎

【问诊重点】

- 关节炎症状（关节肿胀或积液、活动受限、关节触痛、活动时疼痛）及持续时间，晨僵、关节畸形。
- 发热（热型，持续时间）、皮疹（部位、形态、颜色）及与发热关系、消化道症状、心肺受累症状、神经系统症状、眼部症状（眼红、眼痛、视物模糊等）、病程、诱因。
- 院外血常规、红细胞沉降率（ESR）、CRP等结果，治疗是否应用糖皮质激素、非甾体抗炎药及对治疗的反应。

【查体重点】

关节，体温，皮疹，咽、扁桃体，眼、淋巴结，心、肺、腹部查体，神经系统查体。

【检查】

★ 血常规、CRP、红细胞沉降率、生化（肝肾功能、电解质、白蛋白）、血培养、免疫球蛋白、铁蛋白、类风湿因子（RF）、自身抗体、补体、关节超声/磁共振。

☆ 尿便常规、感染筛查、结核菌素（PPD）试验/T细胞斑点试验（T-SPOT）、胸片、抗环瓜氨酸肽抗体、人类白细胞抗原（HLA）-B27。

* 眼科检查、关节腔穿刺、心电图、腹部超声、心脏彩超。

【诊断】

■ 诊断标准

16岁以下儿童的持续6周以上的不明原因关节炎。关节炎的定义为关节肿胀或关节腔积液同时伴有至少2项下列指征：①活动受限；②活动时疼痛或关节触痛；③关节局部发热。

■ 分类

①全身型幼年特发性关节炎；②少关节型幼年特发性关节炎；③多关节型幼年特发性关节炎（类风湿因子阴性）；④多关节型幼年特发性关节炎（类风湿因子阳性）；⑤银屑病性幼年特发性关节炎；⑥与附着点炎症相关的幼年特发性关节炎；⑦未定类的幼年特发性关节炎。

【鉴别诊断】

应与①化脓性关节炎；②系统性红斑狼疮；③过敏性紫癜（关节型）相鉴别。

【并发症与后遗症】

主要包括：①关节畸形；②生长迟缓与发育落后；③巨噬细胞活化综合征；④前葡萄膜炎。

【治疗】

■ 一般治疗

急性期卧床、关节保护、心理治疗。

■ 药物治疗

(1) 非甾体抗炎药（NSAIDs）：布洛芬 $30\sim40$ mg/(kg·d) 每日 $3\sim4$ 次（最大量 2.4 g/d，6个月以上），萘普生 $10\sim15$ mg/(kg·d) 分两次（最大量 1 g/d，2岁以上），塞来昔布 $6\sim12$ mg/(kg·d) 每日两次（最大量 400 mg/d，2岁以上），可减轻疼痛、肿胀等炎症症状；不能将两种 NSAIDs 联用，疗程取决于疗效与副作用的判断和取舍。

(2) 改变病情抗风湿药（DMARDs）：早期使用可稳定病情和减少关节破坏和致残率。首选甲氨蝶呤，每周 $7.5\sim10$ mg/m^2，次日给予叶酸 $2.5\sim5$ mg 口服以对抗其副作用。

(3) 免疫抑制剂：常用环磷酰胺或环孢素。

(4) 糖皮质激素：不能缓解病情，不能改变病程和转归。主要用药指征为全身型的高热、浆膜炎和巨噬细胞活化综合征，或伴虹膜睫状体炎者，或作为在其他药物起效前的过渡药物。一般用泼尼松 $1\sim 2$ mg/(kg·d)，分次服用，症状基本控制、红细胞沉降率恢复正常后渐减量，通常用 2～4 周，最长不超过 3 个月。少关节型幼年特发性关节炎一般不全身应用皮质激素，多关节型幼年特发性关节炎在使用 NSAIDs 及 DMARDs 药物后如关节炎症仍活动，可短暂口服小剂量皮质激素，如泼尼松 $0.5\sim 1.0$ mg/(kg·d)，症状缓解后即尽快减量停用。

- 其他

生物制剂在缓解炎症和阻止骨侵蚀方面均有突出作用，常用生物制剂有依那西普、英夫利昔单抗。

【出院指导】

- 规律服药，按时复查，激素治疗患儿按医嘱逐渐减停激素。
- 适量补充钙剂。
- 监测血常规、CRP、ESR、肝肾功能、关节影像学检查。
- 避免劳累，预防感染。

【提示】

糖皮质激素治疗前需行 PPD 试验或 T-SPOT 检查除外结核感染，或者抗结核治疗后应用。

（刘晓宇　王　芳）

二、系统性红斑狼疮

【问诊重点】

- 发热，皮疹（诱因，部位，形态，加重原因），光过敏，口腔溃疡，脱发，关节肿痛，雷诺现象。
- 尿色异常、水肿及出现时间；呼吸道、消化道症状，精神反应，神经系统症状（头痛、精神情绪异常，惊厥等）。

■ 院外血常规、尿常规、肝肾功能、尿蛋白定量结果，治疗经过，是否应用糖皮质激素、丙种球蛋白、免疫抑制剂治疗，对治疗的反应。

【查体重点】

生命体征，皮肤体征（皮疹、出血点、雷诺现象），贫血体征，脱发，关节，心、肺、腹部查体，水肿。

【检查】

★ 血常规、网织红细胞、CRP、尿常规、便常规、便潜血、肝肾功能、心肌酶、电解质、红细胞沉降率、凝血功能、补体、免疫球蛋白、自身抗体（ANA、dsDNA，ENA 谱、ANCA、抗心磷脂抗体）、Coomb's 试验，PPD 试验/T-SPOT、胸片、腹部超声、心电图、心脏超声、脑电图。

☆ ASO、RF、肾早损、24 h 尿蛋白定量、甲状腺功能及抗甲状腺抗体。

＊感染筛查、肾穿刺活检、头颅 MRI、胸部 CT、胸腔穿刺、腹腔穿刺、心包穿刺。

【诊断】

■ 诊断标准

符合以下 4 项或以上即可诊断系统性红斑狼疮（SLE）：

（1）颊部红斑：遍及颊部的扁平或高出皮肤的固定性红斑，常不累及鼻唇沟部位。

（2）盘状红斑：隆起的红斑上覆盖有角质性鳞屑和毛囊栓塞，旧病灶可有萎缩性瘢痕。

（3）光过敏：日光照射引起皮肤过敏。

（4）口腔溃疡：口腔或鼻咽部无痛性溃疡。

（5）关节炎：非侵蚀性关节炎，累及 2 个或以上的周围关节，以关节肿痛或渗液为特点。

（6）浆膜炎：①胸膜炎：胸痛、胸膜摩擦音、胸膜渗液；②心包炎：心电图异常、心包摩擦音或心包渗液。

(7) 肾病变：①持续性蛋白尿（大于 0.5 g/d，或大于＋＋＋）；②细胞管型：红细胞、血红蛋白、颗粒管型或混合型管型。

(8) 神经系统异常：非药物或代谢紊乱（如尿毒症、酮症酸中毒或电解质紊乱）所致抽搐和精神症状。

(9) 血液学异常：溶血性贫血伴网织红细胞增多；白细胞减少，至少两次测定少于 $4\times10^9/L$；淋巴细胞减少，至少两次测定少于 $1.5\times10^9/L$；血小板减少，少于 $100\times10^9/L$（除外药物影响）。

(10) 免疫学异常：抗 dsDNA 抗体阳性/抗 Sm 抗体阳性/抗磷脂抗体阳性（具备抗心磷脂抗体、狼疮抗凝物或至少持续 6 个月梅毒试验假阳性中 1 项即可）。

(11) 抗核抗体（ANA）：免疫荧光法或其他相应方法检测 ANA 抗体滴度异常，并排除药物因素。

【鉴别诊断】

应与①其他风湿性疾病：幼年特发性关节炎、血管炎、混合性结缔组织病等；②免疫性血小板减少性紫癜；③过敏性紫癜；④感染性疾病；⑤血液系统疾病相鉴别。

【并发症与后遗症】

主要包括：①狼疮性肾炎、急/慢性肾衰竭；②神经精神性狼疮；③心血管系统：高血压、肺动脉高压、心脏瓣膜病变、心功能不全等。

【治疗】

■ 一般治疗

对家长和患儿进行有关知识的宣教，避免日光暴晒，休息，营养，避免劳累，防治感染，避免诱发狼疮的药物（如磺胺、保泰松、对氨基水杨酸等）。

■ 药物治疗

根据病情活动度选择治疗方案：①轻度活动 SLE 皮肤黏膜和关节症状：可选用非甾体抗炎药物、羟氯喹以及甲氨蝶呤治疗，必要时给予小剂量糖皮质激素。②中度活动 SLE：口服足量糖皮质激素，1.5～2.0 mg/(kg·d)，如需要长时间应用 0.3 mg/(kg·d) 的激素维持治疗，则有必要联合免疫抑制剂如甲氨蝶呤、硫唑嘌呤、来氟米特等治疗。③重度活动 SLE：分为诱导缓解和维持治疗两个阶段，诱导缓解阶段应用足量糖皮质激素加免疫抑制剂，重症和狼疮危象应积极甲泼尼龙冲击联合环磷酰胺冲击治疗。免疫抑制剂可选用霉酚酸酯、环孢素和 FK506。维持治疗阶段根据病情逐渐减少激素用量，联合免疫抑制剂治疗。

- 其他治疗

抗凝治疗、病情严重者可予大剂量静脉注射免疫球蛋白、血浆置换及免疫吸附治疗、应用利妥昔单抗。

【出院指导】

- 激素治疗患儿按医嘱逐渐减量，不可自行减药或停药。
- 服用羟氯喹者需每 6 个月复查眼底和视野。
- 监测狼疮活动指标、受累靶器官功能以及药物副作用。
- 避免劳累，预防感染，注意防晒，定期随访。

【提示】

- 对家长和患儿进行有关知识的宣教，以增强治疗和随访的依从性。
- 糖皮质激素治疗前需行 PPD 试验或 T-SPOT 检查除外结核感染。
- 羟氯喹治疗前需完善眼底和视野检查。

（刘晓宇　王　芳）

三、幼年皮肌炎

【问诊重点】

- 肌肉水肿，行走困难、不能举臂、竖颈困难、发声吞咽困难、呼吸困难等肌无力表现，肌痛、皮疹（部位、形态、颜色、出现时间）。
- 发热、乏力、体重减轻、食欲减退、脱发、黏膜溃疹、关节痛、消化道症状、心肺受累表现、惊厥。

■ 院外血常规、肌酶结果，治疗是否应用糖皮质激素及对治疗的反应。

【查体重点】

体温，上眼睑或上下眼睑紫丁香样皮疹伴轻度水肿，高春征（掌指关节和近端指间关节背侧红色鳞屑样皮疹）、色素减退、毛细血管扩张、钙质沉着（皮肤、皮下组织和较深层的筋膜和肌肉小硬块或结节等）等皮肤改变，肌力、肌张力、肌容积。

【检查】

★ 血常规、CRP、红细胞沉降率、肝肾功能、电解质、肌酶、肌电图、肌活检、抗核抗体谱、PPD试验、T-SPOT、感染筛查、出凝血功能检查。

☆ 肌肉MRI、甲褶毛细血管显微镜检查、软组织钙化处X线平片、抗Jo-1抗体。

＊ 肺功能、肺部高分辨CT、心脏超声、血清抗乙酰胆碱受体抗体、新斯的明试验。

【诊断】

■ 诊断标准

（1）在数周至数月内，对称性近端肌（肢带肌和颈屈肌）进行性无力，伴或不伴吞咽困难和呼吸肌无力。

（2）血清骨骼肌肌酶谱升高，特别是CK升高。

（3）肌电图有三联征改变。

（4）骨骼肌活检病理组织学异常。

（5）特征性的皮肤损害。

■ 对于儿童患者的诊断

具备上述第（5）条：①再加其中的3项或4项可确诊为幼年皮肌炎；②加上其中的2项可能为幼年皮肌炎；③加上其中的1项为可疑幼年皮肌炎。

【鉴别诊断】

应与①感染性肌病；②肌营养不良症；③重症肌无力；④其他弥漫性结缔组织病；⑤横纹肌溶解症相鉴别。

【并发症与后遗症】

主要包括：①肌萎缩；②运动障碍；③胃肠道出血及穿孔；④间质肺病。

【治疗】

- 一般治疗

急性期卧床休息、肢体被动运动、康复锻炼，营养支持，预防感染，必要时呼吸机辅助通气。

- 药物治疗

糖皮质激素联合免疫抑制剂治疗。①糖皮质激素：初始泼尼松 $1\sim2$ mg/(kg·d)（最大 60 mg），晨起顿服，足量 $1\sim2$ 个月后逐渐减量，每 2 周减总量的 10%，根据病情减量至最小维持量，总疗程一般不少于 2 年。病情进展迅速或有呼吸困难、吞咽困难、发声困难及消化道血管病变者，可采用静脉注射大剂量甲泼尼龙 $10\sim30$ mg/(kg·d)（最大 1 g/d），共 3 天，然后口服泼尼松。②免疫抑制剂：常用甲氨蝶呤、环孢素 A、环磷酰胺、霉酚酸酯、他克莫司和硫唑嘌呤。

- 其他

丙种球蛋白、生物制剂、羟氯喹、血浆置换。

【出院指导】

- 康复锻炼、预防感染。
- 定期复诊。
- 激素治疗患儿按医嘱逐渐减停激素。
- 监测血肌酶水平、肌无力症状以及药物副作用。
- 避免劳累。

【提示】

糖皮质激素治疗前需常规除外结核感染，或抗结核治疗后开始。

（刘晓宇　王　芳）

四、过敏性紫癜

【问诊重点】

- 皮疹诱因及出现时间，皮疹特点（包括颜色、形态、分布范围、双侧是否对称，有无痒感，消退及加重情况及诱因）。
- 关节肿痛，腹痛、便血，尿色异常、水肿及出现时间，呼吸道、消化道伴随症状，精神反应，神经系统症状。
- 院外血、尿、便常规，血生化结果，应用糖皮质激素治疗及反应。

【查体重点】

血压，皮疹，关节，腹部查体，水肿。

【检查】

★ 血尿常规、便常规、便潜血、肝肾功能、电解质、凝血功能、肾早损、PPD 试验、腹部超声。

☆ ASO、补体、免疫球蛋白、IgE、ECP、自身抗体、感染筛查。

* 腹部 CT、消化道内镜、皮肤活检、肾穿刺活检。

【诊断】

- 诊断标准

可触性皮疹（必要条件）伴如下任何一条：①弥漫性腹痛；②任何部位活检示 IgA 沉积；③关节炎/关节痛；④肾受损表型［血尿和（或）蛋白尿］。对于仅表现为单纯皮疹而无其他症状的患儿，对于典型皮疹急性发作的患儿排除相关疾病可以临床诊断，对于皮疹不典型或未见急性期发作性皮疹者，需严格按照诊断标准，必要时行皮肤活检。

【鉴别诊断】

应与①免疫性血小板减少性紫癜；②ANCA 相关血管炎；③系统性红斑狼疮；④急腹症相鉴别。

【并发症与后遗症】

主要包括：①紫癜性肾炎；②消化道并发症：消化道出血，肠穿孔，肠套叠，腹膜炎；③关节炎；④神经系统并发症。

【治疗】

■ 一般治疗

避免劳累，抗感染，腹型患者可进少渣流质食物，有消化道出血者可暂禁食并肠外营养支持。

■ 糖皮质激素治疗

适用于胃肠道症状，关节炎，肾损害较重（肾病水平蛋白尿、急性肾衰竭等）及其他器官急性血管炎患儿，不用于单纯皮疹患儿。有腹痛症状者推荐口服泼尼松 $1\sim2$ mg/(kg·d)（最大 60 mg），$1\sim2$ 周，后 $1\sim2$ 周减量；不能口服者或血管炎症状严重者，推荐静脉应用甲泼尼龙，待消化道或关节症状缓解后可口服并逐渐减量，总疗程 $2\sim4$ 周。病情严重者可予甲泼尼龙冲击、血浆置换及其他免疫抑制剂治疗。紫癜性肾炎者治疗参照相关章节。

■ 其他治疗

临床常用抗过敏、抑酸治疗以及肝素、双嘧达莫治疗。但其效果不明确，无确切证据支持。

【出院指导】

■ 激素治疗患儿按医嘱逐渐减停激素。
■ 监测尿常规至病程 6 个月。
■ 避免劳累，预防感染。

【提示】

■ 糖皮质激素治疗前需行 PPD 试验/T-SPOT 检查、红细胞沉降率、胸片除外结核感染。
■ 糖皮质激素不能预防过敏性紫癜复发，也不能预防紫癜性肾炎发生。

（刘晓宇　王　芳）

五、多发性大动脉炎

【问诊重点】

■ 血压、头痛、头晕、晕厥、视力减退、四肢间歇性活动疲劳、抽搐等不同部位缺血症状。

- 发热、乏力、体重减轻、口腔溃疡、外阴溃疡、葡萄膜炎、结节红斑、消化道症状、心肺症状，既往结核病史及结核接触史，卡介苗接种史。
- 院外血常规、CRP、红细胞沉降率、血管超声结果，治疗是否应用糖皮质激素及对治疗的反应。

【查体重点】

四肢血压，四肢皮温及动脉搏动是否对称，颈部、腹部、股动脉血管杂音，体重，体温，心脏查体。

【检查】

★ 血、尿常规，CRP、红细胞沉降率、肝肾功能、电解质，PPD试验/T-SPOT、自身抗体、血管超声。

☆ 血管造影、心脏超声、眼底检查、感染筛查。

＊ 数字减影血管造影、血管增强CT和磁共振、脑电图、唇腺活检。

【诊断】

- 诊断标准

（1）发病年龄≤40岁：40岁前出现症状或体征。

（2）肢体间歇性运动障碍：活动时1个或多个肢体出现逐渐加重的乏力和肌肉不适，尤以上肢明显。

（3）肱动脉搏动减弱：一侧或双侧肱动脉搏动减弱。

（4）血压差＞10 mmHg：双侧上肢收缩压差＞10 mmHg。

（5）锁骨下动脉或主动脉杂音：一侧或双侧锁骨下动脉或腹主动脉闻及杂音。

（6）血管造影异常：主动脉一级分支或上下肢近端的大动脉狭窄或闭塞，病变常为局灶或节段性，且不是由动脉硬化、纤维肌发育不良或类似原因引起。

符合上述6项中的3项者可诊断本病。

【鉴别诊断】

应与①先天性主动脉缩窄；②肾动脉纤维肌发育不良；③白塞病；④结节性多动脉炎相鉴别。

【并发症与后遗症】

主要包括：①高血压；②肾衰竭；③脑出血；④心力

衰竭。

【治疗】
- 一般治疗

控制感染,考虑结核感染者予抗结核治疗。

- 药物治疗

糖皮质激素联合免疫抑制剂治疗。①糖皮质激素:泼尼松 1 mg/(kg·d)(最大 60 mg),维持 3～4 周后逐渐减量,每 10～15 d 减总量的 5%～10%,减量至 5～10 mg 时,应长期维持一段时间。活动性重症者,可采用静脉注射大剂量甲泼尼龙 10～30 mg/(kg·d)(最大 1 g/d)。②免疫抑制剂:常用环磷酰胺、甲氨蝶呤和硫唑嘌呤。

- 其他

控制血压,必要时试用生物制剂,行经皮腔内血管成形术和外科手术治疗。

【出院指导】
- 激素治疗患儿按医嘱逐渐减停激素。
- 监测血压、CRP、红细胞沉降率、血管超声。
- 监测并防治药物副作用。
- 避免劳累,预防感染。

【提示】

糖皮质激素治疗前需行 PPD 试验或 T-SPOT 检查除外结核感染,或者抗结核治疗后应用。

(刘晓宇　王　芳)

六、川崎病

【问诊重点】

- 发热程度及时间,眼红,皮疹及形态,手足肿胀、脱皮,颈痛及发现颈部包块。
- 呼吸道、消化道伴随症状,精神状态如有无哭闹、难以安抚(婴幼儿)。是否胸痛、心悸(年长儿)。
- 院外血常规结果,是否应用抗生素、糖皮质激素、丙种球蛋白等治疗,对治疗的反应。

【查体重点】

皮疹，卡瘢及肛周，球结膜充血，口腔（唇及杨梅舌），颈淋巴结，四肢末端，心脏查体。

【检查】

★ 血、尿、便常规，红细胞沉降率、肝肾功能、电解质、心肌酶及心肌钙蛋白、血培养、感染筛查、胸片、心电图、超声心动图。

☆ ASO、其他病原学检查、B-脑利钠肽、免疫球蛋白及 T、B 细胞亚群。

* 冠状动脉造影、负荷试验、冠状动脉 CT。

【诊断】

■ 诊断标准

发热 5 天以上，伴下列 5 项临床表现中 4 项者，排除其他疾病后，可诊断为川崎病；如果不足 4 项，存在超声心动图有冠状动脉病变也可诊断，此时诊断为不完全川崎病。该 4 项分别为：①四肢变化，急性期掌跖红斑，手足硬性水肿，恢复期指（趾）膜状脱皮；②多形性皮疹；③眼结合膜非化脓性充血；④唇充血皲裂，口腔黏膜弥漫性充血，杨梅舌；⑤颈部淋巴结肿大≥1.5 cm。

■ 川崎病冠状动脉扩张性病变诊断标准

①小于 5 岁儿童冠状动脉主干直径＞3 mm，5 岁及 5 岁以上儿童＞4 mm；或②冠状动脉局部内径较邻近处明显扩大（≥1.5 倍）；或③冠状动脉内径 z 值≥2.0。

【鉴别诊断】

应与①淋巴结炎；②败血症；③猩红热；④全身型幼年特发性关节炎；⑤药疹相鉴别。

【并发症与后遗症】

主要包括：①冠状动脉扩张或冠状动脉瘤；②心肌炎；③巨噬细胞活化综合征；④胆囊积液；⑤关节炎；⑥神经系统并发症。

【治疗】

■ 急性期治疗

丙种球蛋白 2 g/kg，10～12 h 内输入。阿司匹林 30～50 mg/(kg·d)，分 4 次，热退 3 天后、CRP 显著下降后减量至 3～5 mg/(kg·d)。丙种球蛋白无反应可考虑重复丙种球蛋白、糖皮质激素、英夫利昔单抗、血浆置换及其他免疫抑制剂治疗。

- 长期治疗

口服阿司匹林 3～5 mg/(kg·d) 至少 3 个月，冠状动脉扩张者根据恢复情况设定个体化疗程，必要时可加用潘生丁或华法林以及介入治疗。

【健康指导】
- 至少 3 个月内避免剧烈运动。
- 继服阿司匹林 3～5 mg/(kg·d)，根据冠状动脉病变程度决定疗程。
- 水痘或流感时暂停口服阿司匹林，改潘生丁。
- 11 个月内暂免活疫苗接种。

【提示】
- 丙种球蛋白应用最好在病程 5～7 天，尽量在 10 天内，以减少耐药并达到最好的冠状动脉保护作用。
- 应用丙种球蛋白前需留感染筛查及红细胞沉降率。

(廖 莹 王 芳)

七、原发免疫缺陷病

【问诊重点】
- 起病年龄，感染频次，感染部位症状（中耳炎，鼻窦炎，肺炎，皮肤或深部组织脓肿，神经系统症状，脓毒症等），可能的感染病原。
- 体格发育情况，过敏性疾病表现及病史（哮喘，过敏性鼻炎），自身免疫性疾病表现及病史，家族史，疫苗接种史及反应。
- 院外历次感染诊治经过及治疗反应，病原学结果，治疗是否应用丙种球蛋白。

【查体重点】

身高，体重，生命体征，感染部位体征（肺部有无啰音，肛周有无脓肿等），扁桃体，淋巴结，末梢循环情况。

【检查】

★ 血、尿、便常规，生化、红细胞沉降率、PCT，血、尿、便培养，感染筛查、PPD/T-SPOT，胸片、免疫球蛋白、补体、ASO 及 T、B 细胞亚群、四唑氮蓝（NBT）试验。

☆ IgG 亚类、IgE、骨髓穿刺、心电图、超声心动图、腹部超声。

＊ 基因检测。

【诊断】

■ 具有下述表现者提示原发免疫缺陷

①每年 4 次以上中耳炎；②每年 2 次以上严重鼻窦炎；③使用抗生素 2 个月以上治疗感染效果不佳；④每年 2 次以上肺炎；⑤婴儿体重增加过缓或生长过慢；⑥反复深部皮肤或深部组织脓肿；⑦在 1 岁以后持续存在鹅口疮或皮肤真菌感染；⑧只有静脉使用抗生素才能清除感染；⑨2 次或以上深部组织（包括菌血症）感染；⑩有原发免疫缺陷家族史。

■ 原发免疫缺陷病进一步可分为九类，具体见指南以抗体为主的免疫缺陷病最常见，区别见表 8-1。

表 8-1 常见原发免疫缺陷病

免疫缺陷病类型	临床特征	免疫球蛋白	淋巴细胞亚群
选择性 IgA 缺陷	常无症状	IgA 减低或者缺失，而 IgG 和 IgM 正常	T、B 细胞正常
选择性 IgG 亚类缺陷	常无症状	IgG 亚类（IgG1、IgG2、IgG3 和 IgG4）减低，如果 IgG1 没有受累则总 IgG 正常	T、B 细胞正常
X 连锁无丙种球蛋白血症（XLA）	反复感染，关节炎，自身免疫病，肿瘤，淋巴结缺如	严重的低丙种球蛋白血症（IgG ＜2 g/L）	外周血 B 细胞数量降低（＜2%）或者缺失
普通变异型免疫缺陷病（CVID）	反复感染，自身免疫病，肿瘤，肉芽肿，疫苗功能抗体反应不良，可脾大，可触及淋巴结	IgG＜5 g/L（多＜3 g/L），IgM 或 IgA 缺乏	外周血 B 细胞数量降低或者正常，CD4$^+$辅助 T 细胞数量减少或功能减低

免疫缺陷病类型	临床特征	免疫球蛋白	淋巴细胞亚群
X连锁淋巴组织增生综合征	暴发性传染性单核细胞增生症、B细胞淋巴瘤和(或)淋巴增生	低丙种球蛋白血症（主要是IgG），EBV感染常常是触发因素	T、B淋巴细胞数量正常
高IgM综合征	反复机会性呼吸道感染，NEMO缺陷患者少汗伴外胚层发育不良	IgM正常或者增高，IgG和IgA降低	T、B淋巴细胞数量正常，类别转换记忆B细胞数量减少或者缺失

【鉴别诊断】

应与继发性免疫缺陷病及各种类型原发免疫缺陷病相鉴别。

【治疗】

■ 一般治疗

积极预防和控制感染，禁忌接种活疫苗，T细胞缺陷不宜输注新鲜血。

■ 丙种球蛋白治疗

用于低或者无IgG者，每月静脉输注丙种球蛋白400～600 mg/kg，维持谷底浓度7 g/L以上。

■ 免疫重建

用于重症联合免疫缺陷病、高IgM综合征等。

■ 基因治疗

探索阶段。

【出院指导】

■ 保护性隔离，避免感染。

■ 抗体缺陷为主的免疫缺陷病需定期静脉输注丙种球蛋白。

■ 避免活疫苗接种。

参考文献

[1] Newburger J W, Takahashi M, Gerber M A, et al. Diagnosis, treatment, and long-term management of Kawasaki disease: a

statement for health professionals from the Committee on Rheumatic Fever, Endocarditis, and Kawasaki Disease, Council on Cardiovascular Disease in the Young, American Heart Association. Pediatrics, 2004, 114 (6): 1708-1733.

[2] Picard C, Al-Herz W, Bousfiha A, et al. Primary Immunodeficiency Diseases: an Update on the Classification from the International Union of Immunological Societies Expert Committee for Primary Immunodeficiency 2015. J Clin Immunol, 2015, 35 (8): 696-726.

[3] 何晓琥. 幼年特发性关节炎——国际风湿病学会联盟新分类标准讨论稿. 中华儿科杂志, 2002, 40 (4): 254-255.

[4] 中华医学会儿科学分会免疫学组,《中华儿科杂志》编辑委员会. 幼年特发性关节炎（多/少关节型）诊疗建议. 中华儿科杂志, 2012, 50 (1): 20-25.

[5] 中华医学会儿科学分会免疫学组,《中华儿科杂志》编辑委员会. 儿童系统性红斑狼疮诊疗建议. 中华儿科杂志, 2011, 49 (7): 506-514.

[6] 中华医学会儿科学分会免疫学组,《中华儿科杂志》编辑委员会. 幼年皮肌炎诊治建议. 中华儿科杂志, 2012, 50 (8): 617-621.

[7] 中华医学会儿科学分会免疫学组,《中华儿科杂志》编辑委员会. 儿童过敏性紫癜循证诊治建议. 中华儿科杂志, 2013, 51 (7): 502-507.

[8] 中华医学会风湿病学分会. 大动脉炎诊断及治疗指南. 中华风湿病学杂志, 2011, 15 (2): 119-120.

（刘晓宇　王　芳　齐建光）

第九章

感染性疾病

一、传染性单核细胞增多症

【问诊重点】
- 发热、咽痛、眼睑水肿、颈部包块、皮疹、上腹胀痛。
- 打鼾、疲劳、黄疸、出血点、关节痛、骨痛、球结膜充血。
- 外院血常规结果,异型淋巴细胞比例。

【查体重点】
体温、皮疹、全身浅表淋巴结、咽、肝、脾。

【检查】
★ 血常规及白细胞分类(异型淋巴细胞的比例)、肝功能、EB病毒抗体、CMV病毒抗体,腹部超声。
☆ EB病毒DNA。
* 骨髓穿刺。

【诊断】
- 诊断标准

(1) 临床诊断病例:满足下列Ⅰ中任意3项及Ⅱ中第4条。

(2) 实验室确诊病例:满足下列Ⅰ中任意3项及Ⅱ中第1~3条中任意一条。

Ⅰ临床症状:①发热;②咽峡炎;③颈淋巴结肿大;④肝大;⑤脾大;⑥眼睑水肿。

Ⅱ实验室检查:①抗CA-IgM和抗CA-IgG抗体阳性,

且抗 NA-IgG 阴性；②抗 CA-IgM 抗体阴性和抗 CA-IgG 抗体阳性，且为低亲和力抗体；③双份血清抗 CA-IgG 抗体滴度 4 倍以上升高；④外周血异型淋巴细胞比例≥10%。

【鉴别诊断】

应与①化脓性扁桃体炎；②巨细胞病毒及弓形虫感染；③病毒性肝炎；④白血病；⑤淋巴瘤；⑥川崎病等相鉴别。

【并发症与合并症】

主要包括：①血液系统：自身免疫性溶血性贫血、免疫性血小板性紫癜、粒细胞减少、噬血细胞增多症等；②肝功能损害；③呼吸道梗阻、间质性肺炎；④心肌损害；⑤血尿、蛋白尿；⑥眼结合膜炎、视神经炎；⑦脑炎、吉兰-巴雷综合征。

【治疗】

- 支持治疗

保证充足的热量，急性期充分休息。

- 免疫治疗

糖皮质激素治疗可用于上呼吸道梗阻、溶血性贫血、血小板减少性紫癜，有神经系统并发症及心肌炎等严重并发症时。泼尼松剂量 1 mg/(kg·d)，最大剂量为 60 mg/d，3~7 d。

- 抗病毒治疗

抗病毒治疗尚有争议，在严重感染、免疫缺陷及应用糖皮质激素治疗时可以考虑应用阿昔洛韦。

- 对症治疗

对症退热、止痛、保肝治疗。可以应用非甾体抗炎药，但忌用阿司匹林。合并细菌感染时可使用抗生素。

【健康指导】

注意休息，部分患儿会有持续性疲劳，脾大患儿需避免剧烈运动 2~3 个月，甚至 6 个月。

（董　慧　闫　辉）

二、百日咳样综合征

【问诊重点】
- 百白破疫苗接种史及百日咳患者接触史。
- 流涕、喷嚏、流泪、阵发性痉挛性咳嗽、鸡啼样吸气性吼声、咳嗽后呕吐。
- 血常规结果,治疗是否曾应用抗生素,对治疗的反应。

【查体重点】
体温,营养状况,面部紫癜样出血点,球结膜下出血,系带溃疡,发绀,肺部查体。

【检查】
★ 血常规。
☆ 细菌学检查、百日咳相关特异性抗体检测、PPD[和(或)T-SPOT]、其他病毒抗体检查(如腺病毒、副流感病毒、呼吸道合胞病毒等)。
* 胸片,脑脊液检查。

【诊断】
咳嗽超过2周,并有以下表现之一:没有明显诱因的发作性咳嗽、鸡鸣样吸气声、咳嗽后呕吐可以临床诊断,结合培养或PCR方法明确百日咳杆菌或抗体阳性,可以实验室确诊百日咳。

【鉴别诊断】
应与支气管炎及肺炎和肺门淋巴结核相鉴别。

【并发症与后遗症】
主要为支气管肺炎和百日咳脑病。

【治疗】
- 支持治疗

隔离并保持室内通风及适当的温湿度,进食营养丰富易消化的食物。痉咳剧烈者可用镇咳药,黏痰溶解剂。必要时可用镇静剂如异丙嗪每次1 mg/kg或苯巴比妥等。可试用沙丁胺醇减轻咳嗽。半岁以下痉咳严重者需专人看护以防止窒息。

- 抗生素

红霉素 30～50 mg/(kg·d)，口服或静脉应用。阿奇霉素 10 mg/(kg·d)，5 天为一疗程；罗红霉素 5～10 mg/(kg·d)，分 2 次口服，7～10 天为一疗程。

- 并发症治疗

合并支气管炎或肺炎时予抗生素治疗，合并脑病时予苯巴比妥抗惊厥治疗，出现脑水肿时应用甘露醇。

【健康指导】
- 隔离自发病之日起 40 d 或痉挛性咳嗽出现后 30 d，密切接触者至少观察 3 周。
- 出现并发症患儿需定期门诊复诊至病情痊愈。

【提示】
- 患百日咳不能提供患儿终生免疫，人群对百日咳普遍易感。
- 对没有免疫力的密切接触婴幼儿可服用红霉素 7～10 d 药物预防。
- 门诊疑诊百日咳患儿，需上报传染病卡。

（董 慧 闫 辉）

三、结核病

【问诊重点】
- 结核病患者接触史及卡介苗接种史。
- 发热，盗汗，咳嗽，咳痰，咯血，声音嘶哑、喘鸣，呼吸困难，体重下降。
- 淋巴结肿大，腹痛，纳差，腹泻，便秘，性格改变，抽搐，意识改变，新出现的脊柱畸形。
- 既往结核病史，麻疹、百日咳或艾滋病等基础疾病。
- 外院血常规、PPD（T-SPOT）、红细胞沉降率、胸片结果，应用抗生素治疗及其效果。

【查体重点】

体温，淋巴结，卡瘢，呼吸系统查体，肝脾触诊，脊柱，脑膜刺激征及其他神经系统查体。

【检查】

★ 血、尿、便常规,红细胞沉降率、PPD 试验和(或)T-SPOT 试验、痰液或胃液等标本找结核分枝杆菌、胸片。

☆ 结核抗原及抗体检测、结核分枝杆菌培养、肝肾功能及电解质、腹部 B 超、HIV。

* 脑脊液检查、活体组织检查、胸部 CT、纤维支气管镜、肺组织活检。

【诊断】

儿童结核病诊断依赖于对病史、体格检查、接触史、实验室检查及辅助检查的全面评估。在诊断的同时,还需排除有相似临床表现的其他疾病,包括其他感染性疾病(细菌、病毒、支原体、真菌或寄生虫感染)及非感染性疾病(结缔组织病或肿瘤)。

【鉴别诊断】

- 肺结核病:其他病原的肺部感染,肺脓肿,支气管扩张,韦格纳肉芽肿,纵隔肿瘤,脓毒症,寄生虫病。
- 肺外结核病:腹腔结核病需要与慢性消化不良、痢疾、急慢性阑尾炎、肝炎、肠系膜淋巴结炎、胃及十二指肠溃疡、胆囊炎等鉴别,结核性腹膜炎需要与肠梗阻、其他原因所致腹水相鉴别;结核性脑膜炎需要与其他病原体所致中枢神经系统感染相鉴别。

【并发症与后遗症】

结核性脑膜炎的并发症及后遗症包括:①脑积水;②脑实质损害;③脑性低钠;④脑神经障碍。

【治疗】

- 治疗原则

早期、适量、联合、规律、全程抗结核治疗。

- 一般治疗

休息,注意营养,避免传染麻疹、百日咳等疾病。

- 抗菌治疗

(1) 一线药物为异烟肼(H)10 mg/kg(7~15 mg/kg,

最大剂量 300 mg/d)，利福平（R）15 mg/kg(10～20 mg/kg，最大剂量 600 mg/d)，吡嗪酰胺（Z）35 mg/kg(30～40 mg/kg)，乙胺丁醇（E）20 mg/kg(15～25 mg/kg)。

(2) 痰涂片阴性肺结核、胸内淋巴结结核、外周淋巴结结核 2HRZ/4HR；广泛肺部病变、痰涂片阳性肺结核、重症肺外结核病（除外结核性脑膜炎和骨关节结核）2HRZE/4HR，结核性脑膜炎和骨关节结核 2HRZE/10HR，耐多药结核病采用个体方案。

(3) 潜伏结核感染异烟肼 6～9 个月。

- 开放性肺结核

建议到胸科医院继续就诊。

- 其他治疗

对症治疗。

【健康指导】

- 规律服用抗结核药物，注意休息及饮食营养，并定期随访。
- 定期监测红细胞沉降率及 X 线片，结核性脑膜炎患儿需定期监测脑脊液检查。
- 治疗期间注意监测抗菌药物的不良反应。

【提示】

- 对于长期发热、咳嗽的患儿，均需考虑结核感染可能。
- 疑诊结核感染患儿，需及时上报传染病卡。确诊患儿需转至传染病专门医院进一步治疗。

（董 慧 闫 辉）

四、麻疹

【问诊重点】

- 发热、流涕及流泪、咳嗽、皮疹、出疹顺序，发热与皮疹出现时间关系。
- 麻疹疫苗接种史及麻疹患者接触史。
- 呼吸道、消化道伴随症状，精神症状。
- 院外血常规结果，曾应用治疗及其效果。

【查体重点】

结膜充血、眼分泌物,斑丘疹,麻疹黏膜斑,肺部及神经系统查体。

【检查】

★ 血常规,麻疹病毒抗体。

☆ 肝肾功能,心肌酶谱,心电图及胸部 X 线片、麻疹病毒抗原及 DNA。

＊ 脑电图。

【诊断】

根据麻疹患者接触史,急性发热,卡他症状,结膜充血、畏光,口腔黏膜可见 Koplic 斑,发热 3~4 d 后出现自上而下的皮疹等典型临床症状可以临床诊断。麻疹抗体阳性可以血清学诊断。

【鉴别诊断】

应与①猩红热;②风疹;③幼儿急疹;④川崎病;⑤传染性单核细胞增多症;⑥肠道病毒感染性;⑦鹅口疮;⑧药物疹相鉴别。

【并发症与后遗症】

主要包括:①麻疹肺炎;②麻疹合并肺炎;③麻疹脑炎;④亚急性硬化性全脑炎;⑤心肌炎;⑥结核病恶化;⑦营养不良及维生素 A 缺乏;⑧中耳炎。

【治疗】

■ 对症退热、卧床休息、保证液体入量。

■ 针对并发症积极治疗,必要时转诊至传染病院住院治疗。

■ 补充维生素 A,警惕结核感染并针对性治疗。

【提示】

■ 门诊疑诊麻疹病例,需留取血样完善病毒抗体检查,并上报传染病卡。

■ 轻症病例隔离至出疹后 5 d,麻疹肺炎隔离至出疹后 10 d。

(董 慧 闫 辉)

五、风疹

【问诊重点】
- 疫苗接种史及风疹患者接触史,异地旅行。
- 皮疹形态,发热与皮疹出现的时间关系,出疹顺序。
- 上呼吸道感染表现、关节痛、眼分泌物。
- 外院血常规及抗体检查。

【查体重点】
体温、精神反应、皮疹形态及分布、淋巴结肿大及位置、结膜充血。

【检查】
★ 血常规。
☆ 风疹病毒抗体。
* 血生化、心肌酶谱、红细胞沉降率。

【诊断】
临床确诊比较困难。急性淡红色斑丘疹,多在24 h内遍及全身,耳后、枕后、颈后淋巴结肿大需临床考虑,分离出风疹病毒,急性期风疹病毒IgM阳性(有时在病毒感染急性期或免疫性疾病期可能出现假阳性),或恢复期IgG显著升高可以实验室诊断。

【鉴别诊断】
应与①麻疹;②猩红热;③幼儿急疹;④川崎病;⑤其他病毒疹相鉴别。

【并发症与后遗症】
很少有并发症,偶有血小板减少、肺炎、风疹后脑炎等。

【治疗】
- 基础诊疗:隔离至出疹后5~7 d。
- 自限性病程,对症治疗。

【提示】
- 若患儿母亲在妊娠早期患有风疹,需警惕患儿先天性风疹综合征可能。

■ 隔离至出疹后 5～7 d。

(董 慧 闫 辉)

六、幼儿急疹

【问诊重点】

■ 发热与皮疹出现时间关系，皮疹分布特点，淋巴结肿大。

■ 眼睑肿，咳嗽，腹泻，惊厥。

■ 外院血常规结果。

【查体重点】

体温，皮疹，淋巴结肿大，眼睑水肿，前囟，神经系统。

【检查】

血常规。

【诊断】

小于 2 岁或免疫低下儿童，突起高热，发热 3～5 d，热退后半天出疹，呈直径 3～5 mm 红色斑丘疹，以躯干及四肢近端为著，面部较少，持续 3～4 d 消失。

【鉴别诊断】

①麻疹；②风疹；③巨细胞病毒感染；④药物疹；⑤前囟隆起者注意与中枢神经系统感染鉴别。

【治疗】

对症退热治疗。

【健康指导】

保证充分入量，对症治疗。

【提示】

婴幼儿急疹的典型特点为"热退疹出"，据此可与多数发热出疹性疾病鉴别。

(董 慧 闫 辉)

七、水痘

【问诊重点】

■ 发热与皮疹出现时间关系，出疹顺序。

- 水痘疫苗接种史及水痘或带状疱疹患者接触史。
- 长期应用糖皮质激素、免疫抑制剂等用药史，免疫功能抑制状态。

【查体重点】
- 皮疹分布及形态特点，体温。
- 重症患儿需关注心肺及神经系统查体。

【检查】

★ 血常规、尿常规。

☆ 肝肾功能、心肌酶谱、脑脊液常规及生化检查，水痘-带状疱疹病毒抗体或 DNA 检测。

【诊断】

根据流行病学特点，发热 1～2 d 后出现皮疹，皮疹形态及"四世同堂"的特点，即可做出诊断，必要时可完善抗体及病毒 DNA 等检测。

【鉴别诊断】

应与①丘疹性荨麻疹；②肠道病毒感染；③虫咬皮炎；④药物疹；⑤脓疱疹；⑥带状疱疹相鉴别。

【并发症与后遗症】

主要包括：①继发细菌感染；②Reye 综合征；③水痘脑炎；④水痘肺炎；⑤心肌炎。

【治疗】
- 注意休息，保持水、电解质平衡。
- 应用布洛芬或对乙酰氨基酚对症退热治疗。
- 保持皮肤清洁，防止继发感染，瘙痒部位可外涂炉甘石。
- 维生素 B_{12} 营养神经治疗。
- 重症或有并发症、免疫缺陷儿童应用阿昔洛韦及丙种球蛋白支持治疗。

【健康指导】

隔离至全部皮疹结痂。

【提示】
- 接种水痘疫苗不能完全避免水痘发生,可以减轻症状、缩短病程,接种后皮疹不典型。
- 退热避免应用阿司匹林。

(董 慧 闫 辉)

八、流行性腮腺炎

【问诊重点】
- 疫苗接种史(如麻风腮疫苗)及流行病学史。
- 体温,张口困难,耳周肿痛。
- 头痛、呕吐等伴随症状,睾丸肿痛,中上腹痛等,既往反复腮腺肿大或腮腺炎病史。
- 外院血常规结果。

【查体重点】
以耳垂为中心弥漫性肿胀,腮腺导管口红肿、分泌物,脑膜刺激征,腹部压痛,睾丸。

【检查】
★ 血常规。

☆ 尿常规、血淀粉酶、尿淀粉酶、血脂肪酶、血清病毒抗体。

* 脑脊液检查、脑电图、腹部超声。

【诊断】
- 流行病学接触史,腮腺明显肿胀,并除外其他原因所致腮腺肿大。
- 如为单纯的舌下腺或颌下腺肿大,在有明确的传染源,除外局部淋巴结炎后,也可进行诊断。
- 确诊需病原学检查。

【鉴别诊断】
应与①其他病毒所致腮腺炎;②化脓性腮腺炎;③复发性腮腺炎;④局部淋巴结炎;⑤其他中枢神经系统感染相鉴别。

【并发症与后遗症】

主要包括：①神经系统并发症；②睾丸炎或卵巢炎；③急性胰腺炎；④感音性耳聋；⑤肾炎；⑥心肌炎、心包炎。

【治疗】

■ 对症治疗：卧床休息至腺肿完全消失；保持口腔局部清洁；局部可应用物理治疗。

■ 可服中药如板蓝根，或局部外敷治疗。

【健康指导】

若并发脑膜炎，患儿出院后仍需定期随访脑电图。

【提示】

■ 临床诊断流行性腮腺炎患儿，需上报传染病卡。

■ 一旦诊断流行性腮腺炎，及时隔离至腮腺肿胀完全消失。

■ 出现并发症转专科医院治疗。

（董 慧 闫 辉）

九、手足口病

【问诊重点】

■ 接触史，流行病学史；皮疹，体温。

■ 食欲、流涎、哭闹、嗜睡等精神状态，惊跳、头痛、呕吐、呼吸困难、发绀、皮肤发花、腹痛等。

■ 外院血常规结果，病原学结果及血糖，治疗及疗效。

【查体重点】

心率、脉搏、血压（重症患儿）；斑丘疹及疱疹；口唇、颊黏膜、咽峡、软腭；手、足、肛周及臀部、四肢等部位；脑膜刺激征、腱反射、巴氏征；肺部啰音；毛细血管再充盈时间。

【检查】

★ 血常规。

☆ 病毒抗体、血糖。

* 血气分析、脑脊液检查、胸片、头颅磁共振、脑电图、心电图。

【诊断】

流行季节，手、足、口、臀部皮疹伴或不伴发热。

【鉴别诊断】

应与下列疾病相鉴别：①疱疹性咽峡炎；②其他儿童出疹性疾病（丘疹性荨麻疹、水痘、不典型麻疹、幼儿急疹、带状疱疹、风疹、EB 病毒感染等）；③其他病毒所致脑炎或脑膜炎；④脊髓灰质炎；⑤重症肺炎；⑥暴发性心肌炎。

【治疗】

- 普通病例可门诊治疗，重症病例需住院治疗，危重病例需及时收入 ICU 救治。
- 适当休息，清淡饮食，加强口腔及皮肤护理。
- 合并感染加用抗生素治疗，重症患儿可加用丙种球蛋白治疗。
- 重症患儿针对出现的中枢神经系统受累、心力衰竭、呼吸衰竭等予以相应治疗。

【健康指导】

- 指导家长早期识别重症病例，及时就诊。
- 一旦诊断手足口病，需及时隔离。

【提示】

- 生活用品消毒，养成良好卫生习惯。
- 重症病例病情进展迅速，需加强巡视，早期识别。

参考文献

[1] World Health Organization. Guidance for national tuberculosis programs on the management of tuberculosis in children. Second Edition [EB/OL]. 2014. http://www.who.int/tb/publieations/childtb_guidelines/en/

[2] 胡亚美，江载芳. 诸福棠实用儿科学. 7 版. 北京：人民卫生出版社，2013.

[3] 江载芳，申昆玲，沈颖. 诸福棠实用儿科学. 8 版. 人民卫生出

版社，2015.
[4] 焦伟伟，孙琳，肖婧，等. 国家结核病规划指南——儿童结核病管理（第2版）. 中华循证儿科杂志，2016，11（1）：65-74.
[5] 中华人民共和国卫生部. 手足口病诊疗指南（2010年版）. 中国实用乡村医生杂志，2012，19（19）：9-11.

（董　慧　闫　辉）

第十章

呼吸系统疾病

一、口腔炎

【问诊重点】

- 持续时间，破溃情况，异常分泌物及其颜色、性状，是否影响进食、说话，是否疼痛等。
- 发热及热峰，尿量等脱水表现，腹痛、腹泻、呕吐、纳差等消化系统症状。
- 挑食等不良生活习惯，长期抗生素、激素、免疫抑制剂等药物应用史，疱疹病毒感染患者接触史。既往相关检查、治疗情况和效果。

【查体重点】

口腔及舌部情况（破溃、异常气味和分泌物、疱疹），生长发育，浅表淋巴结，肺部和腹部情况。

【检查】

★ 血常规、CRP。

☆ 口腔分泌物涂片、培养、电解质等。

【诊断】

依据口腔黏膜破溃或疱疹、异常分泌物附着等表现诊断。

- 细菌感染性口炎

主要为链球菌和葡萄球菌。口腔不同程度破溃并附以不同颜色假膜，多为暗灰白色，边界清晰，易于擦除，剥脱面出现可出血，痛感明显。可伴有发热、淋巴结肿大等全身症状。血常规提示白细胞及 CRP 升高，细菌涂片可见大量致病菌。

- 疱疹性口炎

单纯疱疹病毒感染，多有疱疹患者接触史。口腔内或口周可见散在或成簇出现的小水疱，周围有红晕。水疱破溃后可形成浅溃疡，伴或不伴黄白色分泌物。初期有痒感，后期痛感明显。起病前 1～2 d 出现发热，病程中伴有烦躁、拒食、淋巴结肿大等轻重不一的全身症状。血常规多正常。

- 急性假膜型念珠菌口炎（鹅口疮）

念珠菌感染所致。初为口腔黏膜内散在分布的白色凝乳状分泌物，多为双侧分布；后逐渐蔓延融合形成假膜，不易擦拭。多发生于营养不良或长期激素等免疫药物应用患儿。血常规多正常。

【鉴别诊断】

应与①疱疹性咽峡炎；②传染性单核细胞增多症；③化脓性扁桃体炎；④手足口病等相鉴别。

【并发症与后遗症】

拒食引起的脱水、电解质紊乱等。

【治疗】

- 一般治疗

保证摄入量，可进流食或半流食，多休息、多饮水，加强口腔护理。

- 病因治疗

（1）细菌感染性口炎：可依沙吖啶溶液漱口，假膜脱离后可局部应用金霉素鱼肝油促进黏膜生长。

（2）疱疹性口炎：可用淡盐水漱口，避免继发细菌感染，口腔局部可加用金霉素鱼肝油软膏减轻症状。

（3）鹅口疮：制霉菌素或 1%～2% 碳酸氢钠涂口腔。

- 对症治疗

对于无法进食的患儿合理补液治疗。发热患儿对症予退热降温治疗。

【健康指导】

■ 平时注重口腔卫生，按时刷牙、漱口，定期更换牙刷，定期看牙医。婴幼儿家属注意饮食器皿、奶瓶、乳头等清洁卫生情况。

■ 注意饮食均衡，补充足量维生素，避免挑食、厌食，少喝碳酸饮料。

■ 合理应用抗生素，避免滥用。

（白　薇　齐建光）

二、急性喉炎

【问诊重点】

■ 咳嗽性质（犬吠样）及时间、声音嘶哑、吸气性喉鸣、吸气性呼吸困难、鼻扇。

■ 发热，精神及意识状态。

■ 是否曾查过血常规，是否曾应用抗生素治疗及治疗反应。

【查体重点】

生命体征，咽部及扁桃体，鼻翼扇动、三凹征、发绀、呼吸频率，双肺啰音，心率、心音。

【检查】

★ 血常规及 CRP。

☆ 病原学检查、胸片。

* 血气分析、喉镜、肝肾功能、电解质、心肌酶。

【诊断】

■ 诊断喉炎：急性起病，表现为犬吠样咳嗽、声音嘶哑、吸气性喉鸣伴呼吸困难，可以伴或不伴发热，查体咽部充血。

■ 判断病原学：多数为病毒感染。具体见上呼吸道感染章节。

■ 判断有无喉梗阻及其程度（见表 10-1）。

表 10-1 喉梗阻分度

	Ⅰ度	Ⅱ度	Ⅲ度	Ⅳ度
喉鸣及呼吸困难	活动后出现吸气性喉鸣及呼吸困难	安静时也出现吸气性喉鸣和呼吸困难	明显的吸气性喉鸣和呼吸困难,并且烦躁不安,发绀,惊恐,出汗	渐衰竭,呈昏睡状态,因无力呼吸三凹征可不明显,面色苍白发灰
肺部听诊	肺呼吸音清晰	可闻及喉传导音或管状呼吸音	呼吸音明显降低	呼吸音几乎消失,仅有气管传导音
心脏听诊	心率无改变	心率增快	心率增快,心音低钝	心率增快或减慢,心律不齐,心音极钝

【鉴别诊断】

应与①气道异物;②白喉;③先天性喉喘鸣;④咽后壁脓肿;⑤急性喉气管支气管炎;⑥肺炎等相鉴别。

【治疗】

- 一般治疗

休息,多饮水。

- 病因治疗

有细菌感染征象时可使用抗生素治疗,常用青霉素类、头孢菌素类和大环内酯类。

- 肾上腺皮质激素

雾化吸入布地奈德混悬液,利于喉部炎症及水肿的消退。Ⅱ度以上喉梗阻可考虑全身应用激素,口服泼尼松 $1\sim2$ mg/(kg·d),或静脉甲基泼尼松龙 $1\sim2$ mg/(kg·d),疗程 $2\sim3$ d 以内。

- 气管切开术

经上述处理仍有严重缺氧征象或Ⅲ度以上喉梗阻者,须及时气管切开。对Ⅳ度喉梗阻者,须立即气管切开。

- 对症治疗

镇静、降温、雾化吸入、吸痰、吸氧、补液等。

【健康指导】

- Ⅱ度以上喉梗阻是儿科急症,可能危及生命。

■ 如有气促、鼻扇、发绀、吸气性呼吸困难等喉梗阻表现要及时就医。

■ 夜间常较白天重。

【提示】

■ 急性喉炎为常见病，但可以进展迅速，严重喉梗阻威胁生命，需要充分的健康指导。

■ 尽量安抚患儿，避免不必要的激惹，以免因烦躁哭闹加重病情。

■ Ⅱ度喉梗阻初步治疗效果不佳或病情进展，Ⅱ度以上喉梗阻，需及时汇报上级医师指导治疗，必要时请耳鼻喉科协同治疗。

（高　洁　齐建光）

三、支气管异物

【问诊重点】

■ 何时开始的呛咳（起病），咳嗽的病程、性质及时间，咳痰颜色及性状、声嘶、喘息、呼吸困难、胸痛等，与可能存在的发热的时间关系，热型及热程。异物性质、形状、大小（采集病史的技巧性：患儿有无哭闹、玩耍过程中突然出现咳喘等）。

■ 既往辅助检查（如血常规、胸片），治疗（如抗感染、平喘等）及其效果。

【查体重点】

生命体征，气管位置是否居中，呼吸困难情况（鼻翼扇动、三凹征、发绀），双肺查体是否对称，肺部啰音，心率、心音、心尖搏动点及心界。

【检查】

★ 血常规、CRP、胸片、支气管镜。

☆ 肺部 CT。

＊ 红细胞沉降率、肝肾功能、电解质、心肌酶谱、凝血功能、心电图、超声心动图、病原学检查、过敏原检查、肺功能、血气分析等。

【诊断】

- 有异物吸入或可疑异物吸入病史，症状表现为突然发生的呛咳、喘息等，伴或不伴肺部叩诊、听诊不对称，应高度怀疑异物吸入。胸片或胸部透视检查有异物影、肺气肿或肺不张表现支持诊断。确诊需要支气管镜。
- 部分患儿异物吸入病史及前期呛咳症状不明显，易漏诊或误诊。对于突然发生而久治不愈的咳喘、反复支气管肺炎的患儿，需警惕支气管异物可能，尽早完善支气管镜检查以确诊。

【鉴别诊断】

应与①急性喉炎；②支气管肺炎；③肺结核；④支气管哮喘相鉴别。

【并发症】

- 呼吸系统并发症：支气管炎、支气管肺炎、肺气肿、肺不张、肺脓肿、气胸、支气管扩张、肺部纤维化、呼吸衰竭等。
- 其他系统并发症：心力衰竭、电解质紊乱等。

【治疗】

- 一般治疗

尽量避免患儿哭闹，必要时可予镇静药物；对呼吸困难、发绀的患儿给予氧疗。

- 病因治疗

在维持生命体征稳定的情况下，尽早经支气管镜或喉镜取出异物。

- 并发症治疗

对于已发生的支气管炎、支气管肺炎、呼吸衰竭、心力衰竭等并发症，应针对相关疾病给予相应治疗。

【健康教育】

- 尽量避免 2 岁以下儿童吃整粒的瓜子、花生、豆类等食物。
- 进食时，应避免嬉笑、哭闹，以免发生误吸；2 岁以下儿童避免玩耍可放入口内的玩具或器物，相关危险物品应放在儿童不能接触的地方。

■ 如发现儿童口含玩具或易吸入的异物，应劝说其吐出，避免强行取出，以免在争闹过程中发生误吸。

（白　薇　齐建光）

四、上呼吸道感染

【问诊重点】

■ **呼吸道症状**：流涕（清涕、脓涕）、鼻塞、咽痛、咳嗽及性质；全身症状：发热及其程度、乏力。

■ 其他系统症状：呕吐、腹泻、腹痛、头痛等。

■ 是否曾查过血常规，是否曾应用抗生素治疗及治疗反应。

【查体重点】

鼻黏膜、咽部及扁桃体，肺部啰音，鼻窦及乳突处压痛、皮疹。

【检查】

★ 外周血常规及 CRP。

☆ 病原学检查。

＊ 尿常规、胸部 X 线、腹部超声及平片。

【诊断】

■ 诊断上呼吸道感染

流涕、鼻塞、咽痛、咳嗽、发热等症状，查体咽部充血，双肺听诊无啰音。

■ 判断病原学

需依据年龄分期、临床表现等综合判断，上呼吸道感染多数为病毒感染。血常规结果对于初步判断病原学常有重要的提示意义。一般来讲，白细胞总数正常或偏低，分类以淋巴细胞为主，多为病毒感染（注意早期可有白细胞及中性粒细胞比例一过性增高，但一般不超过 75%）。白细胞、中性粒细胞比例以及 CRP 增高，多为细菌感染。白细胞正常，中性粒细胞比例轻度增高，CRP 升高也要注意支原体/衣原体感染的可能。随着上呼吸道感染病程的延长，合并感染的可能性逐渐增加。

- 两种儿童常见特殊类型上呼吸道感染

（1）化脓性扁桃体炎：发热、咽痛，扁桃体肿大、充血、表面有黄色脓性分泌物，血常规白细胞及中性粒细胞比例增高，咽拭子检测多为溶血性链球菌感染。

（2）疱疹性咽峡炎：发热，咽痛，流涎，咽部充血，咽腭弓、悬雍垂、软腭等处的黏膜上可见灰白色疱疹，周围有红晕。多为柯萨奇病毒感染。

【鉴别诊断】

与下列疾病相鉴别：①流行性感冒（见表10-2）；②急腹症；③泌尿系统感染；④幼儿急疹；⑤各类传染病早期阶段；⑥过敏性鼻炎；⑦传染性单核细胞增多症；⑧川崎病等。

【并发症】

主要包括：①邻近器官并发症：鼻窦炎、中耳炎、颈淋巴结炎、上颌骨骨髓炎、支气管炎、肺炎等。②血源性并发症：脓毒症、腹膜炎、骨髓炎等。③继发免疫反应：风湿热、急性链球菌感染后肾小球肾炎等。

【治疗】

- 一般治疗

休息，多饮水。

- 病因治疗

一般病毒感染不需要特殊病因治疗，重症流感可以予奥司他韦；合并细菌感染给予抗生素治疗，建议口服为主，首选青霉素类或一、二代头孢菌素。如β内酰胺类过敏或者考虑支原体感染可能，可考虑阿奇霉素/红霉素等大环内酯类药物。化脓性扁桃体炎抗生素疗程需完成1~2周。

- 对症治疗

合理退热。38.5 ℃以下温水擦浴等方法物理降温。38.5 ℃以上口服退热药物，如对乙酰氨基酚和布洛芬。

- 中药治疗

【健康指导】

- 急性期多休息、多饮水，4 对于有胃肠道症状的婴幼儿可少量多次喂养。

■ 如发热3～5天体温仍不退，或出现精神不振、进食困难、呼吸困难等症状，随时复诊。

表10-2 流行性感冒与普通上呼吸道感染鉴别点

	流行性感冒	普通上呼吸道感染
致病原	流感病毒	鼻病毒、冠状病毒等
传染性	强	弱
季节性	明显（北方11月～次年3月）	不明显
发热程度	多为高热，伴寒战	多不发热或中低热，无寒战
发热持续时间	3～5 d	1～2 d
全身症状	重（乏力、肌肉酸痛、头痛）	轻或无
病程	5～10 d	5～7 d
并发症	可合并中耳炎、肺炎、心肌炎、脑膜炎、脑炎等	一般少见

（白　薇　齐建光）

五、急性支气管炎

【问诊重点】

■ 呼吸系统症状：咳嗽（性质、时间、音色），咳痰（颜色、性状），喘息。

■ 全身症状：发热（热峰及次数），精神反应。

■ 其他系统症状：呕吐、腹泻、腹痛、头痛等。

■ 已检查的项目，是否曾应用抗生素治疗及其效果。

【查体重点】

呼吸频率、鼻翼扇动、三凹征、鼻咽部、肺部啰音。

【检查】

★ 血常规及CRP。

☆ 胸部X线、病原学。

* 肺部CT、纤维支气管镜、血气分析、肝肾功能、心肌酶谱、心电图。

【诊断】
- 首先诊断支气管炎：发热、咳嗽、咳痰、喘息等症状，查体双肺可闻及干啰音和不固定大中水泡音，胸片双肺纹理增粗、增多但无渗出阴影。
- 其次判断病原学：根据年龄、临床表现、血象结果初步判断。伴随喘鸣的患儿常常为病毒或非典型病原的感染。参见上呼吸道感染章节。

【鉴别诊断】
应与①肺炎；②支气管异物；③肿物压迫；④支气管哮喘；⑤肺结核等相鉴别。

【治疗】
- 一般治疗

注意休息，多饮水，保持室内空气流通，温度、湿度适宜。

- 病因治疗

病毒感染一般不需特殊病因治疗，不需加抗生素；细菌感染依据临床表现、血常规等经验性治疗，给予相应抗生素，一般首选青霉素类或第一、二代头孢菌素类。如β内酰胺类过敏或者考虑支原体感染可能，可考虑阿奇霉素/红霉素等大环内酯类药物。

- 对症治疗

合理退热，保持呼吸道通畅，翻身、拍背，祛痰、镇咳，有喘息者雾化吸入激素和支气管扩张药。

- 中药治疗

适当应用宣肺止咳、疏风解表等中成药。

【健康指导】
- 急性期注意休息，保持室内温度及湿度适宜。
- 如体温持续不退，或出现精神不振、进食困难、呼吸困难等症状，随时复诊。

（白　薇　齐建光）

六、毛细支气管炎

【问诊重点】

■ 呼吸道症状：咳嗽（性质、时间），喘憋，气促，发绀；全身症状：发热及程度，进食水情况，精神状态。

■ 是否早产，是否有慢性肺疾病、先天性心脏病、其他先天畸形或遗传代谢性疾病等基础病，过敏史及过敏性疾病家族史。

■ 既往血常规和胸片结果，是否曾应用抗生素/雾化吸入支气管扩张药及治疗反应。

【查体重点】

生命体征，精神状态，生长发育情况；呼吸频率、鼻翼扇动、三凹征、发绀、肺部啰音；心率、心音、心脏杂音；肝大小、质地。

【检查】

★ 血常规、CRP、胸片。

☆ 病原学检查。

* 血气分析、肝肾功能及电解质、心肌酶谱、心电图、肺部CT、超声心动图、过敏原检测。

【诊断】

■ 诊断依据

2岁以下，尤其是6个月以下婴儿，发作性喘憋，查体呼气相延长并可闻及哮鸣音，胸片正常或有肺气肿表现，血常规CRP多正常。

■ 判断病原

大多数是呼吸道合胞病毒感染。根据抗原检测、PCR等方法确定。

■ 判断病情轻重

如伴随严重呼吸系统并发症（如呼吸衰竭等）和肺外表现（如心力衰竭、中毒性脑病、DIC等），考虑为重症。毛细支气管炎诊断、治疗与预防专家共识（2014年版）进一步将病情区分为轻、中、重症。

- 评估有无并存的高危危险因素

早产、先天性心脏病、遗传代谢病等。

【鉴别诊断】

应与①百日咳；②肺结核；③支气管哮喘；④支气管异物；⑤心力衰竭相鉴别。

【并发症与后遗症】

- 原有心肺疾病和其他先天畸形的婴儿容易发生呼吸衰竭等并发症，死亡风险高。
- 部分患儿反复喘息，长期随访诊断支气管哮喘。

【治疗】

- 一般治疗

多饮水保证入量，保持呼吸道通畅，必要时心电监护、吸氧、镇静。

- 病因治疗

无特效抗病毒药物，一般不需要应用抗生素，如合并细菌感染可酌情给予抗生素治疗。

- 雾化吸入治疗

必要时可考虑应用支气管扩张药（β_2 受体激动药）和糖皮质激素。

【健康指导】

毛细支气管炎一般 2 周内可痊愈，如迁延不愈或反复发作喘息，需鉴别其他喘息性疾病，如婴幼儿哮喘。

【预防】

- 提倡母乳喂养，加强手卫生。
- 对有重症风险的高危儿，可给予 RSVF 蛋白单克隆抗体。

（高　洁　齐建光）

七、肺炎

【问诊重点】

- 呼吸道症状：咳嗽（性质、时间、音色），咳痰（颜色、性状），喘息，气促，憋气。

- 全身症状：发热及程度、进食水情况。
- 其他系统症状：呕吐、腹泻、腹痛、头痛等。
- 是否曾查过血常规、胸片，是否曾应用抗生素治疗及治疗反应。

【查体重点】

精神状态，呼吸频率、鼻翼扇动、三凹征、发绀、肺部啰音，心率，心音，肝大小、质地。

【检查】

★ 血常规、CRP、胸部X线。

☆ 病原学检查。

* 肺部CT、纤维支气管镜、血气分析、肝肾功能、心肌酶谱、心电图、PPD。

【诊断】

- 首先诊断肺炎：发热、咳嗽、咳痰、喘息等症状，查体肺部固定细湿啰音或胸片点片阴影，支持诊断。
- 其次判断病原学：依据年龄、临床表现、血常规结果等初步判断。
- 再次判断病情轻重：如伴随严重呼吸系统并发症（如呼吸衰竭等）和肺外表现（如心力衰竭、中毒性脑病、DIC等），考虑为重症肺炎（见表10-3）。

表10-3 儿童社区获得性肺炎（CAP）病情严重度的评估

临床特征	轻度CAP	重度CAP
一般情况	好	差
拒食或脱水征	无	有
意识障碍	无	有
呼吸频率	正常或略增快	明显增快
发绀	无	有
呼吸困难（呻吟、鼻翼扇动、三凹征）	无	有

续表

临床特征	轻度 CAP	重度 CAP
肺浸润范围	≤1/3 的肺	多肺叶受累或≥2/3 的肺
胸腔积液	无	有
脉搏血氧饱和度	>0.96	≤0.92
胸外并发症	无	有
判断标准	上述所有表现	存在以上任何一项

资料来源：儿童社区获得性肺炎管理指南（2013修订）

- 最后判断有无并存的重症高危因素：如有无先天性心脏病、遗传代谢病等。

【各型肺炎鉴别要点】

- 肺炎链球菌肺炎：婴幼儿多为支气管肺炎，一般情况轻，胸片表现为多发斑片影，肺部啰音弥漫；儿童多为大叶性肺炎，一般情况重，胸片表现为全叶或节段受累。血常规白细胞及CRP多升高。

- 金黄色葡萄球菌肺炎：任何年龄发病，但以小婴儿常见，弛张热，全身中毒症状重，可见皮疹；肺部啰音弥漫；胸片多见脓肿、肺大疱、脓气胸；血常规白细胞多升高，重症可有所下降，CRP升高。

- 腺病毒肺炎：6个月~2岁高发，稽留热或弛张高热，全身中毒症状重；体征出现晚，胸片表现出现早而且严重，多为大片渗出，部分伴有胸腔积液；血常规及CRP多正常。

- 毛细支气管炎：多为呼吸道合胞病毒感染，见于2岁以下，尤其是6个月以下婴儿，喘憋为主要临床症状，可伴发热、流涕、咳嗽。查体呼气相延长并可闻及哮鸣音，也可闻及细湿啰音。胸片表现出肺气肿影像特征。血常规及CRP多正常。

- 支原体肺炎：学龄前及学龄期高发，症状重，发热伴随持续剧烈咳嗽为典型表现；体征相对轻，起病时体征不明显或较轻；影像表现多为一侧病变，右侧下叶多见，云雾状肺浸润影，有时仅为肺门阴影加重，也可表现间质性肺炎；血常规白细胞总数多正常，中性粒细胞百分比及CRP不同程度增高。

【鉴别诊断】

应与①支气管炎；②肺结核；③支气管哮喘；④支气管异物相鉴别。

【并发症与后遗症】

■ 肺内并发症：肺气肿、肺不张、脓胸、脓气胸、呼吸衰竭等。

■ 肺外并发症：心力衰竭、心肌炎、脓毒症、中毒性脑病、胃肠出血、电解质紊乱、弥散性血管内凝血等。

【治疗】

■ 一般治疗

注意休息，多饮水，保持室内通风，保持充足入量及适当维生素。

■ 病因治疗

病毒感染不应用抗生素。合并细菌感染给予抗生素治疗，依据症状、体征及影像学表现以及病原学检查判断病原，病原不清楚可经验性给予抗生素。肺炎链球菌感染首选青霉素类或二、三代头孢霉素，备选万古霉素或利奈唑胺。金黄色葡萄球菌感染首选万古霉素，必要时可换用利奈唑胺。支原体肺炎首选大环内酯类，8岁以上备选四环素类。

■ 对症及合并症治疗

合理退热，清热解毒类中成药，合理祛痰、平喘、镇咳、氧疗、补液等对症治疗。如有心肌炎、中毒性脑病等合并症给予相应治疗。

■ 支持治疗

严重感染应用丙种球蛋白可有部分效果。

■ 激素治疗

严重细菌感染及喘憋严重的病毒感染，可短期激素抗炎治疗。

【健康指导】
■ 加强营养，适当锻炼，合理通风，对于婴幼儿应尽量避免与呼吸道感染的患者接触。
■ 对于反复呼吸道感染患儿，应按照反复呼吸道感染诊疗常规进行相应检查及治疗。

（白　薇　齐建光）

八、支气管扩张

【问诊重点】
■ 咳嗽的性质、好发时间、诱发加重因素，痰液量、颜色、性状及气味，咯血，量多少。
■ 发热、面色苍白、乏力等。
■ 血常规、胸片等检查，抗生素治疗反应。

【查体重点】
营养发育情况，杵状指，肺部啰音，肝脾大小。

【检查】
★ 血常规、CRP、胸片、高分辨肺部CT。
☆ 病原学检查、免疫功能检查（免疫球蛋白及T、B细胞亚群）、肝肾功能、超声心动图、副鼻窦X线片。
＊ 纤维支气管镜、汗液试验、基因检测等。

【诊断】
■ 确定诊断
慢性反复病程，持续性咳嗽，伴多量脓厚痰液，以及咯血，CT上显示支气管扩张和变形，可诊断。症状不典型的患儿，出现以下情况时需警惕支气管扩张可能：①急性感染后出现的长期咳嗽、咳痰、反复肺部感染者；②支气管淋巴结结核而伴有持久肺不张者；③胸片见到支气管影增大，或肺底部贴近心影处三角形致密影。上述情况应完善HRCT检查以确诊。

■ 确定病因
（1）先天性：支气管软骨发育缺陷。
（2）后天性：感染（麻疹、百日咳、重症肺炎）后，免疫缺陷病，原发纤毛运动障碍，囊性纤维化，气道梗阻（异物、肿瘤）。

【鉴别诊断】

应与①肺结核；②慢性支气管炎；③肺脓肿；④先天性肺囊肿；⑤肺隔离症；⑥肺吸虫病相鉴别。

【并发症与后遗症】

主要包括：①肺炎；②肺脓肿；③肺气肿；④脓毒症。

【治疗】

- 一般治疗

休息，保持空气流通，加强营养。

- 病因治疗

气道梗阻引起者去除梗阻，先天性低丙种球蛋白血症者定期给予丙种球蛋白治疗等。

- 抗感染治疗

急性感染时针对可能的病原给予抗生素治疗。必要时抗生素预防感染。

- 对症治疗

顺位姿势排痰。

- 手术治疗

以下情况具有手术治疗指征：①经内科治疗9～12个月以上仍然无效；②重症病例，病灶局限于一个肺叶或一侧者；③反复咯血，不易控制，可切除出血不易控制的气段；④病变区域反复严重干扰，药物控制不佳；⑤患儿一般情况逐渐恶化。

【健康指导】

- 及时治疗及随访肺炎患儿直至康复。
- 寻找并治疗原发病，改善营养状况和周围环境，防治感染。

（白　薇　齐建光）

九、呼吸系统先天畸形

【问诊重点】

- 起病年龄、咳嗽及其性质、喘鸣、呼吸困难、痰液及性状、咯血,首次或反复发作。
- 吞咽困难、发热、乏力。
- 围生期情况,既往检查和治疗情况及效果。

【查体重点】

生长发育情况,表观畸形,杵状指,肺部叩诊及听诊是否对称。

【检查】

★ 血常规、胸部X线、肺部CT或增强CT。

☆ 支气管镜、超声心动图等。

＊ 胸部MRI、免疫功能检查等。

【诊断、鉴别诊断及治疗】

- 先天性肺囊肿

（1）诊断：反复呼吸道感染,影像学可见孤立性液性囊肿或含气囊肿,周边可见正常含气肺组织或肺不张；如囊肿与支气管沟通,可见多发性囊肿。

（2）鉴别诊断：多发性肺囊肿需与肺隔离症、先天性囊性腺瘤样畸形、肺囊虫病、慢性脂性肉芽肿性肺炎鉴别,单发性囊肿需与先天性大叶性肺气肿、气胸相鉴别。

（3）治疗：积极控制感染的情况下尽早手术治疗。

- 肺隔离症

（1）诊断：伴或不伴有反复发生或持续进行的肺部感染,而影像学（B超及CT）表现为含有气体或液体的囊肿或软组织肿块,囊肿或肿块周围肺气肿改变,局限性多血管征。

（2）鉴别诊断：肺脓肿、支气管扩张、肺肿瘤。

（3）治疗：手术治疗。

- 先天性囊性腺瘤样畸形

（1）诊断：6个月以下患儿多表现为呼吸困难,儿童多表现为反复肺炎。影像学表现为多发含气大囊或多发蜂窝样小囊。

(2) 鉴别诊断：肺隔离症，支气管源性囊肿，先天性大叶性肺气肿，先天性支气管扩张。

(3) 治疗：婴儿期病变切除。

【并发症与后遗症】

易并发反复感染，如肺炎、肺脓肿等。先天性囊性腺瘤样畸形可并发有肾等其他系统器官畸形造成早夭。先天性肺囊肿及肺隔离症手术治疗预后良好。

（白　薇　齐建光）

十、特发性肺含铁血黄素沉着症

【问诊重点】

- 呼吸系统症状：咳嗽、咯血、痰中带血丝、气促、发绀、胸痛、喘息等。
- 贫血症状：面色苍白、乏力、嗜睡等。
- 伴随症状：发热、腹痛、呕血、鼻出血等。
- 既往检查及治疗：血常规是否有贫血，胸片表现，抗生素和激素治疗反应。

【查体重点】

面色（贫血貌、皮肤黄染等）、杵状指，双肺听诊呼吸音及啰音，心率、肝脾大小等。

【检查】

★ 血常规、网织红细胞、痰液或胃液含铁血黄素颗粒检查、胸部X线、高分辨CT。

☆ 肝功能、便潜血、红细胞沉降率、肺功能、心电图、超声心动图、自身抗体、免疫功能检查（免疫球蛋白及T、B细胞亚群）、过敏原相关检查。

＊ 直接Coombs试验、冷凝集试验、嗜异凝集试验。

【诊断】

- 诊断主要依据

①反复发作性咳嗽、咯血和（或）小细胞低色素性贫

血；②胸片或HRCT显示弥散性肺浸润和肺间质改变；③痰、胃液、肺组织、支气管肺灌洗液中找到含铁血黄素颗粒；④除外其他继发性肺含铁血黄素沉着症，如血管炎、风湿性疾病、免疫缺陷病、支气管异物、血管畸形等。具备①和②可作为疑诊病例，依照本病治疗，具备①～④可确诊。

- 明确病因

①特发性：除外继发因素；②继发性：小血管炎，结缔组织病，化学药物，食物过敏等。

【鉴别诊断】

- 小细胞低色素性贫血的鉴别诊断：缺铁性贫血、地中海贫血等。
- 肺部病变的鉴别诊断：肺结核、支气管异物、反复肺炎、支气管扩张、血管畸形等。

【并发症与后遗症】

主要包括：①肺不张；②肺气肿；③支气管扩张；④肺纤维化；⑤肺心病。

【治疗】

- 急性发作期治疗

①卧床休息，氧疗，纠正贫血；②肾上腺皮质激素：甲泼尼龙 2 mg/(kg·d) 或氢化可的松 5～10 mg/(kg·d) 静脉滴注，出血控制后可改为口服泼尼松 2 mg/(kg·d)，症状完全缓解后逐渐减至最低维持量，疗程最少 3～6 个月。急性肺泡大出血时可试用大剂量激素冲击治疗，如甲泼尼龙 10～30 mg/(kg·d)，连用 3 d。

- 慢性反复发作期治疗

小剂量肾上腺皮质激素的基础上加免疫抑制剂。如 6-硫唑嘌呤、羟氯喹、环磷酰胺、甲氨蝶呤等。

- 后遗症期治疗

注重肺功能锻炼及日常护理。

【健康指导】

- 加强随诊，减少呼吸道并发症。

（白薇 齐建光）

十一、胸膜炎

【问诊重点】
- 呼吸系统症状：胸痛（部位、性质、吸气或咳嗽时有无加重）、胸闷、气促、发绀。
- 发热，精神状态，乏力，纳差等。
- 相关检查及治疗：血常规、胸片，抗生素的治疗反应。

【查体重点】
口周是否发绀；气管位置，胸部视诊外形、肺部触诊语音震颤及胸膜摩擦感、叩诊浊音或实音、听诊呼吸音减低；心尖搏动点及心界位置。

【检查】
★ 血常规、CRP、胸片。

☆ 胸腔积液常规、生化、细胞学、涂片（细菌、真菌、抗酸杆菌等），培养，ESR，PPD、T-SPOT、支原体抗体等病原学检查，肺部CT，血生化。

* 血气分析、免疫球蛋白、自身免疫抗体、超声、肿瘤标志物，密切接触的监护人胸片。

【诊断】
- **诊断胸腔积液**

依据胸痛、呼吸困难、肺部体征（气管对侧移位、语颤减弱或消失、叩诊实音或浊音、听诊呼吸音减弱或消失、胸膜摩擦音）及胸部影像学典型表现（肋膈角变钝、弧形曲线）可明确胸腔积液诊断。

- **判断胸腔积液性质**

根据胸腔积液检测结果。表10-4是胸腔积液漏出液和渗出液的鉴别。

表 10-4　胸腔积液漏出液和渗出液鉴别要点

	漏出液	渗出液
外观	淡黄，清，稀薄	淡黄、黄绿或粉红，混浊、黏稠
比重	<1.016	>1.016
白细胞	$<0.1\times10^9/L$	$>0.5\times10^9/L$
蛋白定量	$<25\sim30\ g/L$	$>25\sim30\ g/L$
胸腔积液蛋白/血清蛋白	<0.5	>0.5
LDH	<200 U/L	>200 U/L
胸水 LDH/血清 LDH	<0.6	>0.6
黏蛋白定性试验	阴性	阳性
病因	多见于心包炎、心力衰竭、肾病、肝硬化、营养不良等	各种胸膜炎时，胸腔积液性质一般为渗出性

■ 明确胸膜炎病因

主要包括以下三大类。

（1）感染性：化脓性（脓胸），结核性，支原体性，病毒性等。

（2）结缔组织病：幼年特发性关节炎，系统性红斑狼疮等。

（3）肿瘤：淋巴瘤，白血病等。

【治疗】

■ 一般治疗

注意休息，加强营养，保持室内空气流通。

■ 病因治疗

如结核性胸膜炎需规律抗结核药物治疗，化脓性胸膜炎需根据病原学给予足疗程抗生素治疗。抗生素选择同细菌性肺炎，敏感细菌感染，常选择青霉素或阿莫西林。青霉素耐药者，可选择头孢菌素、万古霉素、利奈唑胺等。疗程一般 4 周左右。

■ 胸腔闭式引流

压迫症状明显者尽早引流。脓胸 1 周以上病程或积液量多可采用闭式引流,时间 1~2 周;1 周以内病程或积液量少,可采用隔日抽取积液方法,待抽取物大部分为气体时可停止引流治疗。

■ 对症治疗

疼痛明显的患者可适当应用镇痛药物,有效抗感染情况下适当应用激素减轻炎症反应。

(白 薇 齐建光)

十二、反复呼吸道感染

【问诊重点】

■ 区分上呼吸道感染(如咽炎、扁桃体炎等)和下呼吸道感染(如支气管炎、肺炎);两次感染间隔多久,半年或一年几次。

■ 伴随的基础疾病,如先天性心脏病、支气管肺发育不良等。

■ 做过何种检查(如血常规、病原学、影像学等),是自愈还是予抗生素、丙种球蛋白等治疗后缓解,需要多长时间缓解。

【查体重点】

咽部、扁桃体、鼻黏膜,鼻窦区及乳突部位压痛,肺部、心脏体征。

【检查】

★ 血常规、胸部 X 线。

☆ 病原学检查、免疫功能检查(免疫球蛋白及 T、B 细胞亚群)、肝肾功能、超声心动图、副鼻窦 X 线片、肺部 CT。

＊ 纤维支气管镜、胸部增强 CT 及气道血管重建等。

【诊断】

诊断标准(中华医学会儿科学分会呼吸学组 2007 年修订后诊断标准)(见表 10-5)。

表 10-5 反复呼吸道感染诊断标准

年龄（岁）	反复上呼吸道感染（次/年）	反复下呼吸道感染（次/年）	
		反复气管支气管炎	反复肺炎
0～2 岁	7	3	2
2～5 岁	6	2	2
5～14 岁	5	2	2

注：①两次感染间隔时间在 7 天以上。②若上呼吸道感染次数不够可将下呼吸道感染次数相加，反之不行。③确定感染次数需要连续观察一年。④反复肺炎者，两次肺炎诊断期间肺炎体征和影像学改变应完全消失

【诊断思路】

■ 首先区分是反复上呼吸道还是下呼吸道感染或者两者皆有，对于下呼吸道感染为主的定义为反复下呼吸道感染。

■ 反复上呼吸道感染多与免疫功能不成熟、护理不当、入托幼机构的初期阶段等外界因素相关，进一步检查可以包括：血常规、微量元素、免疫功能检查、副鼻窦 X 线片、耳鼻喉检查等。

■ 反复下呼吸道感染，尤其是反复肺炎多数存在基础病，应该进行详细检查。检查思路如图 10-1。

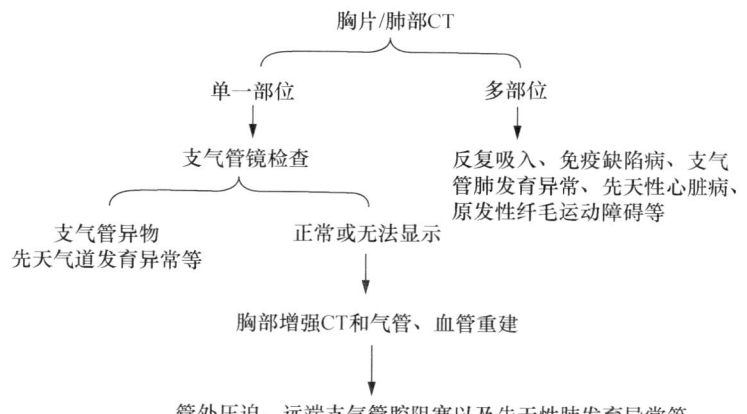

图 10-1 反复下呼吸道感染检查思路

【治疗】

- 寻找病因，治疗基础病

如清除异物、手术切除肺畸形、治疗原发性免疫缺陷病等。

- 抗感染治疗

经验抗生素治疗和根据药敏试验结果针对性抗感染治疗，对于高度怀疑病毒感染者不滥用抗生素治疗。

- 对症处理

根据不同年龄和病情，选择祛痰、平喘、镇咳药物，雾化治疗、肺部体位引流和肺部物理治疗等。

【健康指导】

- 合理进行疫苗接种。
- 注意加强营养，合理饮食，补充微量元素和各种维生素。
- 避免被动吸烟及异味刺激，保持室内空气新鲜，适当安排户外活动和体育锻炼。

（白　薇　齐建光）

十三、慢性咳嗽

【问诊重点】

- 咳嗽的诱因，性质（有痰/无痰），持续时间与节律（夜间重还是白天重），音色，缓解因素（吸入支气管扩张药等），发作频率及严重程度。
- 发热、咳痰（性状/颜色/量/气味）、胸痛、呼吸困难、咯血、喘息、鼻塞、流涕、鼻痒、打鼾，反酸、呕吐。
- 个人及家族中湿疹、过敏性鼻炎、哮喘等过敏性疾病病史，辅助检查（胸部X线、过敏原、肺功能等）结果，抗生素、平喘药物等治疗情况及治疗反应。

【查体重点】

生长发育情况，生命体征，杵状指，口腔鼻腔检查，鼻窦区压痛，咽部（咽后壁有无滤泡增生及分泌物附着）和扁桃体，胸廓外形，发绀，双肺呼吸音，心音及心脏杂音。

【检查】

★ 血常规、胸片、PPD。

☆ 肺功能、过敏原筛查、呼出气一氧化氮（FeNO）、鼻窦影像学检查。

* 超声心动图、肺部CT、支气管镜，免疫功能（免疫球蛋白、淋巴细胞亚群），24h食管pH监测，电子鼻咽喉镜。

【诊断】

■ 是否慢性咳嗽（指非特异性咳嗽）

咳嗽为主要或唯一的临床表现，病程＞4周、胸部X线片未见明显异常者。

■ 判断慢性咳嗽的病因

结合患儿年龄、临床特征、辅助检查等进行判断（参考表10-6）。中国儿童慢性咳嗽的前3位病因是咳嗽变异性哮喘、上气道咳嗽综合征和呼吸道感染后咳嗽。

（1）咳嗽变异性哮喘：具有哮喘的临床表现特点。通常为干咳，常在夜间和（或）清晨发作，运动、遇冷空气后咳嗽加重，临床上无感染征象或经过较长时间抗菌药物治疗无效；支气管扩张药治疗咳嗽症状明显缓解；肺通气功能正常，支气管激发试验提示气道高反应性；有过敏性疾病病史，以及过敏性疾病阳性家族史。过敏原检测阳性可辅助诊断。

（2）上气道咳嗽综合征：各种鼻炎、鼻窦炎、腺样体肥大、扁桃体肥大等均可以引起儿童慢性咳嗽，其表现为咳嗽伴有白色泡沫痰（过敏性鼻炎）或黄绿色脓痰（鼻窦炎），咳嗽以晨起或体位变化时为甚，伴有鼻塞、流涕、咽干，并有异物感和反复清咽等症状；查体可见咽后壁滤泡明显增生，有时可见鹅卵石样改变，或见黏液样或脓性分泌物附着；鼻咽喉镜检查或头颈部侧位片、鼻窦X线片或CT片可有助于诊断。

（3）呼吸道感染后咳嗽：近期有明确的呼吸道感染病

史；咳嗽呈刺激性干咳或伴有少许白色黏痰；胸部X线片检查无异常或仅显示双肺纹理增多；肺通气功能正常，或呈现一过性气道高反应；咳嗽通常有自限性，如果咳嗽时间超过8周，应考虑其他诊断。

(4) 胃食管反流性咳嗽：阵发性咳嗽最好发的时相在夜间，咳嗽也可在进食后加剧，24 h食管下端pH监测呈阳性。

表10-6 不同年龄儿童慢性咳嗽常见病因

年龄	病因
婴幼儿期、学龄前期（0～6周岁）	呼吸道感染和感染后咳嗽、咳嗽变异性哮喘、上气道咳嗽综合征、迁延性细菌性支气管炎、胃食管反流等
学龄期（>6周岁至青春期）	咳嗽变异性哮喘、上气道咳嗽综合征、心因性咳嗽等

【鉴别诊断】

■ 需与具有特异性病因的特异性咳嗽进行鉴别

(1) 先天性呼吸道疾病：先天气管食管瘘、喉气管支气管软化、原发纤毛运动障碍、血管畸形压迫气道。

(2) 气道异物吸入。

(3) 特定病原体引起的呼吸道感染：肺结核、百日咳、支原体感染等。

【治疗】

■ 针对病因特异性治疗，病因不明者可经验性治疗，强调治疗后随访和再评估。

■ 去除或避免接触过敏原、烟雾等环境诱发和加重的因素。

【健康教育】

■ 观察发作的诱因、咳嗽的时间规律及对治疗的反应，必要时可以记日记。

■ 重视规避诱因。

■ 按医嘱服药并复诊评估。

【提示】
- 要重视排除有特异性病因的咳嗽。
- 不同年龄阶段慢性咳嗽有各自的病因特点。
- 鼻塞、流涕等过敏性鼻炎的表现常被描述为反复感冒,正确的诊断基于仔细问诊及针对性检查。
- 可以给予试验性治疗,如孟鲁司特、西替利嗪等,但不可盲目使用镇咳药物。

(高　洁　齐建光)

十四、支气管哮喘

【问诊重点】
- 症状(咳嗽、喘息、气促、胸闷)及时间节律,诱发因素(呼吸道感染、剧烈运动、气候变化、接触过敏原等),缓解因素(吸入支气管扩张药等),发作频率及严重程度,活动耐力,睡眠情况。
- 个人既往咳嗽及喘息发作史,个人及家族中湿疹、变应性鼻炎、哮喘等过敏性疾病及结核等肺部疾病史。
- 辅助检查(过敏原、肺功能)结果,平喘药物及抗生素应用情况及治疗反应。

【查体重点】
生长发育情况,生命体征,皮疹,杵状指;鼻黏膜,鼻窦区压痛,口咽及扁桃体;鼻翼扇动、三凹征、发绀,双肺叩诊及呼吸音;心音及心脏杂音。

【检查】
★ 血常规(嗜酸性粒细胞)、胸片。

☆ 肺功能、过敏原筛查、呼出气一氧化氮(FeNO)、PPD。

* 血气分析、肝肾功能及电解质、心肌酶谱、心电图、超声心动图、肺部CT、支气管镜,免疫功能(免疫球蛋白、淋巴细胞亚群)。

【诊断】

■ 支气管哮喘诊断标准

符合下述第 1~4 条或第 4、5 条者：

(1) 反复喘息、咳嗽、气促、胸闷，多与接触变应原、冷空气、物理和化学性刺激、呼吸道感染、运动以及过度通气（如大笑和哭闹）等有关，常在夜间和（或）清晨发作或加剧。

(2) 发作时双肺可闻及散在或弥漫性、以呼气相为主的哮鸣音，呼气相延长。

(3) 上述症状和体征经抗哮喘治疗有效，或自行缓解。

(4) 除外其他疾病所引起的喘息、咳嗽、气促和胸闷。

(5) 临床表现不典型者（如无明显喘息或哮鸣音），应至少具备以下 1 项：

- 证实存在可逆性气流受限：①支气管舒张试验阳性。吸入速效 β_2 受体激动药（如沙丁胺醇压力定量气雾剂 200~400（g）后 15 min 第一秒用力呼气量（FEV_1）增加 $\geqslant 12\%$。②抗炎治疗后肺通气功能改善。给予吸入糖皮质激素和（或）抗白三烯药物治疗 4~8 周，FEV_1 增加 $\geqslant 12\%$。
- 支气管激发试验阳性。
- 最大呼气峰流量（PEF）日间变异率（连续监测 2 周）$\geqslant 13\%$。

■ 支气管哮喘分期

急性发作期，慢性持续期，临床缓解期。

■ 支气管哮喘分级

(1) 哮喘控制水平分级：包括症状控制水平和未来危险因素控制水平两方面。根据日间症状、夜间症状、应急缓解药物的应用和活动受限 4 项判断控制水平，如 4 项均不存在为良好控制，如出现 1~2 项为部分控制，如出现 3~4 项为未控制。

(2) 病情严重程度评估：依据达到哮喘良好控制所需的治疗级别进行回顾性评价分级，第 1 级和第 2 级阶梯治疗为轻度持续哮喘,第3级阶梯治疗为中度持续哮喘,第4级和第5级阶梯治疗为重度持续哮喘。

(3) 急性发作严重度分级：见哮喘急性发作章节。

【鉴别诊断】

- 呼吸系统：上气道咳嗽综合征、支气管异物、气管软化、肺结核、支气管扩张、原发性纤毛运动障碍、支气管肺发育不良、囊性纤维化。
- 心血管系统：先天性心脏病、血管环。
- 消化系统：胃食管反流。
- 其他：免疫缺陷、α_1-抗胰蛋白酶缺乏症等。

【并存疾病】

如变应性鼻炎、鼻窦炎、阻塞性睡眠呼吸障碍、胃食管反流、肥胖等,可影响哮喘的控制。

【治疗】

- 急性发作期

快速缓解症状,抗炎、平喘。常用的缓解药物包括：吸入短效 β_2 受体激动药、全身型糖皮质激素、口服中效 β_2 受体激动药、抗胆碱能药物、短效茶碱等。具体见支气管哮喘急性发作章节。

- 慢性持续期和临床缓解期

防止症状加重和预防复发,如避免触发因素、坚持长期抗炎、降低气道高反应性、防止气道重塑、做好自我管理(见图10-2)。儿童常用的控制药物包括：吸入糖皮质激素(ICS),如布地奈德、倍氯米松;口服白三烯受体拮抗药(LTRA),如孟鲁司特;吸入长效 β_2 受体激动药(LABA),如沙美特罗、福莫特罗。

【健康指导】

- 避免触发因素：如吸烟、各种变应原(家中不养宠物、不铺地毯、保持家居环境清洁、经常清洁毛绒玩具等)、气候变化、呼吸道感染、剧烈运动或某些药物等。

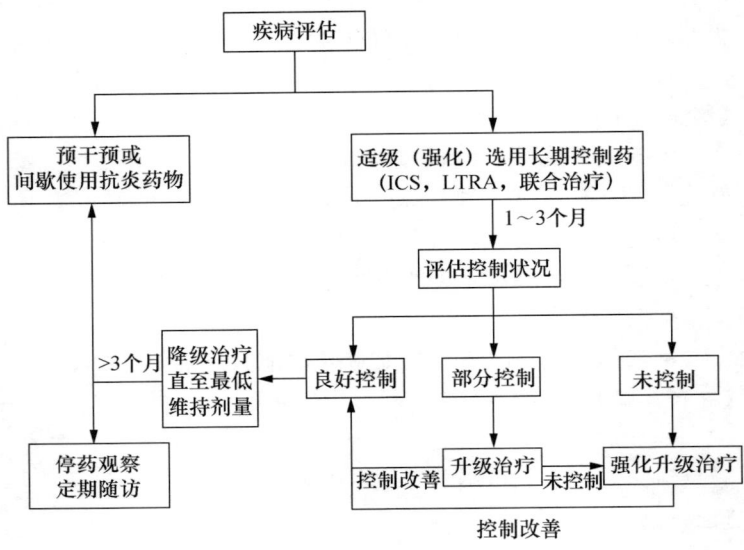

图 10-2 儿童哮喘管理流程图（摘自 2016 年儿童支气管哮喘诊断和防治指南）

- 规范药物治疗：掌握正确的药物吸入技术。治疗应遵循个体化原则，3 个月至少复诊 1 次，根据症状控制情况调整药物。
- 加强教育管理：学习记录哮喘日记，监测呼气峰流速，提高患儿及家长自我管理的能力。
- 哮喘患儿出现急性喘息发作时及时吸入速效 β_2 受体激动药，如治疗后喘息症状不能有效缓解，应即刻前往医院就诊。

（高　洁　齐建光）

十五、支气管哮喘急性发作

【问诊重点】

- 本次急性发作的诱因，主要症状（咳嗽、喘息、呕吐、发绀、苍白、呼吸困难、四肢厥冷、意识改变、抽搐），持续时间，加重或缓解与自行用药情况。
- 平素症状（咳嗽、喘息、气促、胸闷）发作的诱因、频率、严重程度、持续时间，辅助检查（肺功能等），治疗情况及效果，运动耐量及睡眠情况。

■ 个人湿疹、变应性鼻炎等其他过敏性疾病史，家族中哮喘等过敏性疾病史。

【查体重点】

意识、生命体征，肤色及黏膜色泽，瞳孔，压眶反射，口咽黏膜，呼吸频率、鼻翼扇动、三凹征、双肺呼吸音，心率、心律、心音。

【检查】

★ 血气分析，血常规，胸片，肝肾功能及电解质，心肌酶谱，心电图。

☆ 肺功能，过敏原筛查，呼出气一氧化氮（FeNO）。

＊超声心动图、肺部 CT、支气管镜，免疫功能（免疫球蛋白、淋巴细胞亚群）、PPD。

【诊断】

■ 符合支气管哮喘的诊断标准：见支气管哮喘章节。

■ 确定分期为急性发作期：咳嗽、喘息、胸闷等症状急性发作。

■ 判断急性发作严重度的分级，见表 10-7 和表 10-8。

【治疗】

■ 一般治疗

心电监护、吸氧、监测血气，维持水、电解质和酸碱平衡，合并感染时应用抗生素。

■ 药物治疗

（1）短效 β_2 受体激动药：如吸入沙丁胺醇或特布他林，第 1 个小时内可每 20 min 1 次，以后根据病情每 1～4 h 重复吸入。严重哮喘发作其他治疗无效者也可静脉应用 β_2 受体激动药。

（2）糖皮质激素：全身应用，静脉输注甲泼尼龙 1～2 mg/(kg·次)，或静脉输注琥珀酸氢化考的松 5～10 mg/(kg·次)，或者口服泼尼松 1～2 mg/(kg·d)。可联合雾化吸入糖皮质激素，如布地奈德。

(3) 抗胆碱药：异丙托溴铵加入 β_2 受体激动药溶液作雾化吸入。

(4) 氨茶碱：负荷量 4～6 mg/kg（总量≤250 mg），缓慢静脉滴注 20～30 min，维持剂量 0.7～1 mg/(kg·h)。亦可间歇给药，每 6～8 h 缓慢静脉滴注 4～6 mg/kg。

(5) 硫酸镁：25～40 mg/(kg·d)（总量≤2g/d），分 1～2 次，缓慢静脉滴注。

- 机械通气

【健康指导】

- 哮喘患儿应在出现急性发作征象时及时吸入速效 β_2 受体激动药，如治疗后喘息症状不能有效缓解，应即刻前往医院就诊。
- 余见支气管哮喘章节。

表 10-7　6 岁以上儿童哮喘急性发作严重度分级

临床特点	轻度	中度	重度	危重度
气短	走路时	说话时	休息时	呼吸不整
体位	可平卧	喜坐位	前弓位	不定
讲话方式	能成句	成短句	说单字	难以说话
精神意识	可有焦虑、烦躁	常焦虑、烦躁	常焦虑、烦躁	嗜睡、意识模糊
辅助呼吸肌活动及三凹征	常无	可有	通常有	胸腹反常运动
哮鸣音	散在、呼气末期	响亮、弥漫	响亮、弥漫、双相	减弱乃至消失
脉率	嗜增加	增加	明显增加	减慢或不规则
PEF 占正常预计值或本人最佳值的百分数（%）	SABA 治疗后：>80	SABA 治疗前：>50～80；SABA 治疗后：>60～80	SABA 治疗前：≤50；SABA 治疗后≤60	无法完成检查
血氧饱和度（吸空气）	0.90～0.94	0.90～0.94	0.90	<0.90

注：(1) 判断急性发作严重度时，只要存在某项严重程度的指标，即可归入该严重等级；(2) 幼龄儿童较年长儿和成人更易发生高碳酸血症（低通气）。PEF：最大呼气峰流量；SABA：短效 β_2 受体激动药

表 10-8　6 岁以下儿童哮喘急性发作严重度分级

症状	轻度	重度[c]
精神意识改变	无	焦虑、烦躁、嗜睡或意识不清
血氧饱和度（治疗前）[a]	≥0.92	<0.92
讲话方式[b]	能成句	说单字
脉率（次/分）	<100	>200（0～3 岁） >180（4～5 岁）
发绀	无	可能存在
哮鸣音	存在	减弱，甚至消失

注：[a] 血氧饱和度是指在吸氧和支气管扩张药治疗前的测得值；[b] 需要考虑儿童的正常语言发育过程；[c] 判断重度发作时，只要存在一项就可归入该等级

参考文献

[1] Chang AB, Bell SC, Torzillo PJ, et al. Chronic suppurative lung disease and bronchiectasis in children and adults in Australia and New Zealand Thoracic Society of Australia and New Zealand guidelines. Medical Journal of Australia, 2015, 202: 130-130.

[2] Ioachimescu OC, Sieber S, Kotch A, Idiopathic pulmonary haemosiderosis revisited. European Respiratory Journal, 2004, 24 (1): 162-170.

[3] Ruiz FE. Airway foreign bodies in children. (2017-5-31) [2017-9-4] http://www.uptodate.com/contents/airway-foreign-bodies-in-children.

[4] Victoria VG, Enrique CV, Alberto FV, et al. Recommendations of diagnosis and treatment of pleural effusion. Update. Arch Bronconeumol, 2014, 50 (6): 235-249.

[5] 陈爱敏，陈慧中，陈志敏，等. 儿童呼吸安全用药专家共识：感冒和退热用药. 中国实用儿科杂志, 2009, 24 (6): 442-446.

[6] 陈爱敏，陈慧中，陈志敏，等. 儿童呼吸安全用药专家共识：感冒和退热用药. 中国实用儿科杂志, 2009, 24 (6): 442-446.

[7] 胡亚美，江载芳. 诸福棠实用儿科学. 8 版. 北京：人民卫生出版社, 2015.

[8] 江载芳，申昆玲，沈颖. 诸福棠实用儿科学. 8 版. 北京：人民卫生出版社, 2015.

[9] 中华医学会儿科学分会呼吸学组. 儿童社区获得性肺炎管理指南（2013修订）（上）. 中华儿科杂志, 2013, 51（10）: 20-21.

[10] 中华医学会儿科学分会呼吸学组. 儿童肺炎支原体肺炎诊治专家共识（2015年版）. 中华实用儿科临床杂志, 2015, 30（17）: 1304-1308.

[11] 《中华儿科杂志》编辑委员会. 毛细支气管炎诊断、治疗与预防专家共识（2014年版）. 中华儿科杂志, 2015, 53（3）: 168-171.

[12] 《中华儿科杂志》编辑委员会. 毛细支气管炎诊断、治疗与预防专家共识（2014年版）. 中华儿科杂志, 2015, 53（3）: 168-171.

[13] 中华医学会儿科学分会呼吸学组. 反复呼吸道感染的临床概念和处理原则. 中华儿科杂志, 2008, 46（2）: 108-110.

[14] 中华医学会儿科学分会呼吸学组慢性咳嗽协作组,《中华儿科杂志》编辑委员会. 中国儿童慢性咳嗽诊断与治疗指南（2013年修订）. 中华儿科杂志, 2014, 52（3）: 184-188.

[15] 中华医学会儿科学分会呼吸学组,《中华儿科杂志》编辑委员会. 儿童支气管哮喘诊断和防治指南（2016年版）. 中华儿科杂志, 2016, 54（3）: 167-181.

（高　洁　齐建光）

第十一章

消化系统疾病

一、胃食管反流病

【问诊重点】
- 根据年龄选择不同问诊内容

(1) 婴幼儿：喂养情况、拒奶、反复呕吐（呕吐物性质、频次、与纳奶关系等）、体重不增、睡眠欠佳、呼吸系统症状。

(2) 年长儿：腹痛、烧心，反复呕吐，吞咽困难，哮喘，反复肺炎，慢性咳嗽。

- 胃食管反流病及并发症高危人群

神经系统损害，肥胖，修复后的食管闭锁，食管裂孔疝，贲门失弛缓，慢性肺疾病（如：支气管肺发育不良），肺移植病史，早产儿。呕吐伴有下列症状或体征需警惕其他器质性病变：胆汁性呕吐、消化道出血（呕血、便血）、持续喷射性呕吐、发热、嗜睡、肝脾大、前囟膨出、腹胀或肌紧张、抽搐。

- 院前检查

检查结果，治疗及疗效。

【查体重点】
生长发育，营养状态，贫血貌，呼吸次数及双肺呼吸音，腹部检查，脑膜刺激征。

【检查】
★ 便常规及潜血、消化道超声、上消化道造影、24 h

食管 pH 监测、食管多通道腔内阻抗-pH 监测、胃镜或胃黏膜组织活检。

☆ 肝肾功能、食物过敏原检测、食物回避或激发试验。

* 腹部增强 CT 或磁共振、心脏超声、心电图、胸片、PPD、肺功能。

【诊断】

- 胃食管反流（GER）

反流的胃内容物进入食管。

- 胃食管反流病（GERD）

有症状或并发症的胃食管反流。

GERD 在儿童不同年龄组中症状各异，尤其在婴幼儿中不具有特异性，单一检查方法的诊断存在局限性，故需要综合判断分析。8～12 岁以上儿童可以通过典型临床症状（呕吐、反酸、胸痛等）诊断。

【鉴别诊断】

与下列疾病相鉴别：①先天性肥厚性幽门狭窄；②神经、代谢异常等引起的呕吐；③其他原因引起的食管炎（如嗜酸粒细胞性食管炎、感染、药物性食管炎等）；④心源性胸痛。

【并发症与后遗症】

- 食管并发症：食管狭窄、出血、穿孔等，腐蚀性食管炎、Barrett 食管、食管腺癌。
- 肺部并发症：吸入性肺炎，支气管哮喘，慢性咳嗽，呼吸暂停。
- 耳鼻喉科并发症：鼻窦炎，中耳炎，喉炎，牙侵蚀症。

【治疗】

- 生活方式改变是首选治疗

（1）婴儿：

a. 体位疗法：出生后至 12 个月小婴儿因存在婴儿猝死综合征风险，故建议仰卧位睡眠，可左侧卧位和抬高床头。在婴儿车或车座位上喂养之后避免半卧位，以免加剧胃食管反流。

b. 少量多餐。

c. 较稠配方奶/抗反流配方奶可减少呕吐频次。

d. 可以考虑使用深度水解或氨基酸为基础的配方奶粉喂养 2～4 周；母亲限制饮食（限制牛奶和鸡蛋）尤其是母乳喂养伴有胃食管反流病症状的婴儿，因为牛奶蛋白过敏症状与胃食管反流病症状可能有重叠。

（2）儿童及青少年：

a. 体位治疗：对于年龄较大的儿童，睡眠中左侧卧位和抬高床头，应避免特别是在餐后呈仰卧姿势。

b. 避免食用咖啡因，辛辣的食物，暴饮暴食，忌深夜吃巧克力。

c. 控制体重，戒烟，戒酒。

■ 药物治疗

（1）抑酸治疗

a. 质子泵抑制剂（PPIs）是"治疗基石"，主张先用 PPI 治疗，后减量维持或改为 H_2 受体抑制药。奥美拉唑 0.5～1 mg/(kg·d)，最好餐前 30 min 服用。

b. H_2 受体抑制药

● 西咪替丁 5～10 mg/(kg·d)，分 4 次

● 雷尼替丁 4～6 mg/(kg·d)，分 2～3 次

● 法莫替丁 0.6～0.8 mg/(kg·d)，分 2 次

（2）促动力药物（尚无证据表明其作为常规药物使用的有效性）

a. 多潘立酮（吗丁啉）每次 0.3 mg/kg，每天 3 次，治疗 1 周，有效可继续治疗。

b. 甲氧氯普胺（有引起椎体外系症状的副作用，婴幼儿慎用）。

c. 红霉素（尚无充分证据推荐低或高剂量红霉素用于 GERD 治疗）。

（3）其他药物

a. 黏膜保护剂：对于严重症状或腐蚀性食管炎不做单药推荐。

b. 中和胃酸制剂：可用于轻度非经常性症状病例，临时按需服用，并非用于慢性患者（长期应用有铝毒性风险），可出现骨质减少、小细胞性贫血、神经系统症状）。

■ 外科治疗

a. 当上述治疗效果不佳时考虑外科治疗，只能适用于一些患者，如有潜在的神经功能损害（如脑瘫）、慢性呼吸系统疾病（慢性反流性肺炎）、难治性食管炎或呕吐等。

b. 胃底折叠术。

【提示】

■ 1岁内正常婴儿有2/3发生胃食管反流。

■ 对于生后第1个月持续呕吐患儿，注意先天性幽门狭窄可能。

■ GERD诊断需首先除外先天性消化道畸形。

■ 检查方法的选择：上消化道造影检查用于除外有无消化道畸形，如贲门失弛缓症、肠旋转不良、食管裂孔疝等；食管多通道腔内阻抗-pH监测用于检测酸性和非酸性液体、固体、空气在食管中的运动，以及酸性和非酸性反流特定症状与反流时间的关系；24 h食管pH监测只检测酸性反流，反流指数（食管pH<4占总时间百分比）大于7认为异常，反流时间延长次数（>5 min）；内镜或胃黏膜组织活检指征为药物治疗无效或对于体重不增、不能解释的贫血或便潜血阳性、反流性肺炎或呕血的初步诊疗，可用于评估胃食管反流病情及严重程度（如腐蚀、溃疡、狭窄、食管炎、Barrett食管、腺癌），并除外其他疾病，如食管裂孔疝、嗜酸性食管炎、克罗恩病、感染等。

■ 注意患儿呼吸、血液、神经等其他系统合并症状。

■ 注意GER宣教及服药时间。

■ 24 h pH监测检查前3天需停用抑酸药、促胃肠动力药。

（李 礼 常杏芝）

二、腹泻病

【问诊重点】

- 起病、持续时间，经口进食的种类和量，胃肠道症状（排便情况、性状、颜色、腥臭味、有无脓血，排便的频率、量，腹痛性质、部位、程度，里急后重，厌食及呕吐，呕吐物的性状、量、频率），脱水症状（精神萎靡、易激惹、烦躁，排尿次数、尿量、口渴、体重减轻、眼泪减少等）。

- 发热、咳嗽、关节痛、皮疹、尿频、排尿哭闹伴随症状等，药物史，牛奶蛋白及大豆蛋白过敏史，乳糖不耐受，放疗或化疗病史，外科病史。

- 院外便常规、电解质，治疗及反应。

【查体重点】

评估脱水程度及循环情况，包括精神状态，血压、心率、呼吸，尿量，皮肤颜色及弹性，眼泪，眼窝凹陷，口唇，前囟，毛细血管再充盈时间（CRT）；腹部体征（腹痛部位及性质、肝脾情况、腹部包块、肠鸣音、腹肌紧张）；肛周检查（溃疡、活动性出血等）；肠道外体征（皮疹、关节痛、淋巴结肿大等）。

【检查】

★ 血、尿、便常规，CRP，肝肾功能及电解质，腹部超声。

☆ 轮状病毒抗原检测、血气分析、便培养、便涂片。

＊ 粪便球杆比、粪便找真菌、粪便找虫卵、红细胞沉降率、免疫功能。

【诊断】

- 是否腹泻：根据排便性状和次数判断是否存在腹泻。患儿粪便性状改变（呈稀水便、糊状便、黏液脓血便）和排便次数比平时增多，每日≥3次。

- 病程：急性，≤2周；迁延性，2周～2个月；慢性，＞2个月。

■ 病因分析：肠道内感染性腹泻（病毒、细菌、寄生虫），肠道外感染性疾病（中耳炎、肺炎、尿路感染），食物过敏或不耐受，抗生素相关性腹泻，炎症性肠病。

■ 并发症分析：脱水（见表4-3）和电解质紊乱的评估。

【并发症与后遗症】

①脱水；②电解质紊乱；③代谢性酸中毒；④惊厥。

【治疗】

■ 脱水的预防及治疗

（1）预防脱水：从患儿腹泻开始，给予口服足够的液体以预防脱水。每次稀便后补充一定量的液体（<6个月者，50 ml；6个月～2岁者，100 ml；2～10岁者，150 ml；10岁以上的患儿能喝多少给多少）直到腹泻停止。

（2）轻-中度脱水：口服补液及时纠正脱水，应用ORS，用量（ml）=体重（kg）×(50～75)，4 h内服完；密切观察患儿病情，并指导母亲给患儿服用ORS液。

如果临近4 h，患儿仍有脱水表现，要调整补液方案。

（3）中-重度脱水：静脉补液。

静脉补液适用于严重呕吐、中-重度脱水或口服补液失败。原则简而言之即：先快后慢、先浓后淡、见尿补钾、及时评估。

定量方法：①累积损失量可以先按1/2量给予，轻度脱水30～50 ml/kg（例如：10 kg予300 ml）；中度脱水50～100 ml/kg；重度脱水100～120 ml/kg。②继续丢失量：根据继续丢失液体量决定，丢多少补多少。③生理需要量：根据不同年龄液体生理需要量决定，1200～1500 ml/m^2。

定性：累积损失量（等渗性脱水应用1/2张液体，低渗性脱水应用2/3张液体，高渗性脱水应用1/3张液体），继续丢失量（应用1/3张液体），生理需要量（应用1/5～1/4张液体）。

定速：24 h完成总量，先快后慢，累积损失量（通常8 h内完成）8～10 ml/(kg·h)，重度脱水患儿扩容2∶1等张含钠液20 ml/kg，15～20 min入。继续丢失量5 ml/

（kg·h），生理需要量 5 ml/(kg·h)。

- 继续喂养

（1）调整饮食：鼓励患儿进食，可增加喂养餐次。病毒性肠炎患儿可暂时给予低（去）乳糖配方奶，时间 1~2 周，腹泻好转后恢复之前喂养方式。

（2）营养治疗：①糖源性腹泻。以乳糖不耐受最多见，治疗宜采用去双糖饮食，可采用去（或低）乳糖配方奶或豆基蛋白配方奶。②过敏性腹泻。以牛奶过敏较常见。避免食入过敏食物，可采用深度水解或氨基酸配方。③要素饮食：适用于慢性腹泻、肠黏膜损伤、吸收不良综合征者。④静脉营养：用于少数重症病例，不能耐受口服营养物质、伴有重度营养不良及低蛋白血症者。

（3）补锌治疗：急性腹泻病患儿能进食后即予以补锌治疗，共 10~14 d。

月龄＞6 个月的患儿，每天补充元素锌 20 mg。

月龄＜6 个月的患儿，每天补充元素锌 10 mg。

（4）合理使用抗生素：应用抗生素前建议首先行粪便标本的细菌培养和病原体检测，药物可根据当地药敏情况经验性选用；用药后 48 h，病情未见好转，可考虑更换抗生素；用药的第 3 d 要进行随访；抗生素疗程要足够。

（5）其他治疗方法：有助于改善腹泻病情、缩短病程。

- 应用肠黏膜保护剂：如蒙脱石散。
- 应用微生态疗法：给予益生菌如双歧杆菌、乳酸杆菌等。
- 补充维生素 A。
- 应用抗分泌药物：用于分泌性腹泻。

【提示】

- 对于每一个腹泻的患儿都要严密观察是否出现脱水，并予及时补液治疗。
- 对于轻度和可以经口喂养（呕吐不剧烈）的患儿，都建议应用口服补液盐纠正脱水。
- 以下情况提示口服补液可能失败：①持续、频繁、

大量腹泻 [>10～20 ml/(kg·h)]；②ORS液服用量不足；③频繁、严重呕吐。

- 重度脱水时如无静脉输液条件，可用鼻饲点滴方法进行补液。
- 静脉补液张力过低，体液低渗状态，可导致水中毒、脑细胞水肿等，补液张力过高，可加重循环负荷。
- 对于脱水患儿治疗后要及时评估，待生化结果回报后及时调整液体张力。
- 补液的量、张力和速度需根据病情及时调整，避免不观察患者，一次开出数小时的液体。

(李　礼　常杏芝)

三、胃炎（急、慢性）

【问诊重点】
- 诱发因素（饮食、药物等），食欲不振，腹痛部位、程度，与饮食的关系，反酸、嗳气，恶心、呕吐，腰背部疼痛，腹泻次数及粪便性状。
- 呕血、黑便、发热、少尿、呼吸困难，既往有无幽门螺杆菌（HP）感染史或胃病（腹痛）家族史。
- 院前幽门螺杆菌检测、腹部超声等检查结果，治疗及疗效。

【查体重点】
体格发育、口腔黏膜及牙龈情况、贫血貌、腹部压痛部位、反跳痛及肌紧张、肠鸣音、移动性浊音。

【检查】
★ 血、尿常规，便常规（及隐血），血生化、幽门螺杆菌检测（^{13}C呼气试验、粪便HP抗原检测等）。
☆ 胃镜及胃黏膜组织活检。
* 消化道钡餐造影、血壁细胞抗体、血内因子抗体、血促胃液素。

【诊断】
- 急性胃炎：是由各种原因引起的胃黏膜急性炎症，

病变多局限于黏膜层，严重时可累及整个胃壁达肌层甚至浆膜层。

根据病史和临床表现，可作出诊断，必要时可进行胃镜和病理学检查。

■ 慢性胃炎：内镜下可分为慢性非萎缩性（浅表性）胃炎和慢性萎缩性胃炎。

常见病因：HP感染、胆汁反流、药物因素、长期不良饮食习惯、免疫机制等。

临床表现：慢性腹痛，恶心、呕吐、腹胀、反酸、嗳气、呃逆等症状，胃黏膜糜烂出血者可有呕血、黑便，病程较长者可有贫血、消瘦等表现。

胃镜检查：①黏膜斑；②充血；③水肿；④微小结节；⑤糜烂；⑥花斑；⑦出血斑点。

以上①～⑤中符合一项即可诊断，⑥和⑦两项应结合病理诊断。

组织病理：上皮细胞变性，小凹上皮细胞增生，固有膜炎症细胞浸润、腺体萎缩。炎症细胞主要是淋巴细胞、浆细胞、巨噬细胞。

【鉴别诊断】

应与①消化性溃疡；②肠道寄生虫；③慢性阑尾炎；④急慢性胰腺炎；⑤肠易激综合征相鉴别。

【并发症】

主要包括：①消化道出血；②贫血；③消化性溃疡。

【治疗】

■ 急性胃炎

（1）一般治疗：应注意休息及饮食调节，忌食生冷、刺激性等食物。

（2）对症治疗：针对不同病因给予相应治疗，可使用抑酸药、黏膜保护药、促胃肠动力药，腹痛严重者可予解痉药，有感染者可适当应用抗菌素等。

（3）对因治疗：如停用对胃黏膜有损害的药物和食物等。

- 慢性胃炎

一般治疗及对症、对因治疗同急性胃炎，存在 HP 感染证据，可抗 HP 治疗。

【出院指导】
- 饮食卫生，规律进食，避免暴饮暴食。
- 忌食生冷、刺激性等食物。
- 遵医嘱服用抑酸药、黏膜保护药等，必要时予解痉药治疗。

【提示】
- 幽门螺杆菌感染是儿童慢性胃炎的主要病因，且常有家庭成员腹痛。
- 急性炎症以中性粒细胞浸润为主，而慢性炎症以淋巴细胞、浆细胞浸润为主。
- 依据病理组织学改变，慢性胃炎可分为 5 种组织学变化，即 HP 感染、慢性炎症、活动性、萎缩和肠化，每种又可分为无、轻度、中度和重度四级。
- 除急慢性胃炎外，还有少数特殊类型胃炎，如嗜酸细胞性胃炎、胶原性胃炎、自身免疫性胃炎、克罗恩病等，需结合病史、胃镜及病理检查确诊。

（李　礼　常杏芝）

四、幽门螺杆菌感染和消化性溃疡病

【问诊重点】
- 反复发作性腹痛、恶心、呕吐、反酸嗳气、消化道出血、便血及厌食、贫血相关症状（心慌、气短、面色苍白），起病诱因（与进食、药物的关系等），持续时间，缓解方式。
- 体重增长情况，家族史。
- 院外腹部超声、HP 相关检查结果，治疗及反应。

【查体重点】
中上腹压痛，口中异味、贫血、体重减轻或生长迟缓等。

【检查】

★ 血、尿常规，便常规及潜血、腹部超声、^{13}C 呼气试验、粪便幽门螺杆菌（HP）抗原检测、抗 HP 抗体。

☆ 上消化道造影、胃镜、胃黏膜组织活检、快速尿素酶试验、胃黏膜 HP 培养。

* 腹部增强 MRI、过敏原筛查。

【诊断】

■ 消化性溃疡

存在中上腹痛、反酸、恶心、呕吐等消化性溃疡的典型症状，可伴有消化道出血或贫血症状，胃镜检查见黏膜缺损，基底部有白色或灰白色厚苔，边缘整齐，或为一片充血黏膜上散在小白苔，形如霜斑等典型病变，是诊断消化性溃疡的最主要方法。

■ 幽门螺杆菌感染

符合下述四项之一者可诊断为 HP 现症感染：

（1）胃黏膜 HP 培养阳性。

（2）组织病理学检查和快速尿素酶试验均阳性。

（3）若组织病理学检查和 RUT 结果不一致，需进一步行非侵入性检测。

（4）消化性溃疡出血时，病理组织学或快速尿素酶试验中任一项阳性。

【鉴别诊断】

应与①急性胃肠炎；②急性胰腺炎；③肠系膜淋巴结炎；④过敏性紫癜；⑤急性肠梗阻；⑥腹部占位性病变相鉴别。

【并发症与后遗症】

主要为消化性溃疡合并穿孔、出血。

【治疗】

■ HP 感染根除治疗的适应证

（1）必须根治：消化性溃疡、胃黏膜相关淋巴组织（MALT）淋巴瘤。

（2）考虑根治：①慢性胃炎；②胃癌家族史；③不

明原因的难治性缺铁性贫血；④计划长期服用 NSAIDs（包括低剂量阿司匹林）；⑤监护人、年长儿童强烈要求治疗。

■ 治疗方案

（1）一线方案：①PPI＋克拉霉素＋阿莫西林，疗程 10 或 14 d；若青霉素过敏，则换用甲硝唑或替硝唑。②三联疗法：阿莫西林＋甲硝唑＋胶体次枸橼酸铋剂，疗程 10 或 14 d。③序贯疗法：PPI＋阿莫西林 5 d，PPI＋克拉霉素＋甲硝唑 5 d。

（2）二线方案：①PPI＋阿莫西林＋甲硝唑（或替硝唑）＋胶体次枸橼酸铋剂。②PPI＋克拉霉素＋阿莫西林＋甲硝唑。用于一线方案治疗失败后，疗程 10 或 14 d。

■ 药物剂量

（1）根除 HP 的常用药物：

● 抗生素：①阿莫西林 50 mg/(kg·d)，分 2 次；（最大剂量 1 g，2 次/天）；②甲硝唑 20 mg/(kg·d)，分 2 次（最大剂量 0.5 g，2 次/天）；③替硝唑 20 mg/(kg·d)，分 2 次；④克拉霉素 15~20 mg/(kg·d)，分 2 次（最大剂量 0.5 g，2 次/天）。

● 铋剂：胶体次枸橼酸铋剂（＞6 岁），6~8 mg/(kg·d)，分 2 次（餐前口服）。

● 质子泵抑制剂（PPI）：奥美拉唑 0.6~1.0 mg/(kg·d)，分 2 次（餐前口服）。

■ 符合下述三项之一者可判断为 HP 根除

（1）UBT 阴性。

（2）SAT 阴性。

（3）基于胃窦、胃体两个部位取材的快速尿素酶试验均阴性。

■ 出血的治疗：合并活动性出血首选胃镜下止血，同时使用静脉 PPI 可有效预防再出血。

【提示】

■ 针对幽门螺杆菌的病原学检查，除了血清抗体检查，其他检查前均需停 PPI 2 周、抗生素和铋剂 4 周。

■ 国外指南中 PPI 用药剂量较国内大,奥美拉唑 1～2 mg/(kg·d),建议不超过药物说明书剂量,注意提高患儿用药依从性。

■ 即使患儿症状消失,也建议根除治疗结束至少 4 周后复查,首选尿素呼气试验。

■ 强调其他家庭成员同时检查以及分餐。

(李　礼　常杏芝)

五、肠易激综合征

【问诊重点】

■ 起病方式,病程,诱发因素(精神应激、饮食不当、食物过敏),腹痛部位、程度、发作频率、好发时间,与进食、排便、睡眠、月经的关系,伴随症状(如呕吐、腹泻、发热、便血、皮疹、关节痛、血尿等),排便次数、性状,里急后重,与进食关系,夜间睡眠后情况,便秘(常伴排便不尽感和排便费力,可与腹泻短暂交替)。

■ 反复发热、关节痛、炎症性肠病家族史、乳糜泻、发育情况。

■ 院外血常规、便常规、红细胞沉降率、腹部超声等检查结果、治疗及反应。

【查体重点】

营养发育情况,腹部压痛、反跳痛、肌紧张、肠鸣音,皮疹、杵状指、口腔黏膜、肛周情况。

【检查】

★ 血、尿、便常规(隐血试验)、粪便找虫卵、CRP、便培养、血生化、红细胞沉降率、腹部超声、立位腹平片。

☆ 甲状腺功能、脂肪酶、过敏原、幽门螺杆菌抗原检测,^{13}C 呼气试验,免疫球蛋白及 T、B 细胞亚群测定,自身抗体测定,消化道造影、胃镜、肠镜或结肠镜。

* 胃肠动力和感知功能测定。

【诊断】

■ 病程至少 2 个月,且每周均有发作,满足下列所有标准:

(1) 腹部不适或疼痛,其中 25% 的发作存在下列 2 条或 2 条以上表现:①排便后腹部不适症状改善;②发作时伴有排便频率改变;③发作时伴有粪便性状(外观)改变。

(2) 无炎症、解剖学、代谢性和肿瘤性疾病的证据可以解释患儿症状。

■ 以下症状不是诊断所必备,但属于肠易激综合征(IBS)常见症状,这些症状越多则越支持 IBS 的诊断:

(1) 排便频率异常(每天排便 ≥4 次或每周排便 ≤2 次)。

(2) 粪便性状异常(块状/硬便或稀/水样便)。

(3) 粪便排出过程异常(费力、急迫感、排便不净感)。

(4) 黏液便。

(5) 胃肠胀气或腹部膨胀感。

【鉴别诊断】

应与胃肠道疾病(炎性肠病、肿瘤、结核、肠道感染和解剖异常等)、神经源性疾病、内分泌代谢性疾病(甲状腺功能异常和糖尿病等)、感染、药物和自身免疫性疾病(如血管炎)相鉴别。

【治疗】

■ 一般治疗

规律饮食、避免暴饮暴食,细嚼慢咽,情绪疏导,增加膳食纤维摄入,饮食回避。

■ 对症药物治疗

针对不同症状对症处理,如山莨菪碱、思密达、乳果糖等。

■ 心理行为治疗

对上述治疗无效,症状严重而顽固,且伴有较明显心理、性格异常患儿可试用认知和行为治疗。
- 肠道微生态制剂

如枯草杆菌肠球菌二联活菌多维颗粒（妈咪爱）、双歧杆菌三联活菌胶囊（培菲康）等。
- 中医治疗

【提示】
- 查体时需充分暴露腹部，以获得满意的查体结果。
- 在排除器质性疾病前，慎重应用止痛药物。

（李　礼　常杏芝）

六、炎症性肠病

【问诊重点】
- 起病年龄，病程，排便性状及次数（黏液血便等），里急后重，腹痛部位、程度，恶心、呕吐、腹胀、厌食，肛周疾病（肛裂、脓肿、肛瘘等），肠外表现（体重不增、贫血、关节炎、虹膜睫状体炎、肝炎、皮疹、口腔溃疡）。
- 既往有无基础疾病或反复感染（免疫缺陷病等），家族史［包括炎症性肠病（IBD）和免疫缺陷病，尤其是男性］。
- 院外血常规及CRP、便常规、红细胞沉降率等检查结果，治疗及反应。

【查体重点】

身高、体重，营养状态（消瘦、水肿等），贫血体征（面色、心率等），口腔溃疡，皮疹，结膜充血，腹胀、压痛、腹部包块（尤其是右下腹）、腹肌紧张、肠鸣音，肛周（溃疡、皮赘、脓肿、肛裂、肛瘘）。

【检查】

★ 血、尿、便常规，便潜血，便培养，CRP，生化全项，ESR，抗酿酒酵母抗体、ANCA，胃镜、肠镜检查、病理学检查。

☆ 腹部超声、消化道造影、CT或MRI肠道显像、病原学检查（PPD、T-SPOT、粪便艰难梭菌毒素、血/尿

CMV-DNA、血 CMV、EBV 抗体)、粪便乳铁蛋白、钙卫蛋白。

* 维生素 D、食物过敏原。

【诊断】

■ 溃疡性结肠炎（UC）诊断标准

确诊 UC 应符合（1）+［（2）或（3）］+（4），拟诊 UC 应符合（1）+（2）或（3）。

（1）临床表现：持续 4 周以上或反复发作的腹泻，为血便或黏液脓血便，伴明显体重减轻。其他临床表现包括腹痛、里急后重和发热、贫血等不同程度的全身症状，可有关节、皮肤、眼、口及肝胆等肠外表现。

（2）结肠镜检查：病变从直肠开始，连续性近端发展，呈弥漫性黏膜炎症，血管网纹消失、黏膜易脆（接触性出血）、伴颗粒状外观、多发性糜烂或溃疡、结肠袋囊变浅、变钝或消失（铅管状），假息肉及桥形黏膜、肠腔狭窄、肠管变短等。

（3）钡灌肠检查：肠壁多发性小充盈缺损，肠腔狭窄，袋囊消失呈铅管样，肠管短缩。

（4）活检组织标本或手术标本病理学检查：①活动期：固有膜内弥漫性、慢性炎症细胞及中性粒细胞、嗜酸性粒细胞浸润、隐窝炎或形成隐窝脓肿；隐窝上皮增生，同时杯状细胞减少；黏膜表层糜烂、溃疡形成。②缓解期：中性粒细胞消失，慢性炎性细胞减少；隐窝不规则，排列紊乱；腺上皮与黏膜肌层间隙增大，潘氏细胞化生。

■ 克罗恩病（CD）诊断标准

（1）临床表现：慢性起病、反复发作的右下腹或脐周腹痛伴明显体重下降、发育迟缓，可有腹泻、腹部肿块、肠瘘、肛门病变以及发热、贫血等。

（2）影像学检查：胃肠道钡剂造影、钡灌肠造影、CT 或磁共振检查见多发性节段性的肠管僵硬、狭窄，肠梗阻、瘘管。

（3）内镜检查：病变呈节段性、非对称性、跳跃性分布,阿弗他样溃疡、裂隙状溃疡、铺路石样外观,肠腔狭窄、肠壁僵硬,狭窄处病变常呈跳跃式分布。

(4) 手术标本外观:肠管局限性病变、跳跃式损害、铺路石样外观、肠腔狭窄、肠壁僵硬。

(5) 活检组织标本或手术标本病理学检查:裂隙状溃疡、非干酪样肉芽肿、固有膜中大量炎症细胞浸润以及黏膜下层增宽呈穿壁性炎症。

具有表 11-1 所示诊断要点①②③者为拟诊,再加上④⑤⑥三项中任何一项可确诊;具有第④项者,只要加上①②③三项中任何两项亦可确诊。

表 11-1 WHO 推荐的克罗恩病诊断标准

项目	临床	放射影像	内镜	活检	手术标本
①非连续性或戒断性改变		+	+		+
②卵石样外观或纵行溃疡		+	+		+
③全壁性炎性反应改变	+(腹块)	+(狭窄)	+(狭窄)		+
④非干酪样肉芽肿				+	+
⑤裂沟、瘘管	+	+			+
⑥肛周病变	+			+	+

【鉴别诊断】

应与①慢性感染性肠炎;②肠结核;③小肠淋巴瘤;④阑尾炎;⑤嗜酸粒细胞性胃肠炎;⑥牛奶蛋白过敏相鉴别。

【并发症与后遗症】

- UC 主要并发症为肠出血、肠梗阻、肠穿孔和中毒性巨结肠等。
- CD 主要并发症为肠出血、肠穿孔、肠梗阻、肠瘘、关节炎、虹膜睫状体炎、结节性红斑、坏死性脓皮病、阿弗他溃疡、肛裂、瘘管形成及肛周脓肿等。

【治疗】
- UC 治疗

(1) 活动期 UC 的治疗
- 轻度 UC 的治疗：目前临床常用美沙拉嗪缓释颗粒剂 20~30 mg/(kg·d)，分 2、3 次服用。
- 中度 UC 的治疗：可用上述剂量水杨酸类制剂治疗，反应不佳者适当加量或改皮质类固醇激素，常用泼尼松 1~2 mg/(kg·d)，分次口服。
- 重度 UC 治疗：重度 UC 一般病变范围较广，病情发展变化较快，做出诊断后应及时处理，给药剂量要足。

1) 密切监测患者生命体征及腹部体征变化，尽早发现和处理并发症。

2) 卧床休息，适当输液、补充电解质，以防水、电解质平衡紊乱。

3) 营养不良、病情较重者可用要素饮食，病情严重者应禁食、予肠外营养。

4) 静脉予甲泼尼龙 2 mg/(kg·d)（最大剂量 40~60 mg/d），或氢化可的松 8~10 mg/(kg·d)（最大剂量 300~400 mg/d）2~3 周，症状缓解逐渐减量，隔日或间隙疗法，1 mg/(kg·d) 持续 4~6 周，后再逐渐减量至停药，总疗程 2~3 个月。目前激素疗程及用量尚无统一共识。

5) 静脉类固醇激素使用约 5 天后无效者可考虑环孢素每日 2~4 mg/kg 静脉滴注；或使用英夫利西单抗（IFX）治疗，起始量 5 mg/kg，静脉滴注时间应超过 2 h，在第 0、2、6 周给予作为诱导缓解；3 剂无效者不再继续使用本品。有效者随后每隔 8 周给予相同剂量作长程维持治疗；如上述药物疗效不佳，应及时内、外科会诊，确定结肠切除手术的时机和方式。

6) 感染中毒症状明显，考虑合并感染，应用广谱抗生素控制肠道感染。

7) 便血量大、持续出血不止者应考虑输血。

8）忌用抗胆碱药物、止泻剂、NSAIDs、阿片类药物，以避免诱发中毒性巨结肠。

（2）缓解期 UC 的治疗：症状缓解后，应继续维持治疗，疗程尚无定论，但至少应维持 1 年，成人为 3～5 年，维持治疗的剂量也无统一标准，临床实践中仍倾向于延续使用诱导缓解的剂量。对硫唑嘌呤类药物及 IFX 维持治疗，尚无共识，视患者情况而定。

（3）外科手术治疗的绝对指征：大出血、穿孔、明确或高度怀疑癌肿及组织学检查发现重度异型增生或肿块性损害，轻、中度异型增生。

■ CD 治疗

（1）轻度 CD 的治疗：美沙拉嗪适用于回肠末端及回结肠型 20～30 mg/(kg·d)，分 2、3 次口服。对上述治疗无效时，应按中度 CD 处理。

（2）中度 CD 的治疗：应用激素治疗，口服或静脉给药，对激素与水杨酸类药物无效的，应及早使用 IFX 或免疫抑制剂（6-MP 和硫唑嘌呤）。

（3）重度 CD 的治疗：①静脉应用激素治疗，糖皮质激素推荐用于全胃肠外营养（TPN）治疗 1 周无效或并发有肠外症状者。足量激素治疗［甲泼尼龙或泼尼松：1～2 mg/(kg·d)，最大剂量为 40～60 mg/d］，口服或静脉滴注应持续至临床症状控制后至少 2～3 周。以后根据病情逐渐减量，推荐每周减 2.5～5 mg，直至停用。总疗程 2～3 个月。② IFX 应用，同重度 UC 治疗。③有瘘管和化脓性并发症时，应及早使用抗生素治疗。④推荐全肠内营养作为诱导活动期 CD 缓解的一线治疗。可酌情给予要素饮食、部分或全胃肠外营养，以利早期控制发作，提高生活质量。

【出院指导】

■ 保证每日热卡及入量，合理喂养。
■ 监测体重及身高变化，记录排便情况。
■ 定期复查血、便常规，定期复查肠镜。

【提示】

- 确诊 IBD 应综合临床表现、体征、影像学检查、内镜表现及病理检查结果，采取排除诊断法，主要排除肠道感染性疾病等。
- CT 或 MRI 肠道显像是评估小肠炎性病变的标准影像学检查，有条件的单位应将此检查列为 CD 诊断的常规检查。
- UC 与 CD 的鉴别要点之一在于病变的分布。UC 病变可起始于直肠，仅累及结肠，病变呈连续性分布；CD 则可累及全胃肠道，病变呈节段性，病灶之间黏膜正常，常见病变部位为回肠末段和近段结肠。
- 对于结肠镜遇到肠狭窄不能通过时，可完善 MRI、钡剂灌肠、CT 检查。
- CD 患儿常见激素依赖，尤其是发病年龄早、伴上消化道症状者激素依赖更多见，对该类患儿应慎用激素。CD 合并有瘘管形成及脓肿者禁用。
- 重度活动性患者检查，注意结合临床，完善常规腹部 X 线平片了解肠道有无穿孔，如有穿孔则延迟行肠镜。
- 对于起病年龄早（<2 岁）、近亲婚配、病情严重、治疗效果欠佳且伴有肛周病变/脓肿、反复肺部感染等情况的患儿需警惕有无原发免疫缺陷病可能。

（李　礼　常杏芝）

七、婴儿肝炎综合征

【问诊重点】

- 起病月龄，病程，纳差、呕吐、黄疸、尿色变化、陶土样粪便。
- 发热、烦躁不安、体重不增，新生儿期病史，家族肝病史，遗传疾病史、母亲孕期情况、分娩史、近亲、婚配史。
- 院外肝酶、胆红素等检查结果，治疗及反应。

【查体重点】

营养状态、全身感染中毒症状、皮肤及巩膜黄染、特殊面容、先天畸形、心脏杂音、腹水体征、肝脾大程度及质地、腹部包块、双下肢水肿、神经系统体征。

【检查】

★ 血、尿、便常规，肝肾功能，血脂、血糖，血电解质，血氨，凝血功能，腹部超声，嗜肝病毒血清学标志物、TORCH、EBV特异性抗体，血、尿氨基酸和有机酸分析。

☆ 病毒相关抗体及DNA检测（HCMV、EBV、埃可病毒、柯萨奇病毒、风疹病毒、细小病毒B19、单纯疱疹病毒）、α1-抗胰蛋白酶蛋白、铜蓝蛋白、肝纤维化血清学标志物、甲胎蛋白、甲状腺功能检测、皮质醇、半乳糖、血培养、尿培养、便培养、梅毒相关检测、腹部增强CT或增强MRI、肝活检、眼底检测、头颅、长骨及脊柱摄片、父母肝功能检测及嗜肝病毒血清学标志物或其他病原体检测。

* 放射性核素肝扫描、内镜逆行胰胆管造影。

【诊断】

■ 1岁以内（包括新生儿期）起病，伴有血清胆红素升高，肝大（或肝脾大）和肝功能损害的临床综合征。以肝内病变为主，病因复杂，预后悬殊。

■ 病因诊断：如能查出病因，明确诊断，就不再称婴儿肝炎综合征。

（1）感染因素：如病毒、细菌或其他病原体感染（如弓形虫、梅毒螺旋体等）。

（2）遗传代谢病：如半乳糖血症、糖原贮积症、Citrin缺陷病、肝豆状核变性等。

（3）肝内外胆管发育异常：胆道闭锁、先天性胆总管囊肿、胆管发育不良、Alagille综合征等。

（4）其他：朗格汉斯组织细胞增生症、原发性硬化性胆管炎、自身免疫性肝病等。

【并发症与后遗症】

- 肝硬化、食管静脉曲张、消化道出血、颅内出血、肝性脑病、DIC、脓毒血症。
- 胆总管闭锁并发症：脂肪泻、营养不良、脂溶性维生素缺乏、智能发育迟缓、瘙痒症、继发性胆汁性肝硬化胆管炎、门静脉高压。

【治疗】

综合治疗原则是保肝利胆、营养支持、防治出血及病因治疗。

- 一般治疗

①保肝利胆：可选用腺苷蛋氨酸、还原性谷胱甘肽、复方甘草酸苷、葡醛内酯等静脉注射，熊去氧胆酸口服。②营养及支持疗法宜给适量糖、蛋白质、脂溶性维生素及支链氨基酸（如缬氨酸、亮氨酸、异亮氨酸等）。③防治出血：重症肝炎综合征有出血倾向者可应用 $VitK_1$、止血敏、新鲜血浆、凝血酶原复合物等。

- 病因治疗

（1）抗病毒治疗：①抗 HCMV 药物指征为：黄疸型及淤胆型肝炎。宜选用更昔洛韦每次 5 mg/kg（静脉滴注＞1 h），q12 h，共 2~3 周；维持治疗 5 mg/kg，1 次/天，连续 5~7 d，总疗程 3~4 周。若诱导期疾病缓解或病毒血症、病毒尿症清除可提前进入维持治疗；若诱导治疗 3 周无效，应考虑原发或继发耐药，或现症疾病为其他病因所致；若维持阶段疾病进展，可考虑再次诱导治疗；若免疫抑制因素未能清除则应延长维持疗程，采用 5 mg/kg，1 次/天，或 6 mg/kg，每周 5 d，或序贯缬更昔洛韦口服。②如对单纯疱疹病毒感染者，可用阿昔洛韦每次 5~10 mg/kg 静脉滴注，每日 3 次，连用 10~14 d。

（2）抗生素应用：据细菌培养及药敏试验结果选用敏感抗生素。

（3）其他：如半乳糖血症时，需停用奶类和奶制品，改用豆浆和蔗糖喂养。酪氨酸血症时，应给予低苯丙氨酸、酪氨酸饮食。

（4）手术治疗：对于胆道闭锁患儿应尽早诊治，宜在生后 2 个月内手术。

【提示】

■ 病因未明者，应密切观察病情变化，尽快查找原因。

■ 婴儿胆汁淤积应首先评估是否由梗阻引起，除外胆道闭锁。

■ 6 个月以内（尤其 3 个月以内）起病者，主要考虑宫内感染或产时感染；6 个月以后起病者，需考虑生后感染。

■ AFP 可在生后 1 个月转阴，若生后 1 个月 HIS 患儿 AFP 下降，临床症状不缓解，可能为肝严重损伤，提示病情严重。

（李　礼　常杏芝）

八、急性胰腺炎

【问诊重点】

■ 起病方式，诱发因素（饮食、药物等），腹痛部位、程度，有无腰背部疼痛，恶心、呕吐、腹泻。

■ 发热、少尿、呼吸困难等伴随症状。

■ 既往有无基础疾病（遗传代谢病、甲状旁腺功能亢进、SLE 等），外伤史，手术史，家族史。

【查体重点】

体重指数，腹部压痛部位、反跳痛及肌紧张、肠鸣音、移动性浊音、腹部包块，腰肋部皮下瘀斑征（Grey-Turner 征）和脐周皮下瘀斑征（Cullen 征），其他脏器受累后相应体征（肺、心、肾、脑、肝、皮肤等）。

【检查】

★ 血、尿、便常规，CRP、血清淀粉酶和脂肪酶、肝肾功能、血糖、血脂、电解质（血钙等）、心肌酶、腹部 B 超、腹部 CT。

☆ PCT、血培养、胸片、立位腹平片、腹部增强 CT（最好发病 1 周后，可有效区分液体积聚和坏死的范围）。

＊腹部磁共振，血、尿代谢筛查。

【诊断】

- 诊断标准

临床上符合以下 3 项特征中的 2 项，即可诊断为急性胰腺炎：

（1）与急性胰腺炎符合的腹痛（急性、突发、持续、剧烈的上腹部疼痛，常向背部放射）。

（2）血清淀粉酶和（或）脂肪酶活性至少＞3 倍正常上限值。

（3）增强 CT/MRI 或腹部超声呈急性胰腺炎影像学改变。

- 在诊断急性胰腺炎基础上，按严重程度分类

（1）轻度急性胰腺炎：不伴有器官功能衰竭及局部或全身并发症，通常在 1~2 周内恢复，死亡率极低。

（2）中度急性胰腺炎：伴有一过性的器官功能衰竭（48 h 内可自行恢复），或伴有局部或全身并发症而不存在持续性的器官功能衰竭（48 h 内不能自行恢复）。

（3）重度急性胰腺炎：伴有持续的器官功能衰竭（持续 48 h 以上、不能自行恢复的呼吸系统、心血管或肾衰竭，可累及一个或多个脏器）。

- 影像学分类

间质水肿型胰腺炎和坏死性胰腺炎等。

【鉴别诊断】

应与①消化性溃疡合并穿孔；②腹膜炎；③肠梗阻；④急性胃肠炎相鉴别。

【并发症与后遗症】

主要包括：①胰腺假性囊肿；②包裹性坏死；③胰腺脓肿；④胸腔积液；⑤胰性脑病；⑥全身炎症反应综合征。

【治疗】

- 原则：一旦确诊急性胰腺炎，立刻禁食，严重腹胀、麻痹性肠梗阻者可胃肠减压、监测生命体征，纠正电解质紊乱，液体复苏。

- 抑制胰酶外分泌（奥曲肽每次 0.1 mg/kg 每 8 h 一次，皮下注射），胰酶抑制剂应用（乌司他丁）。
- 合并症处理，脏器功能支持治疗，如呼吸支持、CRRT 等。
- 抗生素应用：伴有脓毒症、泌尿系统感染、肺炎等胰腺外感染时可应用；或对于伴有胰腺或胰腺外坏死，7～10 d 病情加重或无好转者应用。推荐用药是①碳青霉烯类；②三代头孢＋抗厌氧菌，疗程 7～14 d。
- 饮食：轻度患者只需短期禁食，中、重度患儿需要肠外营养，腹痛完全缓解，腹部压痛体征消失，肠鸣音恢复正常，可逐步恢复饮食。
- 其他：手术治疗（急性胰腺炎后期合并胰腺脓肿等），谷氨酰胺保护肠道黏膜，PPI 抑酸治疗，益生菌调节肠道菌群尚存争议。

【出院指导】
- 饮食卫生，规律进食，少食多餐，避免暴饮暴食。
- 出院 1 个月内以低脂、无刺激的食物为主，禁食脂肪含量高的食物。
- 注意腹部体征，若再次上腹痛及时就诊。

【提示】
- 注意询问有无药物性因素诱发急性胰腺炎，如左旋门冬酰胺酶、大剂量激素等。
- 注意儿童先天性病因（如胰腺分裂、环形胰腺等）。
- 早期腹部 CT 较腹部 B 超更为敏感，视患儿情况而定。
- 一经诊断应立即开始控制性液体复苏。
- 不推荐应用吗啡或胆碱受体拮抗药，如阿托品、山莨菪碱等。
- 对于有重症倾向的急性胰腺炎患者，要定期监测各项生命体征并持续评估。

（李　礼　常杏芝）

九、消化道出血

【问诊重点】

■ 首先评估意识状态、呼吸、循环情况，确定生命体征是否平稳。

■ 头晕、黑矇、乏力、贫血或休克症状，发热、体重增长情况。

■ 既往有无基础疾病（食管炎、消化性溃疡、肝病、血液系统疾病等），过敏史，用药史，外伤史，手术史，家族史。

【查体重点】

■ 意识状态，呼吸频率，氧饱和度，血压，脉搏，毛细血管再充盈时间，尿量。

■ 要注意查找提示全身性疾患和（或）胃肠道局部病变引起出血的体征。如皮肤出血点或紫癜，鼻咽部活动性出血或血迹。腹部检查肝脾有无增大，有无腹胀、局部压痛、腹肌紧张、包块，肠鸣音情况，直肠黏膜情况，检查后血便排出等。

【检查】

★ 血、尿、便常规，CRP、出凝血功能、肝肾功能及电解质、血型测定、交叉配血。

☆ 内镜检查、腹部或消化道 B 超、消化道造影。

【诊断】

儿童消化道出血可发生于任何年龄，表现为呕血和（或）便血，或仅为便潜血阳性。以屈氏韧带为界，可将出血分为上、下消化道出血。出血原因复杂，除消化道本身的疾病外，也可能是全身性疾病的局部表现。

■ 出血量的估计

一般以单次出血量来评估，出血量达到 5 ml 时，粪便潜血试验可呈阳性反应；出血量达 50～70 ml 或以上时，可表现为黑便。20 ml 左右为小量出血，大于 200 ml 为大量出血。

提示严重的消化道出血的临床特征：

(1) 黑便或血便。

（2）心率较年龄平均心率增加＞20次/分以上。

（3）毛细血管再充盈时间延长。

（4）血红蛋白下降超过2 g/dl。

（5）需要液体补充。

（6）输血（如血红蛋白＜8 g/dl）。

■ 确定出血部位

区分患儿是上消化道或下消化道出血：

（1）呕血和（或）黑便或柏油样便多提示上消化道出血。

（2）若出血后血液在胃内潴留时间较长，血液在胃酸作用下即可呈咖啡色。

（3）结肠及直肠出血，粪便颜色多为红色，部位越往下，颜色越鲜红。

■ 明确病因

见表11-2和表11-3。

表11-2　上消化道出血的病因（根据年龄分类）

	少量出血	大量出血
婴儿	胃炎	消化性溃疡
	食管炎	动-静脉畸形
	Mallory-Weiss撕裂	出凝血功能障碍
儿童	胃炎	食管静脉曲张
	食管炎	消化性溃疡病
	消化道异物	动-静脉畸形
	Mallory-Weiss撕裂	出凝血功能障碍

表11-3　下消化道出血的病因（根据年龄分类）

	少量出血	大量出血
婴儿	肛裂（尤其是固体食物或牛奶的介导）	梅克尔憩室
	牛奶或大豆蛋白诱导的结肠炎（过敏性结肠炎）	动-静脉畸形
	肠套叠	出凝血功能障碍
	感染性结肠炎	
	淋巴结增生	
	消化道重复畸形	

续表

	少量出血	大量出血
儿童	肛裂 肠套叠 感染性结肠炎 溶血尿毒综合征 过敏性紫癜 炎症性肠病	梅克尔憩室 幼年性息肉 动-静脉畸形

摘自:《儿科急诊医学(第3版)》(陈其 主译)

【鉴别诊断】

首先判断是不是血液(如红墨水或红色药液等),再判断出血部位(消化道或其他部位,如鼻衄)。

【治疗】

- 卧床休息,头侧卧位,保持患儿呼吸道通畅,避免呕血时窒息。出血期间需禁食水。稳定和恢复患儿生命体征,及时建立静脉通路。
- 经验性静脉应用生长抑素和质子泵抑制剂,怀疑静脉曲张出血时,在此基础上应用血管升压素和抗生素。
- 抑酸治疗,应用PPI,如奥美拉唑 1~2 mg/(kg·d),分1~2次静脉滴注。
- 生长抑素及其类似物,如奥曲肽起始静脉滴注 1~2 μg/kg(最大量 100 μg),后持续静脉滴注 1~2 μg/(kg·h),若出血停止,24 h内逐渐减停。
- 鼻胃管置入:进行充分有效的胃减压可减少胃区的含血量,抽出胃液和积血有利于血液凝结,经胃管灌注止血药物治疗并观察出血情况。
- 内镜治疗:在出血24 h内,血流动力学稳定后,无严重合并症患儿可行内镜检查。
- 外科干预:消化道出血绝大多数可经非手术治疗控制。手术治疗至少需要大致确定出血部位,以决定手术途径。紧急手术病死率高,必须慎重。手术指征:

(1) 出血量较多,达血容量25%以上,经积极输血等内科治疗,而血压仍难维持正常,或血压一度升至正常又再次下降，提示仍出血不止者。

（2）胃肠道坏死、穿孔、绞窄性梗阻、重复畸形及梅克尔憩室等具有外科手术指征的胃肠道出血患者。

（3）对于门静脉高压所致食管静脉曲张出血，经非手术治疗仍不能控制出血者，应做紧急静脉曲张结扎术，如能同时进行门体静脉分流手术或断流术可能减少复发率。

【提示】

■ 注意询问对消化系统或凝血功能有影响的药物，如阿司匹林。

■ 下消化道出血注意检查直肠肛周情况。

■ 呕血或黑便次数增多，呕吐物由咖啡色转为红色，或伴有肠鸣音活跃，提示可能存在活动性出血。

■ 出血量多者，注意监测血常规，若进行性下降，可能存在持续性出血。

■ 动态观察患儿腹部体征和肠鸣音变化，记录 24 h 尿量和出入量变化。

（李　礼　常杏芝）

十、食物过敏

【问诊重点】

■ 发病年龄，是否有皮疹（若有，则询问其形态、部位、演变），是否伴随痒感、抓挠、发热。摄入食物与皮疹的关系（多久出现症状，症状是否均与食物摄入有关，停该食物后症状是否减轻）。有无消化道症状（呕吐、呕血、腹痛、腹泻及便血等）和呼吸道症状（流涕、打喷嚏、慢性咳嗽）等。患儿及其母亲（如果母乳喂养）是否进食含牛奶蛋白成分的食物、鸡蛋等。

■ 喂养方式，纳奶情况，排便性状、次数及与饮食的关系，体重增长、睡眠情况。既往患湿疹、荨麻疹等过敏性疾病史。鼻炎、荨麻疹、哮喘等过敏性疾病家族史。

■ 针对皮疹或消化道症状的诊疗经过。

【查体重点】

精神反应，生命体征，身长、体重，有无贫血及营养不良貌，皮疹部位及形态，腹部体征，心肺部体征。

【检查】

★ 血、尿、便常规；肝肾功能、电解质；血清总IgE、ECP，血清特异性IgE（specific IgE，sIgE）测定。

☆ 食物回避、口服激发试验（确诊试验），皮肤点刺试验（skin prick test，SPT）及特应性斑贴试验、^{13}C呼气试验或HP抗原检测，腹部超声。

* 立位腹平片、胸片、消化道内镜。

【诊断】

- 食物不良反应

由食物或食物添加剂引起的所有临床异常反应，包括食物过敏、食物不耐受和食物中毒，前两者合称为食物的非毒性反应。

- 食物过敏

免疫机制介导的食物不良反应，即食物蛋白引起的异常或过强的免疫反应，可由IgE或非IgE介导（见图11-1）。

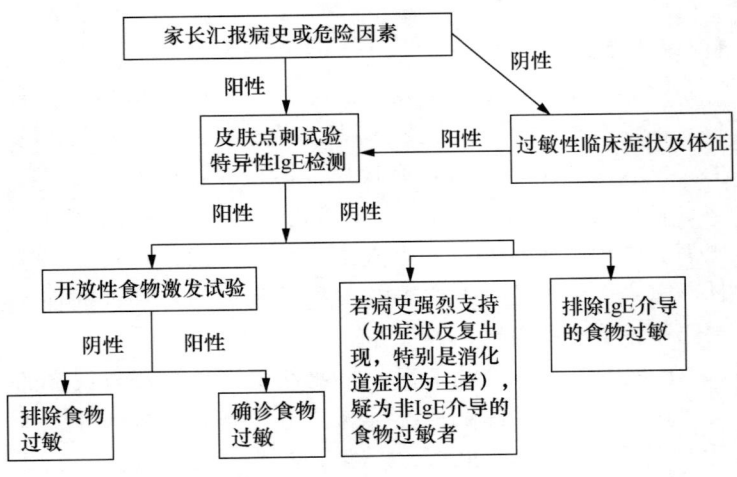

图11-1 食物过敏的诊断流程图

■ 食物不耐受

非免疫介导的食物不良反应，包括人体本身代谢异常（如乳糖酶缺乏）或人体对某些食物内含的药物成分（如久置奶酪中含的酪胺）的易感性增高等。

【鉴别诊断】

以牛奶蛋白过敏（CMPA）为例：

■ 以水样便迁延性或慢性腹泻为主者，应与鸡蛋蛋白等其他食物过敏、乳糖不耐受、乳糜泻、小肠淋巴管扩张症、先天性或者获得性免疫缺陷、微绒毛包涵体病、Tufting肠病、先天失氯性腹泻、先天失钠性腹泻、内分泌肿瘤等鉴别。

■ 以黏液血便为主者，需要与侵袭性细菌感染、寄生虫感染、炎症性肠病、肠结核、白塞病等疾病鉴别。

■ 以便血为主要表现者，需要与肠息肉、肠套叠、肛裂、胃肠道血管畸形、消化性溃疡等鉴别。

■ 以便秘为主要表现者，需要与先天性巨结肠、结肠冗长症等疾病鉴别。

■ 以呕吐和喂养困难为主要表现者，需要与胃肠道畸形、胃食管反流、先天性遗传代谢病鉴别。

■ 其他系统疾病鉴别：感染性疾病，如感染性皮疹、呼吸道感染等；其他原因导致的休克。

【并发症与后遗症】

以 CMPA 为例：

①速发型及晚发型过敏反应；②过敏性休克；③食管炎、胃肠炎、结肠炎等；④鼻炎、哮喘。

【治疗】

严格过敏食物回避，寻找食物替代品，药物治疗。

以 CMPA 为例：

■ 缺乏特异性治疗，最主要的治疗措施是回避牛奶蛋白及对症治疗。

■ 饮食管理：①母乳喂养儿发生 CMPA：继续母乳喂养，母亲回避牛奶及其制品至少 2 周；②配方奶喂养儿发生CMPA：≤2岁患儿应完全回避牛奶及其制品，并以低过敏原性配方代替，>2岁患儿进行无奶饮食；③牛奶特异性口服免疫疗法：目前研究热点，未广泛用于临床。

- 药物对症治疗：在皮肤科、呼吸科、耳鼻咽喉科及消化科医生协作下对CMPA患儿进行综合对症治疗。牛奶蛋白诱发的严重过敏反应可危及生命，应进行迅速处理。肾上腺素是首选药物。一旦发生严重过敏反应需立即使用1‰肾上腺素（1 mg/ml）0.01～0.3 mg/kg肌内注射，必要时可15 min后重复1次。治疗关键是维持呼吸道通畅和保持有效血液循环，其他治疗药物包括糖皮质激素、抗组胺药物及β受体拮抗药等。

【提示】
- 牛奶蛋白回避通常需持续3～6个月，在决定是否恢复常规饮食前应进行再评估，包括SPT或sIgE、牛奶蛋白激发试验。
- 对于重症CMPA患儿，再评估时sIgE仍处于高水平时，建议不再进行牛奶蛋白激发试验，应继续进行饮食回避。

参考文献

[1] Bhupinder KS, et al. Irritable bowel syndrome in children: pathogenesis, diagnosis and evidence-based treatment. World Journal of Gastroenterology, 2014, 20 (20): 6013-6023.

[2] Koletzko S, Jones NL, Goodman KJ, et al. Evidence-based Guidelines From ESPGHAN and NASPGHAN for Helicobacter pylori Infection in Children. J Pediatr Gastroenterol Nutr, 2011, 53: 230-243.

[3] Levine A, Koletzko S, Turner D, et al. ESPGHAN revised Porto criteria for the diagnosis of inflammatory bowel disease in children and adolescents. J Pediatr Gastroenterol Nutr, 2014, 58 (6): 795-806.

[4] Lightdale JR, Gremse DA. Gastroesophageal reflux: management guidance for the pediatrician. Pediatrics, 2013, 131 (5):

e1684-1695.

[5] Longstreth GF，Thompson WG，Chey WD，et al. Rome Ⅲ：the functional gastrointestinal disorders. 3rd ed. McLean，VA：Degnon，2006：487-555.

[6] Vandenplas Y，Rudolph CD，Di Lorenzo C，et al. Pediatric gastroesophageal reflux clinical practice guidelines：joint recommendations of the North American Society for Pediatric Gastroenterology，Hepatology，and Nutrition（NASPGHAN）and the European Society for Pediatric Gastroenterology，Hepatology，and Nutrition（ESPGHAN）. J Pediatr Gastroenterol Nutr，2009，49（4）：498-547.

[7] 陈洁，吴秀英. 小儿慢性胃炎、消化性溃疡胃镜诊断标准（试行）. 中华儿科杂志，2003，41（3）：189-189.

[8] 董梅. 遗传代谢病类婴儿肝炎综合征. 中华实用儿科临床杂志，2011，26（7）：469-471.

[9] 江载芳，申昆玲，沈颖. 诸福棠实用儿科学. 8版. 北京：人民卫生出版社. 2015.

[10] 李在玲. 婴儿牛奶蛋白过敏的诊断. 临床儿科杂志. 2014，32（7）：699-700.

[11] 李在玲. 与感染相关的婴儿肝炎综合征. 中华实用儿科临床杂志，2011，26（7）：474-477.

[12] 王兴鹏，李兆申，袁耀宗，等. 中国急性胰腺炎诊治指南（2013年，上海）. 临床肝胆病杂志，2013，33（9）：428-433.

[13] 吴捷，孙梅. 儿童炎症性肠病的临床管理及治疗. 中华实用儿科临床杂志，2013，28（7）：487-490.

[14] 徐辉巍. 小儿胃炎的诊断和治疗. 中华实用儿科临床杂志，2010，25（19）：1530-1532.

[15] 中国医师协会急诊医师分会. 急性上消化道出血急诊诊治流程专家共识. 中国急救医学，2015（10）：865-873.

[16] 中华消化杂志编委会. 消化性溃疡病诊断与治疗规范（2013年，深圳）. 中华消化杂志，2014，34（2）：73-76.

[17] 中华医学会儿科学分会儿童保健学组. 婴幼儿食物过敏诊治建议. 中华儿科杂志，2011，49（5）：344-348.

[18] 中华医学会儿科学分会免疫学组，中华医学会儿科学分会儿童保健学组，中华医学会儿科学分会消化学组，中华儿科杂志.

中国婴幼儿牛奶蛋白过敏诊治循证建议. 中华儿科杂志, 2013, 51 (3): 183-186.
[19] 中华医学会儿科学分会消化学组. 儿童腹泻病诊断治疗原则的专家共识. 中华儿科杂志, 2009, 47 (8): 634-636.
[20] 中华医学会儿科学分会消化学组. 儿童幽门螺杆菌感染诊治专家共识. 中华儿科杂志, 2015, 53 (7): 496-498.
[21] 中华医学会消化病学分会炎症性肠病学组. 炎症性肠病诊断与治疗的共识意见（2012年·广州）. 胃肠病学, 2012, 51 (12): 763-781.
[22] 中华医学会消化病学分会. 中国慢性胃炎共识意见. 胃肠病学, 2006, 11 (1): 674-684.
[23] 钟雪梅, 张艳玲. 肝内外胆管异常性婴儿肝炎综合征. 中华实用儿科临床杂志, 2011, 26 (7): 471-473.
[24] 朱启镕, 王晓红, 王建设. 婴儿肝病综合征诊治修订方案. 中华传染病杂志, 2004, 22 (5): 357-357.

（李　礼　常杏芝）

第十二章

心血管系统疾病

一、先天性心脏病总论

【问诊重点】

- 苍白、发绀，喂养（奶量，呛咳，纳奶时间，间歇），活动耐力（多汗，活动量），声嘶，蹲踞，晕厥，气促，水肿，尿少。
- 生长发育，既往呼吸道感染病史，母孕期（感染、用药、酗酒等），胎龄。
- 院外心脏听诊结果、超声心动图结果，治疗情况。

【查体重点】

发育营养，肤色（发绀，苍白），脉搏，呼吸频率，四肢血压（脉压），水肿，肺部啰音，心前区隆起，心尖搏动，震颤，心界，心脏杂音，心率，P_2 与 A_2，末梢循环，周围血管征，杵状指，肝大小。

【检查】

★ 血、尿、便常规，生化、BNP、胸片、心电图、超声心动图、四肢血氧饱和度。

☆ 心肌酶、血气分析。

* 地高辛血药浓度、感染筛查、凝血功能、血气分析、心导管检查。

【诊断】

- 诊断思路

（1）先天性心脏病：自幼（一般指 3 岁以内）起病，

胸骨左缘响亮杂音。

(2) 分流类型：①左向右分流型：生长发育落后，喂养困难，反复肺炎，潜伏发绀。如室间隔缺损、房间隔缺损、动脉导管未闭。②右向左分流型：持续发绀，如大动脉转位及法洛四联症，后者可有缺氧发作。③无分流型：无明显发绀。

(3) 具体解剖畸形：根据杂音、超声心动图诊断。

(4) 分流量大小：根据生长发育情况、临床症状轻重，心界、杂音、瓣膜相对性狭窄的杂音、并发症以及心电图、超声心动图综合评估，心导管检查确切评估。

(5) 并发症评估

- 心力衰竭：根据血流动力学改变及临床症状评估。
- 肺动脉高压：左向右分流型及肺血增多发绀型，根据症状、体征、心电图、胸片、超声心动图、胸部增强 CT 及心导管检查，评估有无肺动脉高压及其程度、判断肺血管床阻力情况以及有无艾森曼格综合征。
- 右向左分流型应重点评估肺血管床发育情况，侧支循环形成情况，主要依据症状、胸片、超声心动图、胸部增强 CT 及心导管检查等。
- 其他并发症见各先心病各论。

(6) 心功能分级（改良 NYHA 分级）：

Ⅰ级：体力活动不受限制。学龄儿童可参加体育课。

Ⅱ级：体力活动轻度受限。一般活动可引起乏力、气促，学龄儿活动量低于同龄儿，可能存在生长障碍。

Ⅲ级：体力活动明显受限。少于一般活动可出现乏力、气促，学龄儿不能参加体育活动，存在生长障碍。

Ⅳ级：不能进行任何体力活动，休息时有症状，活动后加重，存在生长障碍。

【健康指导】

- 避免感染，酌情限制体力活动。
- 有心衰者注意心衰管理（见心力衰竭）。

- 小儿心血管专业规律随诊。

二、先天性心脏病各论

(一) 室间隔缺损

【典型表现】

左向右分流先心病症状,胸骨左缘 3~4 肋间可闻及响亮粗糙的收缩期反流性杂音,可伴震颤。心电图早期以左心室肥大为主,胸片左心室增大为主,肺动脉段可突出,肺血增多;超声心动图明确缺损部位、大小及分流,估测肺动脉压力。

【并发症与后遗症】

主要包括:①心力衰竭;②肺动脉高压及艾森曼格综合征;③感染性心内膜炎。

【治疗】

- 内科治疗:控制心力衰竭(见"心力衰竭"治疗部分)及肺动脉高压,防治感染。
- 外科治疗:婴儿期出现心力衰竭、反复肺炎、生长迟缓、动力性肺动脉高压应及时手术,干下型室间隔缺损应在婴儿期手术。

【提示】

- 严重梗阻性肺动脉高压及艾森曼格综合征为手术禁忌。
- 婴幼儿的小型膜周部及肌部室间隔缺损,无明显心力衰竭和肺动脉高压时可暂观察。
- 已出现重度肺高压时,应注意谨慎应用以降低体循环压力为主的扩血管药物。

(二) 房间隔缺损(继发孔型)

【典型表现】

左向右分流先心病症状较轻,胸骨左缘第 2 肋间可闻及 2/6~3/6 级收缩期喷射性杂音,无震颤。心电图多见不完全右束支传导阻滞,可有右心室肥大,胸片示右心增大、肺动脉段可突出,肺血增多;超声心动图明确缺损部位、大小及分流。

【并发症与后遗症】

主要包括：心力衰竭和肺动脉高压及艾森曼格综合征。

【治疗】

- 内科治疗：必要时需控制心力衰竭及肺动脉高压，防治感染。
- 介入治疗：>2岁，有血流动力学意义（缺损直径≥5 mm，分流量大或者右心室扩大）且解剖条件合适；不合并必须外科手术治疗的其他心血管畸形；有血栓栓塞风险或疑似出现栓塞后遗症。
- 外科手术治疗：分流量大，原发孔型、静脉窦型及无顶冠状窦型房间隔缺损及其他不适合介入治疗的患儿，推荐2~4岁择期手术。

【提示】

- 艾森曼格综合征为手术禁忌。
- 已出现重度肺动脉高压时，应注意谨慎应用以降低体循环压力为主的扩血管药物。

（三）动脉导管未闭

【典型表现】

左向右分流先心病症状，胸骨左缘2~3肋间连续性机器样杂音，可伴震颤。心电图早期以左心室肥大为主，胸片左心增大、升主动脉增宽，肺动脉段可突出，肺血增多；超声心动图明确导管部位、大小及分流，估测肺动脉压力。

【并发症与后遗症】

主要包括：①心力衰竭；②肺动脉高压及艾森曼格综合征；③感染性心内膜炎。

【治疗】

- 内科治疗：早产儿可应用布洛芬关闭动脉导管，首剂10 mg/kg，24及48 h后各用5 mg/kg；控制心力衰竭及肺动脉高压，防治感染。
- 介入治疗：动脉导管分流量大，伴充血性心力衰竭、生长发育迟滞、肺循环多血以及左心房或左心室扩大等表现之一者，且患儿体重及解剖条件适宜。

- 外科手术治疗：大型动脉导管有以上关闭指征者。

【提示】
- 以下情况不能关闭动脉导管：①依赖于动脉导管开放的心血管畸形（如肺动脉闭锁不伴室间隔缺损，大动脉转位、主动脉弓离断等）。②严重梗阻性肺动脉高压及艾森曼格综合征。
- 新生儿期需维持动脉导管开放时可用前列腺素 E 持续静脉滴注。

（四）法洛四联症

【典型表现】

右向左分流先心病表现，心前区可及震颤，胸骨左缘 2～4 肋间可闻及 2/6～4/6 级收缩期喷射性杂音（主要来自肺动脉狭窄），P_2 减弱。心电图以右心室肥大为主，胸片靴型心，肺血减少；超声心动图明确四大解剖异常，必要时心导管造影明确肺血管发育情况。

【并发症与后遗症】

主要包括：①红细胞增多症；②相对贫血；③脑栓塞，脑脓肿；④心力衰竭；⑤感染性心内膜炎。

【治疗】
- 内科治疗

预防缺氧发作，普萘洛尔 2～4 mg/(kg·d)，每 6 h 一次，吸氧缓解严重低氧血症，保证入量，减轻高黏滞血症，防治酸中毒及电解质紊乱，补充铁剂以纠正相对贫血，防治感染。

- 缺氧发作紧急处理

（1）膝胸位。

（2）吸氧：高浓度吸氧，严重青紫可面罩给 100% 浓度氧。

（3）吗啡：0.1～0.2 mg/kg，皮下注射。

（4）心得安：0.05～0.1 mg/kg，溶于葡萄糖溶液缓慢静注。

（5）纠正酸中毒：5%碳酸氢钠 1.5～5 ml/kg，稀释为等张后缓慢静注。

(6) 升压：去氧肾上腺素 5~20 μg/kg。

(7) 意识障碍严重、血压不稳定应积极气管插管，人工辅助通气，必要时急诊手术。

另：uptodate 网站推荐生理盐水 10~20 ml/kg 扩容。

■ 外科手术治疗

尽早手术，根据患儿月龄及肺血管床发育情况选择体-肺分流姑息术（如改良 Blalock-Taussig 分流术）或根治手术（3 个月以上）。

【提示】

- 血红蛋白小于 150 g/L，应注意相对贫血可能。
- 缺氧发作时不能用地高辛等强心药物。

（五）肺动脉狭窄

【典型表现】

单纯肺动脉狭窄属于无分流型先心病，如合并房间隔或者室间隔缺损可有发绀，查体颈静脉搏动，胸骨左缘及胸骨上窝可及震颤，胸骨左缘 2~3 肋间可及收缩期喷射性杂音，P_2 减弱。心电图示右心肥大，胸片示肺血少，右心扩大，超声心动图和心导管检查可显示狭窄部位和程度。

【并发症与后遗症】

主要包括心力衰竭和感染性心内膜炎。

【治疗】

■ 内科治疗

严重肺动脉狭窄或青紫明显，新生儿期应静脉滴注前列腺素 E 维持动脉导管开放，前列地尔 0.05~0.1 μg/(kg·min)；必要时吸氧，控制心力衰竭。

■ 介入治疗

经皮肺动脉瓣成形术，超声测量跨瓣压 > 40 mmHg 者、合并右心衰竭、依赖动脉导管的危重患儿。

■ 外科治疗

不适于介入治疗者。

（六）完全性大动脉转位

【典型表现】

生后即出现发绀、呼吸困难，新生儿期可出现严重低氧血症、酸中毒、心力衰竭；室间隔完整者可无杂音，合并室间隔缺损、肺动脉缩窄时可闻及收缩期杂音。心电图电轴右偏，右心室肥大；胸片典型者为肺血管影增多，特征性表现为卵形心伴狭小上纵隔；超声心动图及心导管造影明确解剖异常。

【并发症与后遗症】

主要包括心力衰竭和肺动脉高压。

【治疗】

- 内科治疗

积极纠正低氧血症、酸中毒及代谢紊乱，新生儿期应静脉滴注前列腺素 E 维持动脉导管开放，前列地尔 $0.05\sim0.1\,\mu g/(kg\cdot min)$；控制心力衰竭。

- 房间隔造口术

增加体肺循环血液混合，可迅速改善症状。

- 外科治疗

病情严重者新生儿期行根治手术。

（七）左侧冠状动脉起源于肺动脉

【典型表现】

通常生后 2~3 个月出现症状，出现心脏增大及充血性心力衰竭，可无杂音。心电图显示前侧壁心肌梗死，即Ⅰ、aVL 及 $V_4\sim V_6$ 导联可见异常 Q 波及 ST-T 改变；超声心动图及心导管造影可显示左冠状动脉起源于肺动脉，右冠状动脉增粗，侧支循环形成。

【鉴别诊断】

应与①扩张型心肌病；②心内膜弹力纤维增生症；③心肌炎；④川崎病冠状动脉病变致心肌梗死相鉴别。

【并发症与后遗症】

主要包括心力衰竭和心肌梗死。

【治疗】
■ 内科治疗
控制心力衰竭。
■ 外科治疗
所有患儿均需手术治疗。

（廖　莹　刘雪芹）

三、心律失常

【问诊重点】
■ 心悸，胸闷，胸痛，面色苍白，晕厥，抽搐，大汗，恶心，呕吐，拒奶及烦躁（小婴儿）；起止方式、诱因、持续时间、发作频率。
■ 气促，乏力，水肿，尿少，前驱感染史，心脏疾病史，家族史。
■ 既往心电图等检查结果、发作中止方法，药物疗效。

【查体重点】
■ 脉搏，呼吸，血压，肤色（苍白），水肿，甲状腺，肺部啰音，心脏查体（心前区隆起，心界，心率，心律，心音，心脏杂音），肢端温度，毛细血管再充盈时间，肝大小。

【检查】
★ 血、尿、便常规，血生化、心肌酶、cTnI、BNP、心电图（发作时及发作间歇期）、Holter、超声心动图、胸片。

☆ ASO、肠道病毒抗体、ANA 谱、C3、甲状腺功能、运动试验。

＊心内电生理检查、心脏磁共振、致病基因检测、感染筛查、凝血功能、血气分析。

【诊断】
■ 是否心律失常
根据发作期及间期心电资料。

- 心律失常类型

根据患儿症状、心电图和（或）动态心电图特点明确患儿存在心律失常及其具体诊断。

- 病因分析

（1）先天性心脏病：术前、术后（介入、外科手术）。

（2）后天性心脏病：心肌炎、心包炎、风湿热、心肌病、冠状动脉疾病致心肌缺血及各种病因导致的心力衰竭（如高血压、瓣膜病、肌营养不良）。

（3）离子通道病：如先天性长QT间期综合征，儿茶酚胺敏感性多形性室速。

（4）代谢性因素：（新生儿）缺氧缺血、电解质紊乱。

（5）内分泌疾病：如甲状腺功能亢进。

（6）其他：发热、精神焦虑紧张、药物、毒物、贫血等。

（7）特发性：无明确病因，心脏结构及功能正常。

【鉴别诊断】

应与①病因鉴别；②癫痫发作；③精神心理疾病相鉴别。

【并发症与后遗症】

主要包括：①心力衰竭；②心源性休克；③阿斯综合征；④猝死；⑤心动过速性心肌病；⑥心内血栓形成及栓塞事件。

【治疗】

- 病因治疗

积极寻找并治疗病因。

- 一般治疗

休息，避免发作诱因，必要时心电监护。

- 对症治疗

必要时氧疗，有心力衰竭者按心力衰竭管理（参照本节"心力衰竭"治疗部分）

- 控制心律失常

（1）发作期治疗

● 心动过速

1）房室折返性心动过速/房室结折返性心动过速

血流动力学不稳定时应首选同步电复律（首次 0.5～1 J/kg，无效加至 2 J/kg），如血流动力学稳定应按以下步骤处理：

a. 兴奋迷走神经：婴儿首选冰袋敷面（潜水反射）15～30 s，年长儿可做深吸气后屏气（Valsalva 动作）15～20 s，也可进行咽部刺激（咽反射）。

b. 药物：首选腺苷或普罗帕酮，其次胺碘酮。

腺苷：0.1 mg/kg，2 min 后可加倍，最大量 0.25～0.35 mg/kg 或单剂 12 mg（需心电监护，事先准备阿托品）。

普罗帕酮：1～1.5 mg/(kg·次)，加葡萄糖溶液等倍稀释，静脉推注 5～10 min 入，20 min 可重复给药 1 次，总量<6 mg/kg，对伴有严重心功能不全、心源性休克及明显低血压者禁用。

胺碘酮：静脉负荷量 5 mg/kg（最大负荷量 250 mg），30 min～1 h 入；反复发作可予维持量 5～10 μg/(kg·min)泵点 [7～15 mg/(kg·d)]，24 h 最大量<15 mg/kg（葡萄糖溶液 1 mg 配 1 ml）。

2）房性心动过速

可选择胺碘酮、地高辛、美托洛尔、艾司洛尔、索他洛尔。

3）室性心动过速

如患儿意识丧失或无脉时应按儿童心肺复苏流程处理。

如患儿有意识且可触及脉搏，但有休克征象，应同步电复律（首次 0.5～1 J/kg，无效加至 2 J/kg）。如仍无效应考虑药物复律，非尖端扭转性室速时首先选用利多卡因，其次为胺碘酮；尖端扭转室速时首先选用硫酸镁，其次为利多卡因。

a. 利多卡因：首选，每次 1～2 mg/kg，静脉注射（快），每 5～15 min 可重复，累积量<5 mg/kg。有效者改静脉维持：20～50 μg/(kg·min)泵入。

b. 胺碘酮：用法同室上性心动过速。

c. 硫酸镁：每次 25～50 mg/kg（最大量 2 g）10～

20 min 静脉注射。

如患儿血流动力学稳定（通常 QRS 为规则的单形波），应密切监测血氧、血压及心电图。特发性左室室速宜选用维拉帕米，特发性右室室速可能刺激迷走神经及服用 β 受体阻滞药有效。

- 心动过缓

如有休克征象时应立即药物治疗，可选择肾上腺素或阿托品，无效时应考虑安装临时起搏器，如出现呼吸心跳骤停，应开始心肺复苏。

a. 肾上腺素：静脉用药时 1:10 000 肾上腺素 0.1 ml/kg（每次 0.01 mg/kg，单剂最大量为 1 mg），每 3～5 min 可重复相同剂量；气管内给药时 1:1 000 肾上腺素 0.1 ml/kg（每次 0.1 mg/kg）。

b. 阿托品：0.02 mg/kg（最小剂量 0.1 mg，最大剂量 0.5 mg），可重复 1 次。

（2）预防发作治疗

- 房室折返性心动过速/房室结折返性心动过速：β 受体阻滞药，其他可选择普罗帕酮、胺碘酮或索他洛尔。
- 房性心动过速：首选 β 受体阻滞药，另有胺碘酮、索他洛尔及普罗帕酮。
- 室性心动过速及室性期前收缩：β 受体阻滞药、维拉帕米、索他洛尔及胺碘酮。

■ 射频消融术

房室折返性心动过速，房室结折返性心动过速，部分房性心动过速，部分特发性室性期前收缩/心动过速可考虑射频消融治疗（4 岁以上）。

■ 安装起搏器

严重心动过缓可考虑起搏器，快速心律失常有猝死风险者应考虑安装 ICD。

【健康指导】

- 注意休息，避免诱因，酌情避免体育运动。
- 口服抗心律失常药物，监测药物副作用。

■ 定期复查心电图、Holter 及超声心动图，小儿心血管专业门诊随诊。

【提示】
■ 维拉帕米禁用于 1 岁以下患儿。
■ 普罗帕酮（心律平）慎用于心功能不全患儿。
■ 非频发特发性室性期前收缩者可以观察随诊，不用药。

（廖　莹　刘雪芹）

四、心肌炎

【问诊要点】
■ 胸闷，心悸，胸痛，乏力，纳差，腹痛，气促，呼吸困难，晕厥，抽搐，水肿，尿少，活动耐力。
■ 近 1～3 周发热，咽痛，咳嗽，呕吐，腹泻，皮疹。
■ 既往心电图，超声心动图及治疗经过。

【查体要点】
脉搏，呼吸，血压，皮疹，苍白，口腔（咽部黏膜疱疹），肺部啰音，心前区隆起，心界，心率，心律，心音，奔马律，杂音，末梢温度，CRT，肝大小，水肿。

【检查】
★ 血、尿、便常规，血生化，心肌酶，cTnI，BNP，心电图，超声心动图，胸片。

☆ 心脏自身抗体，Holter，病毒抗体/核酸，ASO，咽拭子培养。

* 心脏增强磁共振，心内膜心肌活检。

【诊断】
■ 诊断标准（2000 年）
（1）临床诊断依据：①心功能不全、心源性休克或心脑综合征。②心脏扩大（X 线、超声心动图之一）。③以 R 波为主的 2 个或 2 个以上主要导联（Ⅰ、Ⅱ、aVF、V_5）的 ST-T 改变持续 4 天以上伴动态变化，窦房/房室/完全性右或左束支传导阻滞，成联律、多形、多源、成对或并行性早搏，非房室结及房室折返性异位心动过速，低电压（新生儿除外）及异常 Q 波。④CK-MB 升高或 cTnI 或 cTnT 阳性。

（2）病原学诊断依据及参考依据（详见指南）。

（3）确诊依据：①具备临床诊断依据 2 项，可临床诊断心肌炎；②具备病原学确诊依据之一，可确诊病毒性心肌炎。

（4）分期：①急性期；②恢复期；③迁延期；④慢性期。

【鉴别诊断】

应与下列疾病相鉴别：①先天性心脏病；②结缔组织病以及代谢性疾病的心肌损害；③风湿性心脏病；④甲状腺功能亢进；⑤心肌病；⑥心内膜弹力纤维增生症；⑦先天性房室传导阻滞；⑧β受体功能亢进；⑨急性肾小球肾炎循环充血等。

【并发症及后遗症】

主要包括：①心源性休克；②阿-斯综合征；③急/慢性心力衰竭；④心律失常；⑤扩张型心肌病。

【治疗】

- 一般治疗

卧床休息，心脏扩大或心力衰竭者至少卧床 4 周；必要时镇静、镇痛。

- 对症治疗

心源性休克、心律失常及心力衰竭治疗参考相应章节。

- 营养心肌

维生素 C（静脉滴注，iv）$100 \sim 200$ mg/(kg·d)，3~4 周。辅酶 Q10 1 mg/(kg·d)，分 2 次，3 个月以上。1,6-二磷酸果糖（iv）$100 \sim 250$ mg/kg，至少连用 2 周。

- 糖皮质激素

用于急性心力衰竭、心源性休克和严重心律失常（三度房室传导阻滞、室性心动过速）者。泼尼松 2 mg/(kg·

d），1～2周，后渐减量，总疗程约6个月。亦可先用甲泼尼龙10 mg/(kg·d)连用3天冲击，疗程同上。

- 丙种球蛋白

用于急性重症心肌炎患儿，2 g/kg，根据心功能分1～5 d输注。

- 抗病毒治疗

可用于有明确病毒感染证据患儿。

【健康指导】
- 避免体育活动至少6个月。
- 继续口服营养心肌及对症治疗药物。
- 小儿心血管专业定期随诊，复查心电图、超声心动图。

【提示】
注意早期识别以呼吸道及消化道症状起病的心肌炎。

（廖　莹　刘雪芹）

五、心肌病

【问诊重点】
- 劳力性呼吸困难，乏力，喂养困难，多汗，胸闷，胸痛，头晕，晕厥，心悸，水肿，尿量。
- 生长发育，前驱感染史，家族史。
- 既往治疗及疗效。

【查体重点】
脉搏，呼吸，血压，甲状腺，颈静脉怒张，肺部啰音，心脏查体（心前区隆起，心界，心率，心律，心音，P_2，奔马律，杂音），肢端温度，肝大小，水肿。

【检查】
★ 血、尿、便常规，血生化、心肌酶、cTnI、BNP、心电图、胸片、超声心动图。

☆ ASO、肠道病毒抗体、甲状腺功能、Holter。

* 凝血功能、血气分析、抗心磷脂抗体、心脏磁共振、致病基因检测。

【诊断】

■ 心肌病类型

根据患儿症状、心脏结构及功能的特点主要分为：

（1）扩张型心肌病：以心室扩大和心室收缩功能降低为特征。

（2）肥厚型心肌病：左心室肥厚，心腔无明显增大，心室收缩功能正常，舒张功能下降。

（3）限制型心肌病：心室舒张功能受限为主，心室收缩功能基本正常，双心房扩大。

（4）致心律失常性右室心肌病：右室心肌被纤维脂肪组织替代，右室扩大、收缩功能下降，常伴室性心动过速。

（5）心内膜弹力纤维增生症：婴儿期出现左心为主心腔明显扩大，心室收缩功能降低，超声下心内膜弥漫增厚伴回声增强。

（6）左室心肌致密化不全：胚胎期心肌发育障碍，左室心肌呈致密化的外层及非致密化的内层，肌小梁增多粗大，伴有深陷的肌小梁间隙，呈海绵状，间隙内血流与心腔相通，多伴有左室收缩功能减低。

■ 病因分析

（1）扩张型心肌病：①感染/免疫性炎症；②遗传代谢病；③神经肌肉病；④药物/毒物；④遗传性/特发性。

（2）肥厚型心肌病：①遗传性；②遗传代谢病（糖原贮积症Ⅱ型）；③神经肌肉病等。

（3）限制型心肌病：①浸润性：淀粉样变性，Gaucher病，黏多糖病；②贮积性：血色病（铁沉积）等；③中毒性：放疗，药物；④遗传性/特发性。

【鉴别诊断】

应与下列疾病相鉴别：①先天性心脏病（左冠状动脉起源异常）；②心肌炎；③川崎病合并冠状动脉病变；④心动过速性心肌病；⑤严重贫血；⑥心脏肿瘤；⑦遗传代谢病；⑧缩窄性心包炎；⑨甲状腺疾病；⑩风湿性心脏病。

【并发症与后遗症】

主要包括:①心力衰竭;②心源性休克;③猝死;④心律失常;⑤心内血栓形成及栓塞事件;⑥感染性心内膜炎。

【治疗】

- 一般治疗

休息,必要时心电监护。

- 对症治疗

必要时氧疗,有心力衰竭者注意心衰管理(参照本节"心力衰竭"治疗部分),伴心律失常者控制心律失常,有血栓形成风险或已形成血栓者应抗凝治疗。

- 针对性治疗

(1)扩张型心肌病:考虑免疫性病因时可加用糖皮质激素及丙种球蛋白,内科治疗难以改善病情时可考虑心脏移植。

(2)肥厚型心肌病:一线药物为β受体阻滞药,替代选择为钙通道阻滞药。伴恶性心律失常时应植入ICD。其他包括外科手术切除部分心肌,乙醇消融或心脏移植。

(3)心内膜弹力纤维增生症:推荐服用地高辛至少2~3年,糖皮质激素及其他免疫抑制剂治疗存在争议。

【健康指导】

- 注意休息,避免感染,酌情免体。
- 按时服药,监测药物副作用。
- 定期复查心电图及超声心动图,小儿心血管专业门诊随诊。

(廖 莹 刘雪芹)

六、心力衰竭

【问诊重点】

- 气促,乏力,活动耐力减低,喂养困难,苍白,纳差,腹胀,腹痛,生长发育,多汗,水肿,尿少。
- 发热,咳嗽,吐泻,青紫,胸闷,心悸,前驱感染,心脏病史,家族史。

- 已接受的治疗及疗效。

【查体重点】

脉搏，呼吸，血压及脉压，发育营养，肤色，甲状腺，颈静脉怒张，肺部啰音，心前区隆起、心界、心率、心律、心音、奔马律、P_2、杂音，肢端温度，CRT，肝，水肿。

【检查】

★ 血、尿、便常规，血生化，心肌酶，cTnI，BNP，心电图，胸片，超声心动图。

☆ Holter。

* 凝血功能、血气分析、甲状腺功能、心脏磁共振、基因检测、心肌心内膜活检，血/尿代谢筛查。

【诊断】

- 诊断（综合病因、病史、临床表现及辅助检查）

（1）临床表现：心肌功能障碍（心动过速，心音低钝，外周灌注不足），肺循环淤血（气促，呼吸困难，肺部啰音），体循环淤血（肝大，水肿，颈静脉怒张）。

（2）辅助检查：胸片（心影扩大，肺水肿），超声心动图（LVEF<45%），BNP明显升高，心电图等。

（3）分型：急/慢性心衰，左心衰竭、右心衰竭和全心衰竭，收缩性和舒张性心力衰竭，低/高心排心力衰竭。

（4）心功能分级（NYHA分级及婴儿改良Ross心力衰竭分级详见参考资料）。

- 病因分析

（1）心肌功能障碍：①收缩性；②舒张性。

（2）前负荷增加：左向右分流，瓣膜大量反流。

（3）后负荷增加：如高血压，肺动脉高压，肺动脉瓣狭窄，主动脉缩窄。

【鉴别诊断】

应与下列疾病相鉴别：①急性肾小球肾炎循环充血；②肝源性水肿；③肾源性水肿；④重症肺炎；⑤甲状腺功能亢进；⑥脓毒症休克；⑦糖尿病酮症酸中毒。

【并发症与后遗症】

主要包括：①心源性休克；②心律失常；③水、电解质及酸碱平衡紊乱。

【治疗】

- 一般治疗

卧床休息，限制活动，必要时予镇静、吸氧；控制液量（约生理需要量的 80%），低盐饮食，监测尿量、体重、血压及电解质。

- 对症治疗

治疗心律失常，心源性休克，电解质紊乱。

- 病因治疗

如矫治先天性心脏病等。

- 急性心力衰竭

(1) 增强心肌收缩力：①地高辛：负荷量（口服）早产儿 10~20 μg/kg，足月儿 20~30 μg/kg，婴幼儿 30~40 μg/kg，年长儿 25~30 μg/kg，静脉为口服量的 3/4；首剂为负荷量的 1/2，余量分 2 次，间隔 6~8 h，负荷量完成后 12 h 予维持量，每次为负荷量的 1/10~1/8，每日 2 次，间隔 12 h。②多巴胺/多巴酚丁胺。③米力农。

(2) 利尿：呋塞米静脉每次 1~2 mg/kg，口服每次 2~4 mg/kg，每天 1~3 次；氢氯噻嗪每次 0.5~1.5 mg/kg，每日 2 次；螺内酯每次 1~2 mg/kg，每日 2 次。

(3) 扩张血管：硝酸甘油 1~5 μg/(kg·min)。

- 慢性心力衰竭

(1) ACEI：如卡托普利。

(2) β受体阻滞药：卡维地洛或美托洛尔。

(3) 醛固酮受体拮抗药：螺内酯。

- 非药物治疗

心室辅助装置，心脏移植等。

【健康指导】

- 休息，控制入量，适当活动，避免加重诱因（如感染）。
- 继续口服药物。

- 定期复查心电图、超声心动图及 BNP，监测血电解质及地高辛浓度，随诊。

【提示】

急性心肌炎慎用、缺血性心脏病禁用地高辛。

(廖 莹 刘雪芹)

七、晕厥

【问诊要点】

- 发作情境，诱因，体位，先兆，意识状态，面色，抽搐，二便失禁，持续时间，缓解方式，发作后状态，发作频率。
- 性格，心血管、神经系统病史及家族史，猝死家族史。
- 既往诊断及治疗效果。

【查体要点】

血压，脉搏，心脏（心前区隆起，心界，心率，心律，心音，P_2，杂音），神经系统查体。

【检查】

★ 血、尿、便常规，血生化，心电图，超声心动图。

☆ 直立试验，24h 尿钠，Holter，运动试验，心肌酶。

* 直立倾斜试验（HUTT），运动平板试验，头颅磁共振，视频脑电图，心脏磁共振，心内电生理，心导管检查，遗传性疾病基因检测，小儿神经及精神心理专业会诊。

【诊断】

- 自主神经介导性晕厥临床诊断标准

①年长儿多见；②多有持久站立或体位由卧位或蹲位快速达到直立位、精神紧张或恐惧、闷热环境等诱发因素；③有晕厥表现；④直立后常出现直立不耐受症状，如头晕、头痛、疲劳、视物模糊、胸闷、心悸、长出气、手颤、不能耐受运动，严重时可出现晕厥发作；⑤HUTT 达到阳性标准；⑥直立试验或 HUTT 达到其阳性标准；⑦除外其他疾病。

(1) 血管迷走性晕厥：符合①②③⑤⑦。

(2) 体位性心动过速综合征：符合①②④⑥⑦。
(3) 直立性低血压：符合①②④⑥⑦。
(4) 直立性高血压：符合①②④⑥⑦。
HUT及直立试验阳性标准参见参考资料2。
- 心源性晕厥

心脏结构性疾病或者心律失常（参见相应疾病诊断标准）。

【鉴别诊断】

应与①癫痫；②代谢紊乱；③精神心理疾病相鉴别。

【治疗】

- 自主神经介导性晕厥

(1) 一般治疗：健康教育，自主神经功能锻炼（直立训练，干毛巾擦拭）。

(2) 口服补液盐：ORSⅢ为例，1袋250 ml，每日摄入250～500 ml。

(3) 药物治疗：如盐酸米多君或美托洛尔。

(4) 安装起搏器：反复晕厥伴有长时间停搏，一般治疗及药物治疗效果欠佳，达到起搏器安装指征者。

- 心源性晕厥

避免发作诱因，病因治疗（参见相关部分）。

【健康指导】

- 避免诱因，识别先兆，注意监护，监测发作情况。
- 治疗1个月复查评估，小儿心血管门诊随诊。

【提示】

注意询问发作情境，尽可能详细（见表12-1）。

表12-1 晕厥患儿病史询问要点

病史要点	自主神经介导性晕厥	心源性晕厥
发作前情况		
体位	立位多见	无规律
诱因	体位改变、持久站立、排尿、排便	常为剧烈运动、情绪激动
发作先兆	精神紧张、闷热环境、饱餐等 头晕、视物模糊、大汗、恶心、呕吐	无明显先兆，或自觉心悸

续表

病史要点	自主神经介导性晕厥	心源性晕厥
发作时情况		
跌倒方式	慢慢滑倒	突然猝倒
肤色	苍白	苍白或发绀
意识丧失	多 5 min 以内	数秒钟至 1 min
肢体	肢体软	可伴有抽搐
发作后情况		
外伤	少有	可有
二便失禁	少有	可有

（廖　莹　刘雪芹）

八、高血压

【问诊要点】

■ 头晕，头痛，踩棉感，视物不清，抽搐。

■ 心悸，手抖，怕热，体重变化，血尿，夜尿多，肢体疼痛，面色潮红，气促，水肿，营养史，用药史，家族史。

■ 降压药用药史。

【查体要点】

脉搏（对称），四肢血压（脉压），发育营养（BMI），甲状腺，心前区隆起，心界，心率，心律，心音，杂音，血管杂音（颈部，锁骨下，腹部），肢体温度及对称性，水肿。

【检查】

★ 血、尿、便常规，全血生化，同型半胱氨酸（Cys），BNP，动态血压监测，心电图，超声心动图，腹部超声，肾早期损害检测，眼底检查。

☆ 肾动脉超声，立卧位 RAAS，甲状腺功能，血儿茶酚胺，尿 VMA，ACTH-皮质醇节律，四肢血管超声。

* 甲状腺超声，肾上腺超声，24 h 尿蛋白定量，内生肌酐清除率，头颅磁共振，腹部及肾动脉 CTA，主动脉 CTA，血管造影，睡眠呼吸监测。

【诊断】

■ 高血压诊断及分级

3 次及以上测量血压大于同性别同年龄血压的 P_{95} 可诊断,其中高血压 1 级为 $P_{95} \sim P_{99}+5$ mmHg,高血压 2 级为大于 $P_{99}+5$ mmHg。

■ 病因分析

（1）原发性：多见于年长儿,体型肥胖,可有家族史,血压升高程度轻,可同时合并代谢综合征。

（2）继发性：可见于任何年龄,血压升高明显,包括肾性高血压（肾血管性,肾实质性）、内分泌疾病（甲状腺功能亢进,嗜铬细胞瘤,皮质醇增多症,原发性醛固酮增多症,甲状旁腺功能亢进,肾素瘤）、心血管疾病（主动脉缩窄,多发性大动脉炎,动静脉瘘,动脉导管未闭）和其他（高同型半胱氨酸血症,睡眠呼吸暂停低通气综合征,颅内高压,神经纤维瘤病,药物,焦虑）。

【鉴别诊断】

应与①颅内占位；②偏头痛；③青光眼；④鼻窦炎；⑤白大衣高血压相鉴别。

【后遗症及并发症】

主要包括：①高血压肾损害；②高血压心脏病；③高血压脑病；④可复性后循环脑病。

【治疗】

■ 非药物治疗

适于原发性高血压,增加有氧运动,避免剧烈活动及情绪激动,适当减重,缓慢降低 BMI,低盐饮食（食盐摄入量 4～8 岁建议 3.1 g/d 以下,大于 8 岁 3.8 g/d 以下）。

■ 药物治疗

（1）指征：有高血压相关症状,有靶器官损害,继发性高血压,糖尿病,非药物治疗 6 个月无效。

（2）原则：单药,小剂量开始,首选 ACEI、ARB 及 CCB,可选 β 受体阻滞药。

- 治疗目标

原发性高血压或无靶器官损害，降至 P_{95}；伴靶器官损害或者合并肾病、糖尿病，降至 P_{90}。

【健康指导】
- 调整生活方式。
- 继续口服药物，监测血压，定期复查动态血压监测，靶器官情况及药物副作用。

【提示】
- 儿童常见白大衣高血压，建议动态血压监测以明确。
- 血压正常值为 P_{90} 以下，$P_{90} \sim P_{95}$（青春期 $\geqslant 120/80$ mmHg 且 $< P_{95}$）为正常高值。

（廖 莹 刘雪芹）

九、感染性心内膜炎

【问诊重点】
- 发热，寒战，皮疹，头痛，失明，偏瘫，抽搐，胸痛，腹痛，腰痛，血尿，肢体疼痛，水肿，尿少。
- 咽痛，咳嗽，吐泻，龋齿，口腔卫生，先心病及瓣膜病史，心脏手术史、外伤史。
- 血培养及超声心动图，抗生素治疗过程。

【查体重点】

脉搏，血压，皮疹，指甲下/结膜出血，瘀斑，Osler 结节，眼底（Roth 斑），龋齿，心率、心律、心音、杂音，末梢循环，杵状指，肝脾大，水肿，神经系统查体。

【检查】

★ 血尿便常规、血培养（多次）、血生化、心肌酶、cTnI、BNP、ASO、类风湿因子、超声心动图、心电图。

☆ 凝血功能、胸片。

＊ 经食管超声心动图、组织镜检/培养/病理、其他部位血管超声、心脏磁共振。

【诊断】

■ 确诊

临床主要指标 2 项，主要 1 项＋次要 3 项，心内膜受累证据＋次要 2 项，临床次要 5 项，病理学指标 1 项。

（1）病理学指标：赘生物或心脏感染组织

a. 培养或镜检发现微生物。

b. 病理检查证实伴活动性心内膜炎。

（2）临床指标

a. 主要指标

● 血培养阳性：2 次血培养有相同的常见致病微生物。

● 心内膜受累证据（超声心动图）：①赘生物。②腱索断裂、瓣膜穿孔、人工瓣膜或补片有新缺损。③心腔内脓肿。

b. 次要指标

①基础心脏病、心脏手术等。②较长时间的发热≥38 ℃，伴贫血。③心脏杂音改变，或心功能不全。④血管征象：重要的动脉栓塞等。⑤免疫学征象：肾小球肾炎等。⑥微生物学证据：血培养阳性，但未达主要指标。

■ 排除

其他诊断可解释，抗生素治疗≤4 天临床表现消除，或手术或尸解无病理证据。

【鉴别诊断】

应与①脓毒症；②风湿热；③幼年特发性关节炎；④系统性红斑狼疮；⑤肾小球肾炎相鉴别。

【并发症与后遗症】

主要包括：①心力衰竭；②瓣膜关闭不全/穿孔；③腱索断裂；④瓣周脓肿；⑤动脉栓塞；⑥感染性动脉瘤。

【治疗】

■ 抗生素方案（2015AHA）

见表 12-2。

表 12-2　感染性心内膜炎使用抗生素治疗方案

致病菌		方案	疗程（周）	
			自体瓣膜	人工
链球菌	青霉素敏感	①青霉素G 20～30万U/(kg·d)，每4h一次，≤2400万U/d ②氨苄西林 200～300 mg/(kg·d)，每4～6h一次，≤12 g/d ③头孢曲松 100 mg/(kg·d)，每12h一次，≤4 g/d ④万古霉素 40 mg/(kg·d)，每8～12h一次，≤2 g/d	4	6
	青霉素耐药	上述方案+庆大霉素 3～6 mg/(kg·d)，每8h一次	2	2
葡萄球菌	甲氧西林敏感	①苯唑西林 200 mg/(kg·d)，每4～6h一次，≤12 g/d ②头孢唑啉 100 mg/(kg·d)，每8h一次，≤12 g/d 人工瓣膜+利福平[20 mg/(kg·d)，每8h一次，≤900 mg/d]≥6周或庆大霉素2周	4～6	≥6
	甲氧西林耐药	万古霉素（人工瓣膜+利福平或庆大霉素）	6	≥6
肠球菌		①青霉素/氨苄西林+庆大霉素 ②头孢曲松+氨苄西林	4～6 6	≥6
HACEK		①头孢曲松 ②头孢噻肟 200 mg/(kg·d)，每6h一次，≤12 g/d ③氨苄西林+庆大霉素	4	6

- 抗真菌感染

静脉注射两性霉素B≥6周，手术；口服抗真菌药终身。
- 外科治疗

【健康指导】
- 注意口腔卫生，必要时抗生素预防。
- 定期复查超声心动图，小儿心血管专业门诊随诊。

【提示】
- 血培养：①用抗生素前采血，不必在高热时；已用药者停3 d；或抗生素应用前半小时采血；2 h内送检。

②采3次不同部位,间隔30 min。③采血量:儿童3~5 ml,婴幼儿1~2 ml。

- 氨基糖苷类用于儿童在国内有争议,需伦理委员会批准下谨慎应用。

（廖 莹 刘雪芹）

十、川崎病的心血管并发症

【问诊重点】

- 胸闷,胸痛,腹痛,呕吐,气促,烦躁,晕厥,水肿,少尿。
- 既往川崎病表现,诊治经过（丙种球蛋白应用时机,治疗反应）。
- 口服阿司匹林及抗凝药物的剂量、疗程。

【查体重点】

脉搏,血压,心界,心率,心律,心音,外周血管杂音,末梢循环,肝大小。

【检查】

★ 血、尿、便常规,血生化、心肌酶、BNP、cTnI、凝血功能、心电图、超声心动图。

☆ 胸片,运动平板试验,Holter。

* 冠状动脉（冠脉）CTA/MRA,心脏增强磁共振,心导管检查及冠状动脉造影,外周血管超声。

【诊断】

- 心肌炎、心律失常治疗（见相应章节）
- 冠状动脉病变

(1) 冠状动脉扩张/冠状动脉瘤:见表12-3。

表12-3 川崎病冠状动脉瘤诊断标准

病变类型	诊断标准（冠状动脉内径）	
	<5岁	≥5岁
小型冠状动脉瘤或冠状动脉扩张	>3 mm 且≤4 mm	>4 mm 而小于正常1.5倍
中型冠状动脉瘤	>4 mm 且≤8 mm	在正常1.5倍到4倍之间
巨大冠状动脉瘤	>8 mm	大于正常4倍

（2）冠状动脉狭窄/闭塞：无创或有创的冠状动脉造影确诊（见表12-4）。

表12-4 冠状动脉病变分级标准及治疗建议

分级	冠状动脉病变分级标准	药物治疗建议
Ⅰ	任何时期冠状动脉均无扩张	阿司匹林3个月
Ⅱ	急性期有冠状动脉扩张，30d内恢复	阿司匹林3个月
Ⅲ	出现冠状动脉单个小至中型冠脉瘤	阿司匹林至冠状动脉病变消失中型加另一种抗血小板药物
Ⅳ	出现巨大冠脉瘤，或1支冠状动脉多个冠脉瘤，但无狭窄	长期阿司匹林＋华法林，或者长期阿司匹林＋低分子肝素
Ⅴa	冠脉造影显示狭窄或闭塞不伴心肌缺血	阿司匹林＋华法林/低分子肝素＋β受体阻滞药/CCB/ACEI
Ⅴb	冠脉造影显示狭窄或闭塞伴心肌缺血	同Ⅴa＋旁路移植/导管介入

注：CCB，钙通道阻滞药；ACEI，血管紧张素转化酶抑制药

- 心肌梗死

有症状或无症状，急性期心肌酶及cTnI升高，心电图呈现动态改变，超声心动图见节段性运动异常或心功能不全，冠状动脉造影可确诊。

【鉴别诊断】

应与①冠状动脉粥样硬化性心脏病；②左侧冠状动脉起源异常；③精神心理疾病相鉴别。

【并发症与后遗症】

主要包括：①心肌梗死；②心力衰竭；③心律失常；④瓣膜病变。

【治疗】

- 川崎病急性期治疗

参考川崎病章节。

- 心肌炎、心律失常及心力衰竭治疗

参考相应章节。

- 冠状动脉病变分级治疗

（1）阿司匹林 3～5 mg/(kg·d)，每日一次；潘生丁 2～5 mg/(kg·d)，每日两次或三次。

(2) 华法林 0.05～0.12 mg/(kg·d) 每日一次,使 INR 维持在 1.5～2.5 之间。

(3) 低分子肝素

<1 岁:治疗 3 mg/(kg·d),每 12 h 一次;预防 1.5 mg/(kg·d),每 12 h 一次;>1 岁:治疗 2 mg/(kg·d),每 12 h 一次;预防 1 mg/(kg·d),每 12 h 一次;调整抗凝血因子 Xa 水平至 0.5～1.0 U/ml。

- 心肌梗死溶栓治疗

需在急性心肌梗死 12 h 内进行,可选组织型纤溶酶原激活剂单剂 1.25 mg/kg,之后 0.1～0.5 mg/(kg·h) 维持 6 h。

- 其他

经皮冠状动脉成形术,冠状动脉移植手术。

【健康指导】

- 定期随访,根据冠状动脉分级制订随访计划及限制活动(详见参考资料)。
- 口服抗血小板药物及抗凝药物期间避免碰撞及冲撞性运动。

【提示】

儿童川崎病心肌梗死多发生于病程 1 年内,多在安静和睡眠中发生,以胸痛为主诉者较成人少,无症状者占不小比例。

(廖 莹 刘雪芹)

十一、血脂异常

【问诊重点】

- 饮食习惯,营养及发育史,体重增加情况,黄色瘤发现的时间。
- 胸痛,胸闷,偏瘫,活动耐力;被动吸烟,血脂异常及心血管疾病家族史。
- 用药史及疗效。

【查体重点】

血压,发育营养,皮肤黄色瘤,角膜弓,眼底,心界,心率,心音,外周血管杂音,肝大小。

【检查】

★ 血、尿、便常规,血生化(含血脂及载脂蛋白、血糖、尿酸),同型半胱氨酸,心电图,超声心动图。

☆ BNP、腹部超声、颈动脉内-中膜厚度超声检测。

* 外周血管超声、甲状腺功能、皮质醇节律、生长激素、基因检测。

【诊断】

- 诊断标准(2009年)

见表12-5。

表12-5 2岁以上儿童血脂异常诊断标准[空腹,mmol/L(mg/dl)]

标准	TC	LDL-C	TG	HDL-C
合适水平	<4.40(170)	<2.85(110)		
临界高值	4.40~5.15(170~199)	2.85~3.34(110~129)		
高脂血症	≥5.18(200)	≥3.37(130)	≥1.70(150)	
低HDL-C血症				≤1.04(40)

注:TC,总胆固醇;LDL-C,低密度脂蛋白-胆固醇;TG,三酰甘油;HDL-C,高密度脂蛋白-胆固醇

- 分类

高胆固醇血症,高三酰甘油血症,混合性高脂血症,低HDL-C血症。

- 病因

(1)原发性:由基因缺陷与环境因素相互作用引起,如家族性高脂血症。

(2)继发性:由明确的系统疾病引起,如肥胖、代谢综合征、药物、疾病(如生长激素缺乏,皮质醇增多症)。

【鉴别诊断】

依据病因鉴别。

【并发症与后遗症】

主要包括：①动脉粥样硬化；②冠心病；③脂肪肝；④脑血管病；⑤外周血管病变。

【治疗】

- 饮食干预（仅适合 2 岁以上患儿）

（1）目标：LDL-C<2.85 mmol/L，TC<4.40 mmol/L。

（2）方案：①第一方案：饱和脂肪酸摄入少于总热量 10%，总脂肪产热占总热量<30%，胆固醇摄入<300 mg/d。②第二方案：饱和脂肪酸摄入少于总热量 7%，胆固醇摄入<200 mg/d，保证足够能量、维生素及矿物质。第一方案 3 个月无效应改为第二方案。

- 药物治疗

（1）适应证：10 岁以上儿童饮食治疗 6 个月～1 年无效，LDL-C>4.92 mmol/L，或 LDL-C>4.14 mmol/L 并伴有以下之一：①早发心血管病家族史；②同时存在≥2 个心血管疾病危险因素。纯合子家族性高脂血症用药年龄可提前。

（2）药物：他汀类，治疗目标 LDL-C<3.37 mmol/L。

【健康指导】

- 食物多样，保证热/氮平衡，维持理想体重。
- 以饮食干预第一方案饮食，遵医嘱加用药物。
- 避免主动或被动吸烟，适量运动，关注心理健康。

【提示】

血脂检测需在空腹状态进行。

十二、肺高血压

【问诊重点】

- 活动耐力下降，晕厥，发绀，气促，呼吸困难，喂养困难，多汗，鼻衄，咯血。
- 生长发育，水肿，尿量，既往心肺疾病史，传染病史，用药史，毒物接触史，家族史。
- 院外超声心动图、心电图、心导管结果，药物治疗情况。

【查体重点】

脉搏，呼吸频率，血压，四肢血氧饱和度，发育和营养状况，肤色（发绀），颈静脉怒张，甲状腺，三凹征，肺部啰音，心前区隆起，异常搏动，震颤，心界，心率，P_2，心音，心脏杂音，末梢循环，杵状指，肝脾大小，移动性浊音，水肿。

【检查】

★ 血、尿、便常规，网织红细胞，血生化，凝血功能（含狼疮抗凝物）、BNP，胸片、心电图、超声心动图、血气分析、同位素肺通气/灌注扫描、肺功能、腹部超声、CTPA。

☆ 高分辨CT、感染筛查、自身抗体（含ACL）、甲状腺功能、同型半胱氨酸、遗传代谢病筛查、心导管检查及急性肺血管扩张试验，6 min步行试验。

＊ 基因检测、心脏磁共振。

【诊断】

■ 肺高血压

足月儿在出生3个月后，在海平面状态下、静息时右心导管检查测定的平均肺动脉压（mean pulmonary artery pressure，mPAP）≥25 mmHg（1 mmHg=0.133 kPa）。根据mPAP分为轻度（25～40 mmHg）、中度（41～70 mmHg）和重度（>70 mmHg）。

■ 肺动脉高压

mPAP≥25 mmHg并且肺毛细血管楔压≤15 mmHg，肺血管阻力>3 wood。

■ WHO功能分级

分Ⅰ～Ⅳ级，与心功能分级类同。

■ 病因分类

(1) 肺动脉高压

a. 特发性肺动脉高压

b. 遗传性肺动脉高压

① *BMPR2* 基因突变。② *ALK-l*、*ENG*、*SMAD9*、*CAV1*、*KCNK3* 基因突变。③未知基因突变。

c. 药物和毒物诱导

d. 相关因素所致

①结缔组织病。②人类免疫缺陷病毒感染。③门静脉高压。④先天性心脏病。⑤血吸虫病。

特殊类型的肺动脉高压：

①肺静脉闭塞病和（或）肺毛细血管瘤病

②新生儿持续肺高血压

（2）左心疾病所致的肺高血压

a. 左心室收缩功能障碍

b. 左心室舒张功能障碍

c. 心脏瓣膜疾病

d. 先天性或获得性左心流入道或流出道梗阻，先天性心肌病

（3）肺部疾病和（或）缺氧所致的肺高血压

a. 慢性阻塞性肺疾病

b. 间质性肺疾病

c. 其他同时存在限制性和阻塞性通气功能障碍的肺疾病

d. 睡眠呼吸障碍

e. 肺泡低通气综合征

f. 慢性高原病

g. 肺发育性疾病

（4）慢性血栓栓塞性肺高血压

（5）多因素所致的不明机制的肺高血压

a. 血液系统疾病：慢性溶血性贫血、骨髓增生性疾病、脾切除

b. 全身性疾病：结节病、肺组织细胞增生症、淋巴管肌瘤病

c. 代谢性疾病：糖原贮积症、戈谢病、甲状腺疾病

d. 其他：肿瘤性阻塞、纤维性纵隔炎、慢性肾衰竭、节段性肺高血压

【鉴别诊断】

依据病因鉴别。

【并发症与后遗症】

主要包括：①心力衰竭；②心律失常；③猝死；④反向栓塞引起脑血管病。

【治疗】

- 一般治疗

适量运动康复，避免高海拔引起低氧，防治感染。

- 基础治疗

氧疗，酌情限液、利尿、强心（地高辛），必要时抗凝。

- 扩张肺血管

钙通道阻滞药（急性肺血管扩张试验阳性者）；靶向药物：内皮素受体拮抗药（波生坦、安立生坦等），前列环素类似物（依前列醇、依洛前列素、曲前列尼尔等），磷酸二酯酶-5抑制药（西地那非、他达拉非等）。

- 病因治疗
- 房间隔造口术
- 肺移植或心肺移植

【健康指导】

- 适量运动，避免高海拔引起低氧，防治感染，注意心理健康。
- 遵医嘱服用药物。
- 定期随诊。

【提示】

- 儿童肺高血压病因广泛，要仔细寻找病因，注意遗传代谢病。
- 考虑肺静脉闭塞病和（或）肺毛细血管瘤时慎用肺血管扩张药。

参考文献

[1] Baltimore RS，Gewitz M，Baddour LM，et al. Infective Endo-

carditis in Childhood: 2015 Update: A Scientific Statement From the American Heart Association. Circulation, 2015, 132: 1487.

[2] European Society of Cardiology Working Group on Myocardial and Pericardial Disease. Current state of knowledge on aetiology, diagnosis, management and therapy of myocarditis: a position statement of the European Society of Cardiology Working Group on Myocardial and Pericardial Diseases. Eur Heart J. 2013, 34: 2636-2648.

[3] Ivy DD, Abman SH, Barst RJ, et al. Pediatric pulmonary hypertension. J Am Coll Cardiol. 2013, 62: D117-126.

[4] Kantor PF, Lougheed J, Dancea A. Presentation, Diagnosis, and Medical Management of Heart Failure in Children: Canadian Cardiovascular Society Guidelines. Canadian Journal of Cardiology, 2013, 29: 1535-1552.

[5] Lurbe E, Cifkova R, Cruickshank K. zManagement of high blood pressure in children and adolescents: recommendations of the European Society of Hypertension. J Hypertens, 2009, 27: 1719-1742.

[6] The Task Force for the Diagnosis and Treatment of Acute and Chronic Heart Failure 2012 of the European Society of Cardiology. Developed in collaboration with the Heart Failure Association (HFA) of the ESC. ESC Guidelines for the diagnosis and treatment of acute and chronic heart failure 2012. Eur Heart J, 2012, 33 (14): 1787-1847.

[7] 杜军保. 儿科心脏病学. 北京：北京大学医学出版社. 2013.

[8] 桂永浩, 刘芳. 实用小儿心脏病学. 5版. 北京：人民军医出版社, 2009.

[9] 江载芳, 申昆玲, 沈颖. 诸福棠实用儿科学. 8版. 北京：人民卫生出版社, 2015.

[10] 李小梅. 小儿心律失常学. 北京：科学出版社, 2004.

[11] 杨思源, 陈树宝. 小儿心脏病学. 4版. 北京：人民卫生出版社, 2012.

[12] 中国高血压防治指南修订委员会. 中国高血压防治指南2010. 中华心血管病杂志, 2011, 39 (7): 579-616.

[13] 中国医师协会儿科医师分会先天性心脏病专家委员会, 中华医

学会儿科学分会心血管学组《中华儿科杂志》编辑委员会. 儿童常见先天性心脏病介入治疗专家共识. 中华儿科杂志, 2015, 53 (1): 17-24.

[14]《中华儿科杂志》编辑委员会中华医学会, 儿科学分会心血管学组, 中华医学会儿科学分会儿童保健学组, 中华医学会心血管病学分会动脉粥样硬化学组. 儿童青少年血脂异常防治专家共识. 中华儿科杂志, 2009, 47 (6): 426-428.

[15] 中华医学会儿科学分会心血管学组《中华儿科杂志》编辑委员会. 儿童肺高血压诊断与治疗专家共识. 中华儿科杂志, 2015, 53 (1): 6-16.

[16] 中华医学会儿科学分会心血管学组,《中华儿科杂志》编辑委员会. 儿童感染性心内膜炎诊断标准建议. 中华儿科杂志, 2010, 48 (12): 913-915.

[17] 中华医学会儿科学分会心血管学组《中华儿科杂志》编辑委员会. 小儿心力衰竭诊断与治疗建议. 中华儿科杂志, 2006, 44 (10): 753-757.

[18] 中华医学会儿科学分会心血管学组, 中华儿科杂志编委会, 北京医学会儿科学分会心血管学组, 中国医师协会儿科医师分会儿童晕厥专业委员会. 儿童晕厥诊断指南 (2016年更新版). 中华儿杂志, 2016, 54 (4): 246-250.

[19] 中华医学会儿科学分会心血管学组, 中华医学会儿科学分会免疫学组《中华儿科杂志》编辑委员会. 川崎病冠状动脉病变的临床处理建议. 中华儿科杂志, 2012, 50 (10): 746-749.

[20] 中华医学会儿科学分会心血管学组,《中华儿科杂志》编辑委员会. 病毒性心肌炎诊断标准 (修订草案). 中华儿科杂志, 2000, 38 (2): 75.

(廖 莹 刘雪芹)

第十三章

泌尿系统疾病

一、急性链球菌感染后肾小球肾炎

【问诊重点】
- 前驱上呼吸道或皮肤感染史，前驱感染距发病间隔时间，肉眼血尿、尿量、水肿、头痛、抽搐等症状。
- 肉眼血尿持续时间，病后体重情况，发病前皮肤皮疹，既往肾病史、家族史。
- 院外尿常规、ASO、补体C3等结果，治疗情况，对治疗的反应。

【查体重点】
血压，咽部、扁桃体，皮疹，水肿部位及程度，肺部啰音，心率、腹部、肝大小及质地，肾区叩痛，神经系统症状。

【检查】
★ 血、尿常规，肝肾功能、电解质、ASO、补体C3及C4、胸片、超声心动图。

☆ 感染筛查、其他病原学检查、自身抗体、B-脑利钠肽、红细胞沉降率、免疫球蛋白、心电图，泌尿系统及腹部B超、便常规。

* 肾活检、头颅MRI。

【诊断】
①起病前1~3周多有前驱呼吸道或皮肤感染。②急性起病，以血尿为主，伴不同程度蛋白尿，可有水肿、高血

压或肾功能不全等特点。③90%患者 C3 浓度降低，病程 6～8 周时多可恢复。④急性期多伴 ASO 滴度升高，3～6 个月多恢复正常。

【鉴别诊断】

应与下列疾病相鉴别①其他病原体感染后肾小球肾炎；②IgA 肾病、C3 肾小球病、慢性肾炎急性发作、急进性肾炎或其他系统性疾病引起的肾炎，如紫癜性肾炎、系统性红斑狼疮性肾炎、乙型肝炎病毒相关性肾炎。

【并发症与后遗症】

- 并发症

①严重循环充血；②可复性后部脑病综合征（高血压脑病）；③急性肾损伤。

- 后遗症

95%APSGN 病例能完全恢复，小于 5%可有持续尿检异常，转入慢性者可有进行性肾损害。

【治疗】

- 一般治疗

急性期卧床休息直到肉眼血尿消失；有水肿高血压者限盐及水，氮质血症者应限蛋白；有感染灶者用青霉素类抗生素 10～14 d。

- 对症治疗

①利尿经控制水和电解质入量仍水肿少尿者可口服氢氯噻嗪，无效时需用呋塞米注射每次 1～2 mg/kg，每日 1～2 次。②经休息、控制水和电解质、利尿而血压仍高者应给予降压药，如硝苯地平每次 0.25 mg/kg 舌下含服。

- 严重循环充血治疗

限液利尿；有肺水肿表现者可予硝普钠，起始 1 μg/(kg·min)，不宜超过 8 μg/(kg·min)；难治性病例可予血液滤过治疗。

- 可复性后部脑病综合征治疗

首选硝普钠降压；或尼卡地平以每分钟 0.5～6 μg/kg（体重）的剂量给药，根据血压调节滴注速度。惊厥者首选地西泮止痉，以 0.3~0.5 mg/kg（最大剂量＜10 mg/次）静脉推注。

- 急性肾损伤治疗

纠正严重酸中毒及电解质紊乱，保守治疗无效者尽早行肾替代治疗。

【出院指导】

- 红细胞沉降率正常可上学，避免重体力活动；尿沉渣细胞绝对计数正常后方可恢复体力活动。
- 注意监测尿常规及补体 C3 变化情况，如病程持续迁延应注意除外 C3 肾小球病。

【提示】

- 对于急性扁桃体炎、猩红热及脓疱患儿，应及早、彻底应用青霉素或其他敏感抗生素治疗；感染后 1~3 周应随访尿常规，及时发现和治疗。
- 如临床表现不典型，应行肾活检：光镜主要表现为毛细血管内增生性肾小球肾炎，免疫荧光可见 IgG 和 C3 沉积于毛细血管袢和系膜区，电镜可见上皮细胞下驼峰样分布电子致密物。

（徐　可　肖慧捷）

二、狼疮肾炎

【问诊重点】

- 发热、关节痛、皮疹、蝶形红斑、光敏性皮炎、脱发、贫血、水肿、血压、尿色、尿中泡沫及尿量减少或夜尿增多。
- 自身免疫性疾病及肾病家族史。
- 院外血常规、尿常规、肝肾功能、补体及自身抗体结果，是否予激素和其他免疫抑制剂治疗，对治疗的反应。

【查体重点】

面部皮疹，脱发，贫血貌、水肿部位及程度，心率，心律，肺部体征，肝脾大小及质地，腹部移动性浊音，关节疼痛及肿胀，神经系统体征。

【检查】

★ 血、尿、便常规，24 h 尿蛋白定量、肝肾功能、电解质、自身抗体、补体 C3 及 C4、免疫球蛋白、泌尿系统 B 超、肾穿刺。

☆ 肾早期损伤检测、感染筛查；其他病原学检查、ASO，超声心动图、Coombs 试验、C1q 抗体。

* 头颅 MRI、脑电图、胸部 CT、PCT、红细胞沉降率。

【诊断】

■ SLE 诊断标准（2012 SLICC 标准）

确诊标准：

（1）肾病理证实为狼疮肾炎并伴有 ANA 或抗 ds-DNA 抗体阳性。

（2）以下临床及免疫指标中有 4 条以上标准符合（其中至少包含 1 个临床诊断指标和 1 个免疫学指标）

● 临床诊断指标：①急性或亚急性皮肤狼疮表现；②慢性皮肤狼疮表现；③口腔或鼻咽部溃疡；④非瘢痕性秃发；⑤炎性滑膜炎，2 个或更多的外周关节有肿胀或压痛，伴有晨僵；⑥浆膜炎；⑦肾病变：24 h 尿蛋白＞0.5 g 或出现红细胞管型；⑧神经病变：癫痫发作或精神病、多发性单神经炎、脊髓炎、外周或脑神经病变、脑炎；⑨溶血性贫血；⑩白细胞减少（至少 1 次细胞计数＜4×10^9/L）或淋巴细胞减少（至少 1 次细胞计数＜10^9/L）；⑪血小板减少症（至少 1 次细胞计数＜100×10^9/L）。

● 免疫学指标：①ANA 滴度高于实验室参照标准；②抗 ds-DNA 抗体滴度高于 LRR；③抗 Sm 抗体阳性；④抗磷脂抗体：狼疮抗凝物阳性、梅毒血清试验假阳性、抗心磷脂抗体是正常水平的 2 倍以上或抗 b2 糖蛋白 1 中度以上滴度升高；⑤补体减低：C3、C4 和 CH50；⑥无溶血性贫血但直接 Coombs 试验阳性。

- 狼疮肾炎诊断标准

SLE 患儿有下列任一项肾受累表现者即可诊断为 LN：①尿蛋白检查满足以下任一项者：1 周内 3 次尿蛋白定性检查阳性；或 24 h 尿蛋白定量＞150 mg；或 1 周内 3 次尿微量白蛋白高于正常值；②离心尿每高倍镜视野 RBC＞5 个；③肾功能异常［包括肾小球和（或）肾小管功能］；④肾活检异常。

【鉴别诊断】

应与原发性肾小球肾炎相鉴别。另外"满堂亮"的肾病理表现也可见于感染性心内膜炎、HIV、丙型肝炎和个别急性链球菌感染后肾小球肾炎的患者，但根据其病史、辅助检查可进一步明确。

【并发症与后遗症】

主要包括多脏器功能损害、感染、慢性肾功能不全和药物（尤其是长期使用大剂量激素）相关不良反应。

【治疗】

SLE 属于慢性、尚不能治愈性疾病，最新治疗理念提倡目标治疗（treat to target，T2T）。需要在循证医学基础上实施个体化治疗。伴有肾损害症状者，应尽早行肾活检，依据不同的肾病理特点制订治疗方案。

- Ⅰ型、Ⅱ型伴有肾外症状者，予 SLE 常规治疗，有蛋白尿的患者使用糖皮质激素。

- Ⅲ型和Ⅳ型诱导缓解治疗时糖皮质激素联合环磷酰胺或者霉酚酸酯，维持缓解治疗应用硫唑嘌呤或霉酚酸酯，同时合并应用小剂量口服激素。

- Ⅴ型狼疮肾炎肾功能正常和非肾病水平蛋白尿的患者，应主要使用降蛋白尿及抗高血压药物治疗，需根据肾外表现程度决定糖皮质激素和免疫抑制剂的治疗；表现为肾病水平蛋白尿的患者，应联合使用糖皮质激素及免疫抑制剂治疗。

- Ⅵ型具有明显肾功能不全者应予肾替代治疗；如同时合并活动性病变，应予糖皮质激素和免疫抑制剂治疗。

- 所有患者，没有禁忌证者，都应该使用抗疟药作为基础治疗。

【出院指导】
- 避免紫外线过度照射。
- 低盐、低脂饮食，已有肾功能损害时应低钾、低磷、低优质蛋白饮食。
- 活动期、肾功能不全期，适当卧床休息。控制和缓解后，可适当活动。
- 预防和积极控制感染，做好口腔及皮肤护理。
- 避免可能影响肾功能的药物，如非甾体类抗炎药、磺胺类药物。
- 灭活疫苗的预防接种是安全和有效的，并应该检测相应的保护性抗体，如果低于保护水平则应该在3个月后重复。
- 定期进行包括SLE血清学检查、器官功能评估以及治疗药物不良反应等检测。

【提示】

如患儿有免疫学异常，即使临床诊断不够条件，也应密切随访，以便尽早进行诊断和及时治疗。

（徐　可　肖慧捷）

三、紫癜性肾炎

【问诊重点】
- 近期上呼吸道感染，过敏史、疫苗接种史、食物药物史，皮肤紫癜，尿色，尿量，水肿等。
- 腹痛、黑便，关节肿痛，既往血尿等肾病史，肾病家族史。
- 院外血、尿、便常规，以及肝肾功能结果，是否应用激素或免疫抑制剂等治疗，治疗反应。

【查体重点】

皮疹部位，是否突出皮面，压之是否褪色，有无水肿及程度，咽部及扁桃体，腹部压痛，有无包块，肾区叩击痛，大关节肿痛及活动受限。

【检查】

★ 血、尿、便常规，24 h 尿蛋白定量、肾早期损伤检测、肝肾功能、补体、免疫球蛋白。

☆ ASO、感染筛查、其他病原学检查、自身抗体、尿红细胞形态、过敏原检测、出凝血功能筛查、肾活检。

* 泌尿系统及腹部 B 超，头颅 MRI、类风湿因子。

【诊断】

■ 过敏性紫癜是 IgA 介导的全身性血管炎，临床特征主要有：①可触及的紫癜，与血小板减少症无关；②腹痛，常伴胃肠道出血；③关节肿痛；④血尿伴或不伴蛋白尿，肾功能异常；⑤皮肤活检白细胞破碎性血管炎伴 IgA 细动脉和小静脉的沉积。

■ 紫癜性肾炎：①在过敏性紫癜病程 6 个月内；②出现血尿和（或）蛋白尿；③肾活检典型表现为 IgA 系膜区沉积为主的系膜增生性肾小球肾炎；④除外其他系统性疾病。

【鉴别诊断】

应与①IgA 肾病；②链球菌感染后肾小球肾炎；③系统性红斑狼疮相鉴别。

【并发症与后遗症】

主要包括：①持续血尿和（或）蛋白尿；②慢性肾衰竭；③高血压。

【治疗】

■ 一般治疗

去除致病因素、控制感染，补充维生素 C，有血管神经性水肿时应用抗组胺剂及钙剂，可应用肾上腺皮质激素缓解急性期腹痛和关节痛，口服双嘧达莫或阿司匹林抗血小板凝集。

■ 紫癜性肾炎治疗

根据临床分型及病理分级，可选用血管紧张素转化酶抑制药、雷公藤多苷、激素及其他免疫抑制剂治疗；可加用抗凝药，如肝素 50～100 IU/(kg·d)。

【出院指导】
- 监测尿常规、24 h 尿蛋白定量及肾功能情况。
- 避免感染及过敏等诱发因素。

【提示】
早期使用激素并不能改善肾预后。

（徐　可　肖慧捷）

四、原发性肾病综合征

【问诊重点】
- 水肿、尿中泡沫、尿色、尿量，发病前及病程中皮疹变化。
- 前驱感染史，既往血尿等肾病史，乙肝病毒感染史，肾病家族史，发病后体重增加情况。
- 院外尿常规、肝肾功能结果，是否限制入量及利尿、抗感染、降压等治疗，对治疗的反应。

【查体重点】
精神状态，水肿部位及程度，咽部，心率，肺部啰音，腹部移动性浊音，肝大小及质地，肾区叩击痛，双侧足背动脉，神经系统。

【检查】
★ 血、尿、便常规，24 h 尿蛋白定量、肾早期损伤检测、尿蛋白/尿肌酐、肝肾功能、胆固醇、电解质、ASO、C3 及 C4、免疫球蛋白、凝血功能。

☆ 感染筛查、其他病原学检查、自身抗体、泌尿系统 B 超、尿红细胞形态，肾组织病理检查。

＊ 血管超声、数字减影血管造影。

【诊断】
- 诊断标准

①大量蛋白尿：1 周内 3 次尿蛋白定性（＋＋＋）～（＋＋＋＋），或随机或晨尿尿蛋白/肌酐（mg/mg）≥2.0；24 h 尿蛋白定量≥50 mg/kg。②低白蛋白血症：血浆白蛋

白低于 25 g/L。③高胆固醇血症：血浆总胆固醇高于 5.7 mmol/L；④不同程度水肿。其中①和②为诊断的必要条件。

- 肾炎型肾病综合征

除上述表现外，尚具有以下四项中的一项或多项：① 2 周内分别 3 次以上离心尿沉渣镜检 RBC≥10 个/HPF，并证实为肾小球源性血尿者。②反复或持续高血压，学龄前儿童≥120/80 mmHg，学龄儿童≥130/90 mmHg，并除外糖皮质激素等所致者。③肾功能不全，并除外血容量不足等所致者。④持续低补体血症。

【鉴别诊断】

应与继发于全身性疾病的肾病综合征，如狼疮肾炎、紫癜性肾炎，以及乙型病毒肝炎相关性肾炎等相鉴别。

【并发症与后遗症】

主要包括：①感染；②电解质紊乱；③低血容量；④血栓形成；⑤急性肾衰竭；⑥肾小管功能障碍；⑦生长迟缓。

【治疗】

- 一般治疗

显著水肿和严重高血压时应限制水钠摄入，低脂及优质蛋白饮食，配合使用利尿药；应用激素过程中给予钙剂及维生素 D。

- 抗凝治疗

血清白蛋白低至 20～25 g/L 可予低分子肝素治疗。

- 血管紧张素转化酶抑制药

可减少尿蛋白，延缓肾小球硬化及改善高血压。

- 初发激素敏感型肾病综合征（SSNS）治疗

诱导缓解阶段口服足量泼尼松 60 mg/(m²·d) 或 2 mg/(kg·d)，最大剂量为 60 mg/d，先分次口服，尿蛋白转阴后改为每晨顿服，疗程 6 周；巩固维持阶段隔日晨顿服 1.5 mg/kg 或 40 mg/m²，持续治疗 2～5 个月，随后逐渐减量。

- 复发型 SSNS 治疗

泼尼松 60 mg/(m²·d) 或 2 mg/(kg·d) 每晨顿服，最大剂量为 60 mg/d，在完全缓解 3 d 后开始减量；改为隔日晨顿服 1.5 mg/kg 或 40 mg/m²，至少 4 周。

- 频繁复发和 SSNS 治疗

使用每日泼尼松 60 mg/(m²·d) 或 2 mg/(kg·d) 每晨顿服，最大剂量为 60 mg/d，在完全缓解 3 d 后开始减量；改为隔日一次，至少 3 个月；对于激素依赖型 SSNS 患者采用最低剂量泼尼松隔日服用，以维持缓解并避免不良反应，隔日疗法无效则以最低剂量泼尼松每日服用。已隔日服用泼尼松的患儿发生感染期间，建议将泼尼松改为每日服用，以减少复发的风险。

- 发生激素相关性不良反应的频繁复发型 SSNS 和激素依赖型 SSNS 者

推荐使用激素替代性药物，如环磷酰胺、环孢素、他克莫司、霉酚酸酯、利妥昔单抗等。

- 激素耐药型 NS 治疗

每日泼尼松 60 mg/(m²·d) 或 2 mg/(kg·d) 服用 4 周，随后改为隔日 1.5 mg/kg 或 40 mg/m² 服用 4 周；并行肾活检明确病理诊断。推荐钙调磷酸酶抑制剂作为激素耐药型肾病综合征（SRNS）初始治疗方案，至少持续 6 个月，如无缓解则可停药，考虑使用霉酚酸酯、大剂量激素或者联合使用；如钙调磷酸酶抑制剂获得部分缓解，至少持续 12 个月，建议与小剂量激素联合使用。推荐 SRNS 使用 ACEI 或者 ARB 治疗。

【出院指导】

- 疾病活动期应控制饮食。
- 服用激素期间注意监测血压、眼压及骨质疏松等激素所能引起的副作用。
- 应用其他免疫抑制剂者应注意定期检测血常规、肝肾功能及血药浓度。
- 应用免疫抑制性药物者禁止接种活疫苗。

【提示】
- 使用激素前应完善胸片及 PPD 等试验，除外结核感染。
- 激素治疗耐药患儿尽早行肾穿刺活检明确病理类型。
- 激素治疗耐药且发病年龄小的患者，应注意除外遗传性肾病综合征。
- 激素治疗效果欠佳患儿应注意有无潜在感染灶及高敏状态。
- 合并肝功能损伤时应将泼尼松替换为泼尼松龙。

（徐　可　肖慧捷）

五、IgA 肾病

【问诊重点】
- 前驱感染距血尿及发现蛋白尿的时间，尿色，尿量，水肿，皮疹，光过敏、脱发、前驱呼吸道或胃肠道感染。
- 既往肾病史，肾病、乙肝、自身免疫性疾病家族史。
- 院外尿常规、肝肾功能结果，治疗及反应。

【查体重点】
血压，水肿，皮疹，咽部，心率，肺部啰音，腹部移动性浊音，肝大小及质地，肾区叩痛。

【检查】
★ 血、尿、便常规，24 h 尿蛋白定量，肾早期损害检测，肝肾功能、ASO、C3 及 C4、免疫球蛋白、泌尿系统超声、出凝血功能、感染筛查、肾组织活检。

☆ 其他病原学检查、自身抗体、尿红细胞形态。

* 腹部超声。

【诊断】
- 上呼吸道或肠道等感染后出现发作性肉眼血尿，伴或不伴蛋白尿为特点。
- 肾小球性血尿。
- 肾活检免疫荧光或免疫组化下 IgA 或以 IgA 为主的

免疫复合物弥漫沉积于肾小球系膜区。

- 除外狼疮性肾炎、乙肝肾炎继发性 IgA 沉积疾病。

【鉴别诊断】

- 紫癜性肾炎、乙型病毒肝炎相关性肾炎、狼疮肾炎等继发性 IgA 肾病。
- 其他引起血尿的原因,如尿路损伤、高钙尿症、结石、结核、家族性良性血尿、Alport 综合征等。

【并发症与后遗症】

主要包括慢性肾病和高血压。

【治疗】

- 单纯血尿

①持续镜下血尿:无需特殊治疗,但需定期随访;②肉眼血尿:对与扁桃体感染密切相关的反复发作性肉眼血尿,可酌情行扁桃体切除术。

- 合并蛋白尿

①轻度蛋白尿:24 h 尿蛋白定量＜25 mg/kg,可考虑应用 ACEI 治疗。②中度蛋白尿:24 h 尿蛋白定量 25～50 mg/kg,建议应用 ACEI 类药物降低尿蛋白,也可联合 ARB 类以增加降尿蛋白疗效。当肌酐清除率＜30 ml/(min·1.73 m^2)时慎用。③肾病水平蛋白尿:激素联合免疫抑制剂治疗。

- 伴新月体形成

当肾病理新月体形成数＞25％～30％时,可考虑首先大剂量甲泼尼龙冲击治疗,并每月予环磷酰胺冲击。

【出院指导】

- 规律监测尿常规、肾功能及血压。
- 避免反复感染,清除感染灶。
- 服用激素期间注意监测血压、眼压、骨质疏松、低血钾、高血糖等应用激素所能引起的副作用。
- 应用免疫抑制药物者禁止接种活疫苗。

【提示】

呼吸道感染后出现的发作性肉眼血尿是 IgA 肾病的典

型表现，一般多于 24~72 h 内发生。

（徐　可　肖慧捷）

六、Alport 综合征

【问诊重点】

- 尿色、水肿、尿少、血压、皮疹、蝶形红斑、光过敏、听力障碍及眼部疾病，持续性或间断性，血尿或肾衰竭家族史。
- 发热，是否曾发现血液系统异常及平滑肌瘤，肝炎家族史，自身免疫性疾病家族史。
- 院外尿常规、听力检查等结果，治疗及反应。

【查体重点】

水肿，血压。

【检查】

★ 血常规，尿沉渣镜检，尿红细胞形态，肾早期损伤检测，尿蛋白肌酐比或 24 h 尿蛋白定量，24 h 肌酐清除率；眼科裂隙灯检查；纯音测听；皮肤活检或肾活检或基因检测；家族成员尿沉渣检查。

☆ 尿蛋白电泳，24 h 尿钙，补体 C3 及 C4，ASO，感染筛查，免疫球蛋白。

* 超声心动图、食管造影。

【诊断】

- 高度怀疑

持续性血尿即应考虑，如伴有 Alport 家族史或无诱因肾衰竭家族史；或伴有听力障碍、圆锥形晶状体、视网膜病等临床特征；或伴有基底膜 Ⅳ 型胶原 α 链异常表达，应高度怀疑。

- 确诊

①肾穿刺病理电镜下肾小球基底膜典型的超微病理改变；②*COL4An*（n=3、4 或 5）基因突变。

【鉴别诊断】

应与①薄基底膜病；②IgA 肾病；③高钙尿症相鉴别。

【并发症及后遗症】

主要包括：①CKD；②感音神经性耳聋；③眼部异常。

【治疗】

- ACEI 及 ARB 类药物

先选择 ACEI 类药物，耐受性差可选择 ARB 类药物，部分患儿需要联合应用。

（1）AECI 类药物：依那普利 2～4 mg/(m²·d)，每 3 个月加量 1～2 mg/(m²·d)，直至达到尿蛋白控制目标，最大剂量 6 mg/(m²·d)。

（2）ARB 类药物：12.5 mg/(m²·d)，每 3 个月剂量可加倍，至出现疗效或副作用，最大剂量 50 mg/(m²·d)。

- 螺内酯

【出院指导】

- 坚持服药。
- 定期检查：3～6 个月评估尿蛋白、肾功能，1～2 年评估眼部及听力检查。
- 药物副作用的监测：肌酐清除率，血钾水平，有无咳嗽。

【提示】

- 血尿为肾小球源性。
- 注意肾外症状及家族史。
- 没有听力异常的临床表现仍然需要做听力检查。
- 患儿家庭需要遗传咨询。

（苏白鸽　王　芳）

七、溶血尿毒综合征

【问诊重点】

- 起病时间，尿色，尿量，苍白、黄疸、瘀斑、头痛、抽搐、意识改变，血压；发病前腹泻、血便、腹痛、呕吐及呼吸道感染等前驱感染史。
- 既往相似发作，HUS 家族史。
- 院外血常规、尿常规、肝肾功能、电解质，是否予以血制品输注等治疗及对治疗的反应。

【查体重点】

意识状态，血压，水肿部位及程度，有无皮肤黏膜苍白、黄疸、瘀斑、心界、心率、肺部啰音、肝脾大小及质地，腹部移动性浊音，肾区叩击痛，神经系统查体。

【检查】

★ 血、尿、便常规，网织红细胞、肝肾功能、胆红素、电解质、乳酸脱氢酶、外周血涂片、Coombs 试验、感染筛查、出凝血功能、补体 C3 及 C4、H 因子和 I 因子及相关抗体、ADAMTS-13 活性。

☆ ASO、便培养、痰培养、超声心动、B-脑利钠肽、胸片、泌尿系统 B 超、血型、自身抗体、补体旁路途径活化异常其他相关检查（如 H 因子基因）。

＊头颅 MRI、腹部超声、呼吸道病原学检测。

【诊断】

临床表现为微血管病性溶血性贫血，血小板减少及急性肾损伤，可伴有高血压和神经系统损伤。可有前驱腹泻病史，由产志贺毒素的大肠埃希菌所致的为典型 HUS（D$^+$HUS），无前驱腹泻的为非典型 HUS（aHUS，D$^-$HUS）。如有可能，2016 年 HUS 国际新进展建议给予病因诊断：如感染相关 HUS、补体异常相关 HUS、遗传代谢相关 HUS、药物相关 HUS 等。

【鉴别诊断】

血栓性血小板减少性紫癜、甲基丙二酸尿症合并同型半胱氨酸血症等其他原因继发的血栓性微血管病，系统性红斑狼疮、感染性心内膜炎、DIC、系统性血管炎等所致的继发性血栓性微血管病。

【并发症与后遗症】

主要包括：①高血压；②心力衰竭、肺水肿；③神经系统受累：脑水肿、抽搐、偏瘫及昏迷等；④肝、胰腺损害；⑤视网膜受累；⑥慢性肾衰竭。

【治疗】

- 支持治疗

维持人体水电解质平衡,血红蛋白<60 g/L 时可予红细胞输注,一般避免输注血小板;予降压及止惊等对症治疗。

- 透析治疗

无尿、尿素氮升高迅速,血钾>6 mmol/L,伴有心力衰竭、肺水肿,严重高血压者应行肾替代治疗,可予血液透析或腹膜透析。

- 输注新鲜冰冻血浆或血浆置换(肺炎链球菌相关的HUS 禁用血浆疗法)
- 补体介导的 aHUS 可应用生物制剂

【出院指导】

- 注意监测肾功能及血压。
- 如与先天性维生素 B_{12} 代谢障碍有关,则应注意持续补充维生素 B_{12} 等治疗。

【提示】

- 除非有严重出血倾向及有创性操作,应避免血小板输注。
- 肺炎链球菌相关的 HUS 治疗应用洗涤红细胞。

(徐　可　肖慧捷)

八、急性肾损伤

【问诊重点】

- 发病前低血容量、感染性休克、横纹肌溶解、严重挤压型创伤、特殊用药史,近期皮疹、腹泻、前驱呼吸感染史,尿色,尿量,心功能不全、肺水肿、高血压脑病等表现。
- 既往病史,肾病家族史。
- 院外尿常规、肾功能结果,利尿、降压等治疗,对治疗的反应。

【查体重点】

呼吸、心率、血压,意识状态、皮疹、水肿部位及程度,心率,肺部啰音,腹部移动性浊音,肝大小及质地,肾区叩击痛,神经系统症状。

【检查】

★ 血、尿、便常规,尿沉渣镜检、肾早期损伤检测、24 h 尿蛋白定量、尿素氮、血肌酐、24 h 肌酐清除率、电解质、B-脑利钠肽、胸片、超声心动图、泌尿系统 B 超。

☆ ASO、感染筛查、补体、自身抗体、免疫球蛋白、尿红细胞形态、肾穿刺、外周血涂片、乳酸脱氢酶、Coombs 试验、出凝血功能、心电图。

* 肌酶、肌红蛋白、头颅 MRI、肾同位素扫描。

【诊断】

- 诊断标准

48 h 内血肌酐上升 $\geqslant$ 26.5 μmol/L,或在近 7 d 内血清肌酐增至基线水平的 1.5 倍及以上,或尿量 < 0.5 ml/(kg·h) 持续 6 h。少尿定义为尿量 < 400 ml/(m^2·d):学龄儿童 < 400 ml/d,学龄前儿童 < 300 ml/d,婴幼儿 < 200 ml/d;每日尿量少于 50 ml 为无尿。

【鉴别诊断】

- 肾前性:有血容量不足、心源性休克、感染性休克、严重心律失常等诱因。
- 肾实质性:急性肾小管坏死、急性肾小球肾炎、急性间质性肾炎、肾血管病变以及肾前性病因持续时间过长以及肾毒性物质。
- 肾后性:结石、肿瘤、尿路狭窄、磺胺结晶等所致泌尿系统梗阻。

【并发症与后遗症】

主要包括:①水钠潴留:高血压、肺水肿、脑水肿、心力衰竭;②电解质紊乱:高钾血症、低钠血症、低钙血症、高磷血症及代谢性酸中毒等;③尿毒症表现:食欲不振、消化道出血,心律失常、心力衰竭,嗜睡、抽搐、昏迷，正细胞正色素性贫血、出血倾向；④感染；⑤慢性肾功能损害。

【治疗】
- 去除病因和治疗原发病

重点在于液体管理，维持正常血压是关键。少尿时可应用袢利尿药如呋塞米，控制高血压，避免使用肾毒性药物，根据肾功能调节用药剂量，密切监测尿量和肾功能变化。

- 营养和饮食

维持较高热卡摄入，优质动物蛋白 $0.5\sim2\ g/(kg\cdot d)$。

- 控制入量

每日液量控制在尿量＋显性失水＋不显性失水－内生水，无发热患儿每日不显性失水为 $400\ ml/m^2$，内生水 $100\ ml/m^2$。

- 维持电解质及酸碱平衡

轻中度代谢性酸中毒一般无需处理，当 HCO_3^- $<12\ mmol/L$ 或动脉血 pH<7.2 时，可予补充碳酸氢钠。

- 肾替代治疗

以上保守治疗无效者应尽早行透析，指征为：①利尿药无效的严重水潴留；②非透析治疗无效的高钾血症，血钾$\geqslant 6.5\ mmol/L$；③尿毒症：血浆尿素氮$>28.6\ mmol/L$，或血肌酐$>707.2\ mmol/L$；④危及生命的并发症：充血性心力衰竭、肺水肿、脑水肿倾向或药物难以控制的高血压。

- 其他

甘露醇、袢利尿药、低剂量多巴胺等预防急性肾损伤（AKI）的疗效并不明确。

【出院指导】
- 注意监测肾功能、血压及电解质。
- 避免应用肾毒性药物。

【提示】
- AKI的病因根据解剖部位进行分类，包括肾灌注减少所致肾前性 AKI，肾实质损伤引起的肾性 AKI 及下尿路梗阻引起的肾后性 AKI。应早期发现并去除肾前性及肾后性病因，因持续的肾前性和肾后性病因均可导致肾实质性损伤。

- AKI 需注意预防为主，措施为液体管理，监测调整肾毒性药物。
- AKI 患儿存在发生慢性肾病的远期风险。

（苏白鸽　肖慧捷）

九、慢性肾衰竭

【问诊重点】

- 乏力，食欲不振，体重。
- 骨折，心力衰竭表现。
- 肾功能，肾 B 超。

【查体重点】

贫血貌，营养状况，心力衰竭体征。

【检查】

★ 肾功能，24 h 肌酐清除率，24 h 尿蛋白，肾早期损伤检测，肾 B 超。

☆ 评估：24 h 血压，心电图，超声心动，心肌酶，骨密度，活性维生素 D 水平，PTH。

* 基因检测。

【诊断】

- eGFR$<$15 ml/(min $\cdot$ 1.73 m^2)
- 双肾缩小

【鉴别诊断】

应与慢性肾小球肾炎相鉴别。

【合并症与并发症】

主要包括：①充血性心力衰竭；②营养不良；③肾性骨病；④高血压。

【治疗】

- 替代治疗

血液透析或腹膜透析，争取条件肾移植。

■ CKD 管理

纠正贫血，补充铁剂、叶酸及 EPO；控制血压，利尿；服用钙剂及骨化三醇；营养方案制订。

■ 移植

尸体肾或亲体肾。

【出院后指导】

■ 长期 CKD 管理，预防感染。
■ 规律透析。

【提示】

慢性肾衰竭，无明显原发病，应怀疑先天肾发育不良。

（苏白鸽　肖慧捷）

十、肾小管酸中毒

（一）近端肾小管酸中毒

【问诊要点】

■ 生长迟缓，呕吐。
■ 眼部疾病，智力低下。
■ 尿常规 pH，血气分析或生化结果。

【查体要点】

生长发育，骨病表现，如佝偻病。

【检查】

★ 尿常规（pH），血生化（HCO_3^-，K^+）。

☆ 血气分析，维生素 D 水平，骨密度，眼科会诊，尿液离子分析。

＊ 头颅 CT。

【诊断】

①阴离子间隙正常的高血氯性代谢性酸中毒。②低钾血症，尿钾排出增多。③尿中 HCO_3^- 增多，HCO_3^- 排泄分数大于 15%，酸中毒不严重时尿液呈碱性，酸中毒严重时尿液呈酸性。

【鉴别诊断】

应与①远端肾小管酸中毒；②混合型肾小管酸中毒；③高血钾型肾小管酸中毒相鉴别。

【合并症与后遗症】

主要包括肾性骨病和生长发育落后。

【治疗】

- 限钠饮食。
- 补充碱：10～20 mmol/(kg·d)，推荐枸橼酸钠、枸橼酸钾混合物。
- 补充活性维生素 D。

【出院指导】

- 基因突变患者需终身服碱。
- 监测尿常规。

【提示】

为减少碱量，可合用噻嗪类利尿药，但需注意低血钾风险。

（二）远端肾小管酸中毒

【问诊要点】

- 生长迟缓，多尿。
- 耳聋，骨病，肾结石，肾钙化。
- 尿常规 pH，血气分析，或生化结果，活性维生素 D 水平。

【查体要点】

生长发育，骨病表现，如佝偻病。

【检查】

★ 尿常规（pH），血生化（HCO_3^-，K^+）。

☆ 血气分析，维生素 D 水平，骨密度，耳鼻喉科会诊，尿液离子分析。

* 甲状腺功能。

【诊断】

- 初步诊断：①阴离子间隙正常的高血氯性代谢性酸中毒；②低钾血症，尿钾排出增多；③尿液中可滴定酸和

（或）铵离子减少；④尿 pH 始终＞6.0。

- 其他：低血钙，低血磷，骨病，尿路结石和肾钙化进一步支持诊断。

【鉴别诊断】

应与①远端肾小管酸中毒；②混合型肾小管酸中毒；③高血钾型肾小管酸中毒相鉴别。

【合并症与并发症】

主要包括肾性骨病和生长发育落后。

【治疗】

- 纠正酸中毒补钾

枸橼酸钾 4 mmol/(kg·d)。

- 防治肾结石、肾钙化及骨病

防止补碱过量，监测尿钙肌酐比；有骨病、无肾钙化者可小心试用钙剂及骨化三醇。

【出院指导】

终身服药。

【提示】

防止肾钙化，延缓进入终末期肾脏病。

参考文献

[1] Askenazi DJ, Feig DI, Graham NM, et al. 3-5 year longitudinal follow-up of pediatric patients after acute renal failure. Kidney Int. 2006, 69 (1)：184.

[2] Atypical hemolytic uremic syndrome and C3 glomerulopathy：conclusions from a "Kidney Disease：Improving Global Outcomes" (KDIGO) Controversies Conference. Kidney International. 2017, 91 (3)：539-551.

[3] Eison TM, Ault BH, Jones DP, et al. Post-streptococcal acute glomerulonephritis in children：Clinical features and pathogenesis. Pediatric Nephrology, 2011, 26 (2)：165-80.

[4] Kashtan CE, Ding J, Gregory M, et al. Clinical practice recommendations for the treatment of Alport syndrome：a statement of the Alport syndrome research collaborative. Pediatr Nephrol. DOI 10. 1007/s00467-012-2138-4.

[5] KDIGO clinical practice guideline for glomerulonephritis. Chapter 12: lupus nephritis. Kidney International, 2012, Suppl. 2

[6] Kidney Disease: Improving Global Outcomes (KDIGO) Acute Kidney Injury Work Group. KDIGO Clinical Practice Guideline for Acute Kidney Injury. Kidney Int Suppl. 2012; 2: 1.

[7] Loirat C, Fakhouri F, Ariceta G, et, al. An international consensus approach to the management of atypical hemolytic uremic syndrome in children (HUS international, 2015) online first from Pediatr Nephrol. 2016, 31 (1): 15-39.

[8] Lombel RM, Gipson DS, Hodson EM. Treatment of steroid-sensitive nephrotic syndrome: new guidelines from KDIGO [J]. Pediatric Nephrology, 2013, 28 (3): 415-426.

[9] Savige J, Gregory M, Grosso, et al. Expert guidelines for the management of Alport syndrome and thin basement membrane nephropathy. J Am Soc Nephrol, 2013, 24: 364-375.

[10] 王海燕. 肾脏病学 3 版. 北京: 人民卫生出版社, 2008.

[11] 中华医学会儿科学分会肾脏病学组. 儿童常见肾脏病诊治循证指南 (试行) (四): 原发性 IgA 肾病诊断治疗指南. 中华儿科杂志, 2010, 48 (5): 355-357.

(苏白鸽　肖慧捷)

第十四章

血液系统疾病

一、缺铁性贫血

【问诊重点】
- 喂养史,出生体重,出生时孕周数(早产是缺铁性贫血常见原因),偏食,宗教信仰(素食是营养性贫血常见原因),月经量(月经多是青春期女性常见的缺铁性贫血原因),排便颜色和次数。
- 伴随症状和疾病(感染、炎症、肿瘤、慢性肾功能不全等常并发慢性病贫血)。祖籍(南方省份的祖籍常见地中海贫血,地中海贫血是小细胞性贫血,需要与缺铁性贫血鉴别)。
- 院外血常规结果,是否应用铁剂等治疗,及治疗的反应。

【查体重点】
贫血貌,肝、脾、淋巴结,反甲。

【检查】
★ 血常规。

☆ 血清铁、铁蛋白、血清铁结合力,维生素 B_{12},叶酸,网织红细胞、CRP。

* 红细胞形态,血红蛋白电泳,转铁蛋白受体,红细胞游离原卟啉,骨髓细胞形态学检查和铁染色,血铅,胸片,痰找含铁血黄素颗粒,血生化、ESR,便潜血。

【诊断】

■ 世界卫生组织（WHO）贫血诊断标准（见表14-1）

表14-1 WHO贫血诊断标准

年龄	血红蛋白（g/L）
6～59个月	<110
5～11岁	<115
12～14岁	<120
＞15岁男性	<130
＞15岁女性（非孕妇）	<120
孕妇	<110

■ 我国贫血诊断标准（见表14-2）

表14-2 我国贫血诊断标准

年龄	血红蛋白（g/L）
新生儿	<145
1～4个月	<100
4～6个月	<110
6个月～6岁	<110
6～14岁	<120

■ 拟诊缺铁性贫血标准

①小细胞低色素性贫血；②具有明确的缺铁原因（如铁供给不足、吸收障碍、需求增多或慢性失血等）；③排除其他小细胞低色素性贫血（尤其应与轻型地中海贫血鉴别，注意鉴别慢性病贫血、肺含铁血黄素沉着症等）。

■ 确诊缺铁性贫血标准

除上述外，需符合下述三项之一：

（1）铁剂治疗有效：铁剂治疗4周后血红蛋白应上升20 g/L以上。

（2）铁代谢检查指标，下述4项中至少满足2项（但应注意血清铁和转铁蛋白饱和度易受感染和进食等因素影响，并存在一定程度的昼夜变化）：

a. 血清铁蛋白（serum ferritin，SF）降低（<15 μg/L），建议最好同时检测血清 CRP，尽可能排除感染和炎症对血清铁蛋白水平的影响。

b. 血清铁（serum iron，SI）<10.7 μmol/L（60 μg/dl）。

c. 总铁结合力（total iron binding capacity，TIBC）>62.7 μmol/L（350 μg/dl）。

d. 转铁蛋白饱和度（transferrin saturation，TS）<15%。

（3）骨髓穿刺涂片和铁染色：骨髓可染色铁显著减少甚至消失、骨髓细胞外铁明显减少（0～±）（正常值：+～+++）、铁粒幼细胞比例<15%仍被认为是诊断缺铁性贫血的"金标准"，但由于为侵入性检查，一般情况下不需要进行该项检查。对于诊断困难，或诊断后铁剂治疗效果不理想的患儿，有条件的单位可以考虑进行，以明确或排除诊断。

【鉴别诊断】

应与下列疾病相鉴别：①地中海贫血；②铅中毒性贫血；③铁粒幼细胞性贫血；④慢性病贫血（感染，炎症，肿瘤，慢性肾功能不全）；⑤肺含铁血黄素沉着症；⑥无转铁蛋白血症。

【并发症与后遗症】

婴儿期和儿童早期缺铁所造成的认知能力损害，以后的铁剂治疗不能完全纠正。

【治疗】

■ 预防为主，预防铁缺乏症的发生。生后 4～6 个月及时添加富铁食物，如瘦肉、鱼和肝。

■ 铁剂治疗：每日铁元素需要量为 3～6 mg/kg 或间隙补铁，血红蛋白正常后继续服用 1～2 个月，补充贮存铁。

■ 早产儿生后 14 d 及时添加铁剂。

【出院指导】

一般不用住院。门诊一个月复查血常规一次。

【提示】

■ 由于海拔高度对血红蛋白值的影响,海拔每升高1000米,血红蛋白上升约4%。

■ 铁缺乏症包括三个时期:铁减少期、红细胞生成缺铁期、缺铁性贫血期。

(孙 青 华 瑛)

二、溶血性贫血

【问诊重点】

■ 起病时间,诱因(食物、药物、感染),肤色改变(苍白、黄疸)。

■ 发热、咽痛、咳嗽等呼吸道感染症状,胃肠道症状,活动耐力、食欲改变,尿色改变。

■ 院外血常规、生化结果,是否应用非甾体类解热镇痛药、抗生素、糖皮质激素、丙种球蛋白等治疗,以及对治疗的反应。

【查体重点】

皮肤(有无苍白、黄染),外观有无异常,肝、脾、淋巴结有无肿大,心脏查体。

【检查】

★ 血、尿、便常规,网织红细胞、红细胞沉降率、肝肾功能(胆红素)、电解质、乳酸脱氢酶(LDH)、外周血涂片、Coombs试验,腹部B超。

☆ 免疫球蛋白、补体、ASO、自身抗体谱、TB细胞亚群、EBV、B19等病毒抗体;激素治疗前应完善胸片、PPD检查,丙球前应完善免疫球蛋白、感染筛查,输血前应行感染筛查、血型、交叉配血。

* 骨髓象、红细胞渗透脆性试验、G-6-PD活性、血红蛋白电泳。

【诊断】

■ 是否溶血性贫血

(1) 红细胞破坏增加的证据:红细胞和血红蛋白降低,

黄疸及高胆红素血症，尿胆原增加，血清结合珠蛋白降低，血红蛋白或含铁血黄素尿。

（2）红系造血代偿性增生的证据：网织红细胞增加，外周血出现幼稚红细胞，骨髓象粒红比例降低或倒置，幼红细胞增生。

■ 病因

（1）红细胞内在原因：红细胞膜异常（如遗传性球形红细胞增多症）、酶异常（G-6-PD缺乏）、血红蛋白异常（如地中海贫血）。

（2）红细胞外在原因：自身免疫性溶血性贫血、脾功能亢进、肝病、氧化剂（如亚硝酸盐）、微血管病（溶血尿毒综合征、DIC、人工心脏瓣膜、巨大血管瘤伴血小板减少症）、阵发性睡眠性血红蛋白尿、肝豆状核变性、药物。

【鉴别诊断】

应与①营养性巨幼细胞贫血；②骨髓增生异常综合征；③甲基丙二酸尿症相鉴别。

【并发症与后遗症】

主要包括：①心功能不全；②肾功能损伤；③胆石症；④再生障碍性危象；⑤骨骼改变。

【治疗】

■ 急性期给予充分的水化、碱化，以防止急性肾损伤，贫血较重时可以输血，免疫性溶血性贫血应输注洗涤红细胞。

■ 针对病因治疗，如自身免疫性溶血性贫血应给予丙种球蛋白和糖皮质激素治疗，HUS、TTP等可给予新鲜冰冻血浆或血浆置换，遗传性球形红细胞增多症、脾功能亢进可考虑脾切除，地中海贫血等血红蛋白病可考虑造血干细胞移植。

【出院指导】

■ 避免可能诱发溶血性贫血的诱因，如感染、药物等。

■ 定期监测血常规、肝肾功能，定期随访。

【提示】

■ 针对贫血病因的检查应尽量在输血前完成。

- 脾切除应慎重，一般大于6岁可以行脾切除。

（吴鹏辉　华　瑛）

三、获得性再生障碍性贫血

【问诊重点】
- 发热、出血、贫血。毒物接触史，肝炎病史。
- 感染相关表现，如咳嗽、腹泻。
- 院外诊疗经过，包括血常规、骨髓等结果，抗生素、环孢素、血制品等治疗。

【查体重点】

皮肤黏膜出血、苍白，肝、脾大，淋巴结肿大，寻找感染灶（如口腔查体注意牙龈、龋齿、咽部扁桃体，肛周，甲沟炎等）。

【检查】

★ 血常规、CRP、网织红细胞、尿常规、便常规、血型、感染筛查、血生化、心肌酶、维生素B_{12}和叶酸、ANA、抗人球蛋白试验、CMV、EBV、细小病毒和肝炎病毒血清检查、血红蛋白F、骨髓细胞形态学检查、胸片、腹部超声。

☆ 便潜血、B-脑利钠肽（BNP）、免疫球蛋白、CD55和CD59、染色体脆性检查、骨髓活检、骨髓造血干细胞培养、骨髓细胞遗传学（染色体、基因）检查、流式细胞检查骨髓原始细胞百分数、ECG。

* HLA组织配型、疱疹病毒、抗中性粒细胞抗体和抗血小板抗体。

【诊断】

- 临床表现

主要表现为贫血、出血、感染等血细胞减少的相应临床表现。一般无肝、脾大，无淋巴结肿大。

- 实验室检查

（1）血常规检查：红细胞、粒细胞和血小板减少，校正后的网织红细胞<1%。至少符合以下三项中的两项：

①血红蛋白＜100 g/L；②血小板＜$100×10^9$/L；③中性粒细胞绝对值＜$1.5×10^9$/L（如为两系减少则必须包含血小板减少）。

（2）骨髓穿刺检查：骨髓有核细胞增生程度活跃或减低，骨髓小粒造血细胞减少，非造血细胞（淋巴细胞、网状细胞、浆细胞、肥大细胞等）比例增高；巨核细胞明显减少或缺如，红系、粒系可明显减少。由于儿童不同部位造血程度存在较大差异，骨髓穿刺部位推荐首选髂骨或胫骨（年龄小于1岁者）。

（3）骨髓活检：骨髓有核细胞增生减低，巨核细胞减少或缺如，造血组织减少，脂肪和（或）非造血细胞增多，无纤维组织增生，网状纤维染色阴性，无异常细胞浸润。如骨髓活检困难可行骨髓凝块病理检查。

■ 除外可致全血细胞减少的其他疾病

【分型诊断标准】

■ 重型AA（SAA）

（1）骨髓有核细胞增生程度25%～50%，残余造血细胞少于30%或有核细胞增生程度低于25%。

（2）外周血象至少符合以下三项中的两项：①中性粒细胞绝对值＜$0.5×10^9$/L；②血小板计数＜$20×10^9$/L；③网织红细胞绝对值＜$20×10^9$/L，或校正后的网织红细胞＜1%。

■ 极重型AA（vSAA）

除满足SAA条件外，中性粒细胞绝对值＜$0.2×10^9$/L。

■ 非重型AA（NSAA）

未达到SAA和vSAA诊断标准。

【鉴别诊断】

应与下列疾病相鉴别：①先天性再生障碍性贫血；②纯红细胞再生障碍性贫血；③阵发性睡眠性血红蛋白尿症（PNH）；④急性造血功能停滞；⑤骨髓增生异常综合征；⑥骨髓纤维化；⑦贮积病；⑧肿瘤（白血病，淋巴瘤，神经母细胞瘤等）；⑨脾功能亢进；⑩肾性贫血；⑪巨幼细胞贫血；⑫特发性血小板减少性紫癜；⑬Evans综合征；⑭SLE；

⑮免疫相关性全血细胞减少症；⑯噬血细胞综合征。

【并发症与后遗症】

主要包括：①颅内出血；②血色病；③感染相关死亡。

【治疗】

- 支持治疗（基础）
- 目的治疗

（1）一线治疗：干细胞移植、免疫抑制治疗（环孢素A、ATG、ALG）。

（2）二线药物：CTX、抗T淋巴细胞单克隆抗体（McAb-T）、雄激素。

【出院指导】

避免毒物再次接触，避免感染，门诊定期复查血常规。

【提示】

- 需按再生障碍性贫血的不同类型，选择合适的治疗方案。
- 环孢素A和ATG治疗起效时间一般为用药后2～6个月。

（孙青 华瑛）

四、原发性免疫性血小板减少症

【问诊重点】

- 出血的部位及严重程度（皮肤、黏膜、关节、内脏、颅内）。
- 有无发热、贫血、感染等伴随表现。发病前1～4周是否有急性感染病史或疫苗接种史。
- 院外的血常规、骨髓穿刺等结果及治疗方案，既往血常规情况。

【查体重点】

皮肤（出血点或瘀斑）、口腔黏膜、淋巴结、肝、脾、神经系统。

【检查】

★ 血、尿、便常规，网织红细胞，外周血涂片，生化，凝血，感染筛查，血型，Coombs试验，腹部B超。

☆ 免疫性疾病相关的检查及病毒病原检查。血小板膜抗原特异性自身抗体。

* 激素治疗前：胸片、红细胞沉降率、PPD和骨髓穿刺。怀疑颅内出血应行头颅影像学检查。

【诊断】

- 是否ITP

至少2次血常规有且仅有PLT$<100\times10^9$/L，血细胞形态无异常；可见皮肤出血点、瘀斑和（或）黏膜、脏器出血；一般无脾大；须排除其他原因所致血小板减少症。

- 分型

新诊断ITP为血小板减少持续时间<3个月；持续性ITP为血小板减少持续时间在3~12个月之间（包括没有自发缓解的患者，或停止治疗后不能完全缓解的患者）；慢性ITP为血小板减少持续时间>12个月（包括没有自发缓解的患者，或停止治疗后不能完全缓解的患者）。

【鉴别诊断】

- 血小板破坏增加

免疫介导性（系统性红斑狼疮、药物、感染、移植后）；非免疫介导性（溶血尿毒综合征、血栓性血小板减少性紫癜、体外循环治疗、DIC、巨大血管瘤伴血小板减少综合征、脾大、低体温）。

- 血小板产生减少

感染、营养缺乏、获得性骨髓衰竭（再生障碍性贫血、药物、病毒感染、MDS）、骨髓浸润性疾病（白血病或其他恶性肿瘤、贮积病）、遗传性血小板产生减少（WAS、遗传性血小板减少症、遗传性骨髓衰竭性疾病）。

【治疗】

- 一般治疗

头部制动、软食、通便，液状石蜡油滴鼻，避免磕碰，控制感染。可予大剂量维生素C。

- 一线治疗

泼尼松：1～2 mg/(kg·d) <14 d，快速减量；或 4 mg/(kg·d) 3～4 d，骤停药。重度出血或合并感染者丙种球蛋白：0.8～1 g/(kg·d) 1～2 天。

- 二线治疗

脾切除、利妥昔单抗。

- 三线治疗

其他免疫抑制剂：长春新碱、环磷酰胺等。

【出院指导】

- 告知颅内出血风险，急性期减少活动以避免创伤，避免口腔黏膜损伤，减少感染。
- 定期监测血常规，门诊随访，反复发病者应注意是否 HP 感染，慢性 ITP 需要定期反复与其他免疫性疾病鉴别。
- 半年内不接种疫苗。

【提示】

- 原发性免疫性血小板减少症为排他性诊断，故鉴别诊断是关键。
- 血小板减少时应用阿司匹林会增加出血倾向。
- 血小板输注需非常谨慎。
- ITP 患儿输注血小板前需要先应用大剂量糖皮质激素和丙种球蛋白，以减少血小板的破坏。

(吴鹏辉　华　瑛)

五、急性白血病

【问诊重点】

- 发热、出血、苍白、乏力、骨痛、包块。
- 呼吸道、消化道伴随症状（感染），食欲、体重变化。
- 院外血常规、骨髓穿刺结果，是否应用抗生素、糖皮质激素、化疗药及治疗反应。

【查体重点】

皮肤苍白、出血点或瘀斑，淋巴结、肝、脾，神经系统，睾丸（男童）。

【检查】

★ 血、尿、便常规，红细胞沉降率、肝肾功能、电解质、心肌酶，血培养（伴有发热者）、感染筛查，血型、凝血功能，PPD试验、胸片、心电图、超声心动图、腹部超声，骨髓穿刺（形态、免疫分型、融合基因、染色体）、腰椎穿刺（脑脊液常规、生化、找肿瘤细胞）。

☆ 免疫球蛋白、补体、ASO、自身抗体谱、EBV抗体、B19抗体、其他病原学检查、TB细胞亚群。

* 骨髓FISH、头颅MRI。

【诊断】

■ 诊断主要依靠骨髓检查，完整的诊断应包括形态学、免疫分型、细胞学、分子诊断（MICM分型），并结合患儿临床情况行危险程度分层。

■ 急性淋巴细胞白血病（ALL）诊断标准：骨髓涂片中有核细胞大多呈明显增生或极度增生，仅少数呈增生低下，均以淋巴细胞增生为主，原始淋巴细胞＋幼稚淋巴细胞≥25%诊断为ALL。按原始幼稚淋巴细胞形态学特点可分为L1、L2和L3型（FAB分型），但L1、L2型已不具有明显的预后意义。

■ 急性髓细胞白血病（AML）诊断标准：骨髓形态学改变是确诊的主要依据，骨髓涂片中有核细胞大多呈明显增生或极度增生，仅少数呈增生低下，均以髓细胞增生为主，原始粒细胞＋早幼粒细胞（或原始单核细胞＋幼单核细胞）必须≥20%才可确诊为AML。红白血病（M6）除上述外尚有红系≥50%且伴形态异常，急性巨核细胞白血病（M7），骨髓中原巨核细胞≥30%。

【鉴别诊断】

应与下列疾病相鉴别：①严重感染（败血症）；②幼年特发性关节炎全身型；③自身免疫性疾病（如SLE）；④病毒感染（如EBV）。

【并发症与后遗症】

主要包括：①感染；②出血；③肿瘤溶解综合征；④睾丸白血病及中枢神经系统白血病；⑤化疗相关并发症：肝损伤、肾损伤、胰腺炎、血管炎、胃肠道反应、皮肤黏膜损害、心肌损害。

【治疗】

- 化疗

白血病的主要治疗为化疗，目前针对不同类型白血病已有相应的成熟方案，常用的药物有糖皮质激素、长春新碱、门冬酰胺酶、蒽环类药物、环磷酰胺、巯嘌呤片、阿糖胞苷、甲氨蝶呤等，具体方案及剂量应由上级医师制订。对于高危或复发、难治的患儿也可行造血干细胞移植、靶向药物或细胞治疗。

- 一般治疗

控制、预防感染，维持水、电解质平衡，尤其是疾病治疗初期应避免肿瘤溶解综合征；营养支持；针对相应的并发症对症支持治疗。

【出院指导】

- 小心护理，避免感染。
- 根据既定方案院外继续口服药物完成化疗。
- 如有粒细胞缺乏伴发热，严重贫血，血小板显著降低伴出血倾向时应急诊入院。
- 监测血常规、肝肾功能，待血常规恢复时按计划返院化疗。

【提示】

- 明确诊断前应尽量避免使用糖皮质激素等药物，以免影响诊断治疗。
- 初次就诊应尽快收治，以免病情进展影响预后。
- 初治患儿化疗方案确定之前可结合电解质及心功能，请示上级医生积极水化。
- 查体时积极寻找潜在感染灶。

(华　瑛)

六、淋巴瘤

【问诊重点】
- 颈部或其他部位的异常包块（包括皮下结节、皮损等）。
- 咳嗽、胸痛、呼吸困难、颜面部水肿、腹痛、腹胀、恶心呕吐、排便习惯改变等（因淋巴瘤可以出现各系统受累，应仔细问诊），以及发热、多汗、乏力、消瘦、食欲不振等全身症状。
- 院外的血常规、外周血涂片、骨髓穿刺及影像学检查，院外治疗经过（包括抗生素、激素及化疗药物等）。

【查体重点】
皮肤（有无苍白、黄染、出血点或瘀斑）、皮疹、皮下结节、淋巴结（颈部、锁骨上、腋窝是重点）、肝、脾、腹部包块、神经系统、睾丸（男童）。

【检查】
★ 血、尿、便常规，肝肾功能、电解质、乳酸脱氢酶、血培养（伴有发热者）、胸片、心电图、腹部B超、超声心动图、增强CT、外周血涂片、骨髓涂片或活检、脑脊液检查、组织活检病理检查（依靠骨髓活检不能明确诊断时）以及免疫分型、染色体、融合基因等检查。

☆ 心肌酶、BNP、病原学筛查（伴有发热者）、PPD试验、肿瘤标记物、血型、感染筛查、免疫球蛋白，以及T、B细胞亚群等。

* 放射性核素显像、头颅MRI等。

【诊断】
诊断和分类分型依靠组织病理学检查结果。

【鉴别诊断】
应与淋巴结炎、结缔组织病、传染性单核细胞增多症、其他恶性肿瘤等相鉴别。

【治疗】
全身化疗、鞘内注射治疗、局部放疗等综合治疗。

【健康指导】

■ 化疗间歇期出院患者应注意预防感染，定期监测血常规，及时输注血制品及注射粒细胞集落刺激因子，如粒细胞缺乏期出现发热，积极按照粒细胞缺乏伴发热流程处理。按时返院行下次化疗。

■ 化疗结束出院时嘱患者定期复查。

【提示】

■ 拟诊淋巴瘤时应首选快速、简便并能明确诊断的检查，首先进行骨髓穿刺检查，如不能明确病理类型，尽快进行手术肿块活检；另外，在获得标本困难时也可考虑体液细胞形态学和免疫学检查。

■ 淋巴瘤分霍奇金淋巴瘤和非霍奇金淋巴瘤。

■ 根据组织病理学做出淋巴瘤的诊断和分类分型诊断后，还需要确定临床分期。

七、朗格汉斯细胞组织细胞增生症

【问诊重点】

■ 发热、皮疹、面色苍白、咳嗽、异常包块、骨质破坏。

■ 气促、腹泻、腹部膨隆、病理性骨折、尿量增多、生长障碍等（此病目前除膀胱、肾上腺和性腺尚无受累报道，其他器官皆可受累，须仔细问诊）。

■ 院外的血常规、骨髓穿刺、病理检查等，院外治疗经过（包括抗生素、激素等）。

【查体重点】

皮肤（有无苍白、黄染、出血点或瘀斑）、皮疹、皮下结节、淋巴结（颈部、锁骨上、腋窝是重点）、异常包块、头颅（颅骨有无缺损或包块）、外耳道（有无溢脓）、肺、肝、脾、神经系统。

【检查】

★ 血、尿、便常规，肝肾功能、电解质、乳酸脱氢酶、血培养（有发热患儿）、胸片、骨骼X线片（长骨、扁平骨为主）、心电图、腹部B超、外周血涂片、骨髓涂片、病理学检查等。

☆ 红细胞沉降率、心肌酶、BNP、病原学筛查、PPD试验、血型、感染筛查、免疫球蛋白，T、B细胞亚群，尿比重等。

＊头颅 MRI（包括垂体）、肺部 CT、肺功能检查等。

【诊断】

诊断需结合临床表现、影像学和病理学检查。病理检查是确诊本病最可靠的依据。

【鉴别诊断】

白血病、实体瘤、重症感染等。由于 LCH 临床表现多样，几乎全身各个脏器和系统都有可能受累，临床上应根据不同的表现与不同系统的疾病相鉴别。

【治疗】

根据受累部位将患儿分成不同的治疗组，按照国际组织细胞协会制定的 LCH 诊疗指南给予化疗，对于诱导治疗反应不好的患儿考虑二线治疗或者造血干细胞移植。

【健康指导】

■ 指导患儿家长加强护理，预防感染，化疗间歇期院外定期监测血常规，及时输注血制品及注射粒细胞集落刺激因子，如粒细胞缺乏期出现发热，积极按照粒细胞缺乏伴发热流程处理。按时返院行下次化疗。

■ LCH 患儿病情易复发，治疗过程中及治疗后一段时间仍需密切随访。

【提示】

■ LCH 最常侵犯的部位包括骨骼、皮肤、肝、脾、肺部、血液系统、中枢神经系统等。

■ LCH 患儿发病年龄越小，越易发生多系统受累，因而病情越重，随年龄增长则越容易发生局灶性病变，症状也较轻。

■ 脏器受累的界定："危险"器官受累包括造血系统受累、脾受累、肝受累、肺受累。

（华 瑛 孙 青）

八、噬血细胞性淋巴组织细胞增生症

【问诊重点】
- 发热程度及时间、出血情况、面色苍白、腹部膨隆、皮疹、神经系统症状等。
- 咳嗽、腹泻、关节肿痛、乏力、食欲减退、体重减轻等症状。
- 院外血常规、血生化、铁蛋白、凝血功能、骨髓穿刺、影像学、病原学等检查结果。院外治疗药物及对治疗的反应。

【查体重点】
皮肤（有无苍白、黄染、出血点或瘀斑）、皮疹、淋巴结、肝、脾、神经系统。

【检查】
★ 血、尿、便常规，肝肾功能、电解质、乳酸脱氢酶、血三酰甘油、凝血功能、铁蛋白、血培养、胸片、心电图、腹部 B 超、外周血涂片、骨髓涂片、脑脊液检查等。

☆ 心肌酶、BNP、病原学筛查、PPD 试验、血型、感染筛查、免疫球蛋白及 T、B 细胞亚群等、NK 细胞活性、细胞因子（sCD25）测定、头颅 MRI 等。

* 基因学检测等。

【诊断】
- 诊断标准（HLH-2004）需满足以下诊断标准 8 项中的 5 项：

（1）发热。

（2）脾大。

（3）血细胞减少（两系或三系）Hb<90 g/L，ANA<1.0×10^9/L，PLT<100×10^9/L。

（4）高三酰甘油血症和（或）低纤维蛋白原血症：三酰甘油（空腹）≥3.0 mmol/L，纤维蛋白原≤1.5 g/L。

（5）骨髓检查/活检或脾、淋巴结、皮肤穿刺/活检发现噬血现象，无恶性病证据。

（6）NK 细胞活性减低或完全缺少。

（7）血清铁蛋白增高（≥500 μg/L）。

（8）可溶性 CD25（IL-2 受体）增高（≥2 400 U/ml）。

【鉴别诊断】

应与重症感染、全身炎症反应综合征、朗格汉斯细胞组织细胞增生症、骨髓增生异常综合征等血液病相鉴别。

【治疗】

- 原发性 HLH 的治疗尽早按 HLH-2004 方案进行，有条件者应尽早行异基因造血干细胞移植术方能根治。

- 继发性 HLH 由于病因复杂、疾病轻重差别较大，积极治疗原发病。部分病例可不需要完全按照 HLH-2004 方案进行治疗。对于 HLH-2004 方案治疗无效或复发者，建议尽早行异基因造血干细胞移植。

【健康指导】

- 加强护理，预防感染，化疗间歇期院外定期监测血常规，及时输注血制品及注射粒细胞集落刺激因子，如粒细胞缺乏期出现发热，积极按照粒细胞缺乏伴发热流程处理。

- 制订下次复查时间及计划，按时返院进行下次化疗。

【提示】

- 由于治疗方法不同，原发性 HLH 和继发性 HLH 的鉴别非常重要。

- 原发性 HLH 具有家族遗传倾向和基因缺陷，一般发病年龄较早，病情较重、易反复，异基因造血干细胞移植为目前唯一根治性治疗手段。

- 继发性 HLH 一般无家族史或基因缺陷，但多有明确的诱因或基础疾病，多数病情相对较轻；对于继发性 HLH，应积极寻找病因，并治疗原发病。

- 能找到明确诱发因素或未检测到 HLH 相关基因突变，并不能完全排除原发性 HLH。

参考文献

[1] Henter JI, Horne A, Arico M, et al. HLH-2004: Diagnostic and therapeutic guidelines for hemophagocytic lymphohistiocytosis. Pediatric blood & cancer. 2007, 48 (2): 124-131.

[2] Minkov M, Grois N, McClain K, et al. Langerhans cell histiocytosis. Histiocyte Society, evaluation and treatment guidelines, 2009.

[3] Provan D, Stasi R, Newland AC, et al. International consensus report on the investigation and management of primary immune thrombocytopenia. Blood, 2010, 115: 168-186.

[4] Rosolen A, Perkins SL, Pinkerton CR, et al. Revised International Pediatric Non-Hodgkin Lymphoma Staging System. J Clin Oncol, 2015, 33 (18): 2112-2118.

[5] United Nations Children's Fund, United Nations University, World Health Organization. Iron Deficiency Anaemia, Assessment, Prevention, and Control, A guide for programme managers. Geneva Switzerland Who, 2001, 21: 42.

[6] 中华医学会儿科学分会血液学组. 儿童急性淋巴细胞白血病诊疗建议（第四次修订）. 中华儿科杂志, 2014, 52 (9): 641-644.

[7] 中华医学会儿科学分会血液学组. 儿童急性髓细胞白血病诊疗建议. 中华儿科杂志, 2006, 44: 877-878.

[8] 中华医学会儿科学分会血液学组和儿童保健学组. 儿童缺铁和缺铁性贫血防治建议. 中华儿科杂志, 2008, 46: 502-504.

[9] 中华医学会儿科学分会血液学组和《中华儿科杂志》编辑委员会. 儿童获得性再生障碍性贫血诊疗建议. 中华儿科杂志, 2014, 52: 103-106.

[10] 中华医学会儿科学分会血液学组, 中国抗癌协会儿科专业委员会. 儿童非霍奇金淋巴瘤诊疗建议. 中华儿科杂志, 2011, 49 (3): 186-192.

[11] 中华医学会儿科学分会血液学组, 中国抗癌协会儿科专业委员会. 儿童霍奇金淋巴瘤的诊疗建议. 中华儿科杂志, 2014, 52 (8): 586-589.

第十五章

神经系统疾病

一、热性惊厥

【问诊重点】

■ 年龄，惊厥发作时体温，惊厥前的发热持续时间。

■ 惊厥发作形式，持续时间，一次热程（24 h 内）中的发作次数。

■ 伴随症状：中枢神经系统感染症状（意识障碍、头痛、呕吐），其他系统感染症状（呼吸、消化、泌尿系统等）。

■ 既往是否有惊厥病史及惊厥与发作的关系，家族史（热性惊厥或癫痫），智力运动发育情况。

【查体重点】

神经系统体征（意识状态，前囟张力，脑膜刺激征，局灶神经系统体征）及其他部位感染体征。

【检查】

★ 血常规及 CRP。

☆ 尿、便常规，电解质。

* 脑脊液，脑电图，头颅影像学。

【诊断】

■ 诊断标准

发生于婴儿及儿童期（通常 3 个月～6 岁）发热状态下（通常腋温≥38.5 ℃）的惊厥，无中枢神经系统感染及其他导致惊厥的原因，既往没有无热惊厥病史。

■ 临床分型

（1）单纯型：表现为全面性发作，发作持续时间短于 15 min，24 h 之内仅发作 1 次。单纯型占 70%～80%。

（2）复杂型：具有以下特征之一：局灶性发作，发作时间长（≥15 min），24 h 之内发作≥2 次。

【鉴别诊断】

应与①中枢神经系统感染；②癫痫；③其他原因导致的惊厥发作（如颅脑外伤、电解质紊乱）相鉴别。

【并发症与后遗症】

主要包括：①热性惊厥复发：约 30% 患儿在以后的发热性疾病过程中会再次惊厥。②癫痫：大部分热性惊厥患儿日后并不患癫痫。③对认知功能的影响：通常预后良好。

【治疗和预防】

■ 治疗

无需过度治疗，避免家长过度的紧张焦虑。如果发作超过 5 min 仍未缓解需进行处理，可应用地西泮灌肠或咪达唑仑肌内注射或地西泮缓慢静脉推注。

■ 预防

没有证据表明积极退热对于热性惊厥发生有预防作用，对于绝大多数患儿多不主张预防性治疗。①长期预防：对某些患儿，如热性惊厥持续状态或每年热性惊厥发作 5 次以上者，可以考虑应用抗癫痫药。②间断临时预防：可选择间断地西泮口服。对于以下情况可以考虑临时预防：频繁热性惊厥、热性惊厥持续状态或家长对发作过于焦虑。

【提示】

热性惊厥诊断三要素为年龄、发热、惊厥，并排除其他病因导致的惊厥发作。

（季涛云　吴　晔）

二、癫痫

【问诊重点】

■ 有无诱因（发热、饥饿等），发作出现的时间（清醒、睡眠等）及持续时间。
- 发作症状。
- 发作前后的状态。
- 发病前智力运动发育情况，发病后有无倒退。
- 既往史、个人史及家族史。
- 院外诊治经过，包括抗癫痫药物（药物的剂量、血药浓度、疗效、不良反应）。

【查体重点】

有无特殊气味，皮肤及毛发有无异常，有无外观畸形。头围，神经系统体征。

【检查】

★ 血生化（包括电解质，血糖，肌酶），脑电图，头颅影像学（CT、MRI）。

☆ 乳酸，血氨，丙酮酸，同型半胱氨酸，叶酸，心电图，血、尿代谢筛查，发育评估，视听诱发电位。

* 染色体核型及 aCGH，癫痫相关基因检查。

【诊断】

- 满足下列条件之一即诊断：①至少有间隔 24 h 以上的 2 次非诱发性发作；②有一次非诱发性发作，并且具有与 2 次非诱发性发作相似的后续发作复发风险；③如果考虑反射性癫痫，至少有 2 次同样的反射性发作。要注意排除其他原因所导致的癫痫发作（如低血糖所致发作）以及非癫痫发作（如晕厥发作、睡眠障碍等）。
- 癫痫诊断明确后，要尽可能明确发作形式、癫痫综合征、病因，以及有无共病或神经系统功能障碍（如智力发育落后、注意缺陷多动障碍等）。

【鉴别诊断】

应与非癫痫发作（如屏气发作、晕厥、睡眠障碍、儿童癔病性发作、偏头痛、抽动障碍）及其他病因导致的癫痫发作（如中枢神经系统感染、低血糖）相鉴别。

【并发症与后遗症】

主要包括惊厥性脑损伤，发育落后或倒退。

【治疗】
- 坚持长期足疗程的原则，根据病因、综合征类型、发作类型以及患者的实际情况选择抗癫痫药。
- 对于脑结构异常所导致的癫痫考虑外科评估及治疗。
- 病因治疗：例如针对遗传代谢病、自身免疫病因介导的癫痫。

【出院指导】
- 按时服用抗癫痫药物，不能随意减、停、换药。
- 监测药物副作用。
- 定期复查血药浓度、脑电图，必要时复查头颅 MRI。

【提示】
- 癫痫诊断分为五个层次：是否为癫痫，发作形式，癫痫综合征，病因，以及神经功能障碍或共病的评估。
- 对于发作不典型的患儿诊断需谨慎，需排除其他原因所致癫痫/非癫痫发作。

（季涛云　吴　晔）

三、癫痫持续状态

【问诊重点】
- 发作的症状学，意识情况，持续时间，终止方式。
- 发作前诱因：头部外伤、感染、抗癫痫药物漏服，毒物药物接触或误服等，呕吐、腹泻、发热，发作出现的时间（清醒、睡眠、剧烈运动中、饥饿状态）。
- 既往史、个人史：既往有无癫痫发作，基础疾病及用药、发病前智力运动发育情况。

【查体重点】
生命体征，脑膜刺激征，神经系统体征。

【检查】
★ 若为新发生的癫痫持续状态，查血糖、电解质、EEG、头颅影像学；若为癫痫患者发生的癫痫持续状态，查抗癫痫药血浓度、电解质、血糖、EEG，根据情况进行头颅影像学。

☆脑脊液，血气分析，生化乳酸，血氨，同型半胱氨酸，凝血功能，肌酶。

＊血尿代谢筛查，毒物分析。

【诊断】

传统定义为1次癫痫发作持续30 min以上，或反复多次发作持续＞30 min，且发作间期意识不恢复至发作前的基线状态。"癫痫持续状态"实际应为"癫痫发作持续状态"，即不仅限于癫痫患儿，还包含热性惊厥及急性症状性癫痫发作（如：电解质紊乱、颅脑外伤、急性中枢神经系统感染等所致的癫痫发作）。2015年国际抗癫痫联盟的新定义提出了癫痫持续状态诊断的两个时间点，第一个时间点（t1）定义为超过此时间点，发作很可能不能自行终止；第二个时间点（t2）定义为超过此时间点会导致神经元损伤。对于全面强直阵挛发作，t1为5 min，t2为30 min。按照发作是否伴明显运动症状，分为伴明显运动症状的癫痫持续状态和非惊厥性癫痫持续状态。

【鉴别诊断】

应与锥体外系症状相鉴别，如肌张力不全发作，偏头痛发作，精神症状等。

【并发症与后遗症】

主要为惊厥后脑损伤。

【治疗】

■ 止惊

（1）一线治疗

a. 无静脉通道：地西泮直肠给药0.3～0.5 mg/kg（不超过10 mg）或咪达唑仑肌内注射0.2～0.3 mg/kg（不超过10 mg）。

b. 有静脉通道：地西泮0.2～0.3 mg/kg，若仍发作5 min可重复。

（2）二线治疗

a. 苯妥英或磷苯妥英。

b. 丙戊酸或苯巴比妥静脉应用。

(3) 三线治疗

麻醉药：咪达唑仑或丙泊酚静脉应用。

■ 其他

病因治疗，支持治疗。

【出院指导】

■ 若为癫痫患者需按时服用抗癫痫药物，不能随意减停。

■ 其他疾病引起的惊厥持续状态，根据原发病进行出院指导。

【提示】

■ 要尽早终止发作，无静脉通道的患者应及早选用静脉外药物，不要因为建立静脉通道而延误治疗时机。

■ 癫痫持续状态为临床症状，在控制发作的同时，要积极查找病因。

（季涛云　吴　晔）

四、细菌性脑膜炎

【问诊重点】

■ 发热，神经系统症状：头痛，呕吐，意识障碍，抽搐，偏瘫等。

■ 小年龄患儿有无喂养困难、面色灰白等表现。

■ 既往是否反复感染，有无脑脊液漏等征象。

■ 院外是否应用抗生素及治疗反应。

【查体重点】

意识状态，瞳孔大小及对光反射，前囟张力，病理征，脑膜刺激征，皮毛窦。

【检查】

★ 血常规及 CRP，血培养，头颅影像学，脑脊液常规生化（同期测血糖），脑脊液涂片找病原（细菌，真菌，结核分枝杆菌）及脑脊液培养，PCT。

☆ 尿、便常规，血沉，肝肾功能，电解质，胸片，听诱发电位。

* 脑电图，免疫球蛋白及 T、B 细胞亚群，感染筛查。

【诊断】

- 年龄特点

婴幼儿多见。

- 全身感染及中枢神经系统症状体征
- 脑脊液

压力增高，外观混浊，细胞数数百至数千，以多核为主，蛋白明显增高，脑脊液糖含量显著降低，涂片或培养可发现致病菌。

- 常见病原

①新生儿期：B 族链球菌、大肠埃希菌、李斯特菌。②1～3 个月小婴儿：B 族链球菌、大肠埃希菌、李斯特菌、流感嗜血杆菌、肺炎链球菌及脑膜炎双球菌。③3 个月以上：流感嗜血杆菌、肺炎链球菌及脑膜炎双球菌。

【鉴别诊断】

应与①病毒性脑炎；②结核性脑膜炎；③真菌性脑膜炎；④中毒性脑病相鉴别。

【并发症与后遗症】

- 并发症

①硬膜下积液；②脑室管膜炎；③脑积水；④抗利尿激素异常分泌综合征。

- 后遗症

①癫痫；②瘫痪等。

【治疗】

- 抗感染治疗

在病原不确定时，新生儿推荐三代头孢类抗生素（如头孢曲松每次 50 mg/kg，每 12 h 一次）加青霉素（0～7 天：每次 5 万 U/kg，每 12 h 一次；8～28 天：每次 5 万 U/kg，每 8 h 一次），1 个月以上患儿三代头孢类抗生素（如头孢曲松）加万古霉素（每 15 mg/kg，每 6 h 一次）治疗，病原明确后根据药敏进行治疗。若治疗顺利，多数抗生素疗程为 14～21 d。

- 肾上腺皮质激素

使用的最佳时机是在第一剂静脉用抗生素之前或者同时，地塞米松的剂量为每次 0.15 mg/kg，每 6 h 一次。激素疗程不宜过长，一般 2～4 d。

- 对症治疗

如降颅内压（20％甘露醇每次 0.5～1 g/kg，根据情况进行调整）、控制惊厥、维持水和电解质酸碱平衡、纠正多器官功能衰竭等。

【出院指导】
- 注意体温、颅高压及其他神经系统的症状反复，血常规，CRP 复查。
- 若有遗留后遗症如癫痫、偏瘫，应给予对症及康复治疗，定期随访。

【提示】
- 年长儿不是细菌性脑膜炎的好发人群，诊断需谨慎。
- 小年龄患儿（5 岁以下，尤其是 2 岁以下）患严重细菌感染，若找不到明确的病灶，要注意细菌性脑膜炎诊断，进行头颅影像学及脑脊液检查。
- 院外经过抗生素治疗后临床表现、脑脊液可不典型。
- 查脑脊液时要注意查同期血糖。
- 治疗不顺利时要注意并发症的排查。

（季涛云　吴　晔）

五、急性小脑共济失调

【问诊重点】
- 起病方式，症状进展速度。
- 有无站立、行走不稳及步态异常（宽基底步态），有无持物不稳、辨距不良，有无眼球震颤，有无构音障碍（吟诗样语言）。
- 其他症状如意识障碍、抽搐等。

- 发病前有无感染及接种疫苗的病史。
- 院外辅助检查如头颅 MRI。

【查体重点】

共济检查，肌力，肌张力，腱反射，病理征，脑膜刺激征。

【检查】

★ 头颅影像学。

☆ 红细胞沉降率，肝肾功能，电解质，肌酶及脑脊液（常规、生化、压力、免疫学）。

＊ 眼底、代谢病筛查、神经母细胞瘤等副肿瘤综合征相关检查。

【诊断】

1～4 岁多见。急性起病，急性病程，既往发育正常。症状和体征多只局限于小脑。排除其他原因导致的急性小脑共济失调症状。

【鉴别诊断】

应与下列疾病相鉴别：①脑炎；②药物中毒；③眼球阵挛-肌阵挛综合征；④后颅凹病变如占位、出血等；⑤遗传代谢病或神经变性病；⑥副肿瘤综合征导致的复发性小脑共济失调。

【并发症与后遗症】

本病呈自限性，预后较好。少数患儿遗留不同程度的后遗症，如共济失调、震颤、言语不清等。

【治疗】

- 本病无特效治疗。
- 急性期加强护理，充分休息，保证营养。
- 加强保护，防止患儿因走路不稳而受到伤害。
- 试用 IVIG 或糖皮质激素。

【出院指导】

注意症状的恢复情况，尤其是共济失调有无反复。

【提示】

本病为自限性，多数不需处理，若迁延不愈要注意其他疾病的可能，如眼球阵挛-肌阵挛综合征、复发性小脑共济失调，应进一步行病因学检查。

(季涛云　吴　晔)

六、脑性瘫痪

【问诊重点】

- 围生期病史，肢体运动及异常姿势，运动功能发育情况，智力发育情况，是否有倒退。
- 有无家族史，肌肉无力或萎缩，有无进行性加重，抽搐，视听障碍，睡眠情况，二便控制，喂养及体格发育情况。
- 是否给予治疗，康复治疗的效果。

【查体重点】

头围，肌力，肌张力，肌容积，反射，姿势及完成运动的能力，易疲劳性。

【检查】

★ MRI、发育评估、视听诱发电位、脑电图。

☆ 血生化，血乳酸，血氨，同型半胱氨酸，血、尿代谢筛查。

＊ 脑脊液常规、生化及神经递质或乳酸等检测，染色体核型/aCGH，基因检测。

【诊断】

- 定义

一组持续存在的中枢性运动和姿势发育障碍、活动受限综合征，这种综合征是由于发育中的胎儿或婴儿脑部非进行性损伤所致。

- 诊断标准

需满足四项必备条件，两项参考条件有利于寻找病因。

(1) 必备条件：①中枢性运动障碍持续存在；②运动和姿势发育异常；③反射发育异常；④肌张力和肌力异常。

(2) 参考条件：①引起脑性瘫痪的病因学依据；②头

颅影像学佐证。

- 临床分型

痉挛型四肢瘫、痉挛型双瘫、痉挛型偏瘫、不随意运动型、共济失调型及混合型。

【鉴别诊断】

应与下列疾病相鉴别：①可以导致运动及姿势异常的遗传性疾病（神经变性疾病、遗传代谢病、染色体病）；②脑或脊髓的发育性或创伤性损伤；③神经肌肉疾病或运动障碍；④肿瘤等。

【并发症与后遗症】

主要包括：①智力障碍；②癫痫；③行为障碍；④睡眠障碍；⑤喂养问题；⑥视听及言语障碍；⑦肌肉萎缩、关节挛缩、变形及脱位。

【治疗】

- 需要多学科团队和患者家人的合作性方案治疗。
- 对于痉挛状态的药物治疗，支持使用肉毒毒素。选择性背侧神经根切断术可能对部分患者有帮助。
- 躯体训练和技能训练。
- 可尝试应用电刺激增加脑性瘫痪儿童的肌力。
- 胃造口喂养可能会改善严重受累儿童的营养状况，并能减少（但不能消除）误吸。
- 骨科干预。
- 社会及心理支持。

【出院指导】

- 避免感染。
- 坚持康复训练。
- 必要的药物治疗。
- 加强喂养。
- 神经科及其他相关科室门诊随诊。

【提示】

- 脑性瘫痪的诊断需排除其他病因所导致的发育迟滞，尤其是遗传性病因。

- 综合治疗方案可明显改善患者的生活质量。

(张 尧 吴 晔)

七、多发性硬化

【问诊重点】

- 本次病程出现的肢体瘫痪，视力障碍或眼球运动异常，感觉异常，意识及认知情况，直肠膀胱症状，脑干、小脑症状，惊厥及发热。既往有无类似症状。
- 前驱感染史或疫苗接种史，既往智力运动发育情况。
- 既往头颅 MRI 及脑脊液检测结果，治疗是否应用糖皮质激素、丙种球蛋白及免疫抑制剂等，治疗的疗程及对治疗的反应。
- 全身系统性结缔组织病证据。

【查体重点】

意识，神经系统定位体征如锥体束征等。

【检查】

★ 头颅 MRI，脑脊液常规和生化，血和脑脊液寡克隆区带、IgG 鞘内合成率，血清 AQP4-IgG。

☆ 血清 MOG-IgG，血和脑脊液病原学，脑电图；血常规、生化、血和脑脊液肿瘤及副肿瘤标志物（抗 Hu、Yo、Ri、Ma2、CRMP5 等），全身自身免疫性抗体，甲状腺功能和抗甲状腺抗体；丙种球蛋白和激素应用前准备；视听诱发电位。

* 增强头颅 MRI、脊髓 MRI，视神经增强 MRI，血、尿代谢筛查，血维生素 B_{12} 浓度、血乳酸、血氨及同型半胱氨酸。

【诊断】

- 2010 年 McDonald 诊断标准

①空间多发性的多发性硬化 MRI 诊断标准：在以下 4 个部位中至少 2 个部位存在≥1 个长 T2 病灶：脑室旁、皮质下、幕下、脊髓。（注：如患者有脑干或脊髓综合征，所有症状性病灶不计入上述标准的病灶计数中）。②时间多发性的多发性硬化 MRI 诊断标准：在随访中，与基线相比，

出现新的 T2 和（或）钆增强病灶（对间隔时间无要求）；或任何时间同时存在无症状的钆非增强病灶及增强病灶。多发性硬化（MS）诊断标准见表 15-1。

表 15-1 多发性硬化 McDonald 诊断标准（2010 年）

临床表现	诊断 MS 所需其他证据
≥2 次发作； ≥2 个病灶的客观证据或 1 个客观病灶+既往明确发作证据	无需其他检查
≥2 次发作； 1 个病灶的客观证据	需证明空间多发性： MRI 证据或等待进一步发作累及不同 CNS 部位
1 次发作； ≥2 个病灶的客观证据	需证明时间多发性： MRI 证据或等待第 2 次发作
1 次发作； 1 个病灶的客观证据	需证明空间多发性+时间多发性
隐匿进展，怀疑原发进展型 MS	持续进展>1 年，并满足以下至少 2 条： （1）MRI 证实≥1 个 T2 脑内病灶（脑室旁、皮质下、幕下）； （2）MRI 证实≥2 个 T2 脊髓病灶； （3）CSF 寡克隆区带和（或）Ig 指数升高

备注：如满足上述标准且无其他病因可解释上述临床表现，可诊断"MS"；如临床怀疑但证据不完全满足，可诊断"可能 MS（possible MS）"；如果在诊断评估中发现其他病因可以解释临床表现，则"非 MS（not MS）"。一次发作定义为患者报告的或客观检查发现的急性炎症性中枢神经系统脱髓鞘事件，可以是现在或既往，持续时间至少 24 h

■ 2013 年修订的儿童 MS 诊断标准（满足以下任一标准）

①≥2 次非脑病［即非急性播散性脑脊髓炎（ADEM）］中枢神经系统事件，与炎症性病因有关，两次发作间隔 30 d 以上，并累及 CNS 一个以上部位；②1 次非脑病发作，MRI 符合 2010 年 McDonald 标准的空间多发性，在后续随访中，MRI 出现了至少 1 个新的增强或非增强病灶；③一次 ADEM 发作，至少 3 个月以后出现了非脑病临床发作，MRI 符合 2010 年 McDonald 标准的典型空间多发性；④第一次急性发作，不符合 ADEM 特点，MRI 同时符合 2010 年 McDonald 标准的空间多发性和时间多发性（此条仅用于 12 岁以上儿童）。

【鉴别诊断】

应与下列疾病相鉴别：①其他中枢神经系统自身免疫性脱髓鞘疾病：多相性播散性脑脊髓炎，视神经脊髓炎谱系疾病（NMOSD）；②其他中枢神经系统自身免疫性炎症：中枢神经系统血管炎，自身免疫性脑炎；③全身结缔组织病累及大脑白质；④中枢神经系统特殊感染累及白质；⑤遗传性白质脑病。

【并发症与后遗症】

主要包括：①运动障碍；②视力障碍；③膀胱直肠功能障碍；④认知功能下降。

【治疗】

- 急性期治疗

①甲泼尼龙 15~30 mg/(kg·d)，3~5 d，最大 1 g/d，后口服泼尼松逐渐减量，每 2 天减 5 mg，总疗程 4~6 周。②丙种球蛋白静脉滴注 2 g/kg，分 2~5 d。③血浆置换。

- 预防复发治疗

①一线药物：INF-β，醋酸格拉替雷。②二线药物：其他免疫抑制剂，如那他珠单抗、芬戈莫德等。

- 对症治疗

止惊、镇痛和针对震颤的治疗等。

【出院指导】

- 注意休息，避免感染，注意症状变化。
- 继服激素及免疫抑制剂治疗，补充维生素 D、钙。
- 监测血常规、肝肾功能和电解质，定期复诊。
- 3~6 个月查视力，复查头颅 MRI，酌情复查脊髓 MRI。

【提示】

- 黄种人群儿童 MS 罕见，诊断需谨慎。
- 与 NMOSD 的鉴别尤为重要。

（张　尧　吴　晔）

八、急性播散性脑脊髓炎

【问诊重点】
- 有无脑病表现,有无癫痫发作,运动认知行为情况,有无颅高压症状、视力下降及其他脑神经受累表现,尿便潴留情况,有无感觉异常。
- 前驱感染史或疫苗接种史,既往智力运动发育情况。
- 治疗是否应用糖皮质激素、丙种球蛋白等,对治疗的反应。院外头颅 MRI 及脑脊液检测结果。

【查体重点】
意识改变,神经系统定位体征如锥体束征、共济失调等,脑膜刺激征,生命体征。

【检查】
★ 头颅 MRI,脑脊液常规和生化,血和脑脊液寡克隆区带、IgG 鞘内合成率及抗 AQP4 和 MOG 抗体,血和脑脊液病原学,脑电图。

☆ 视诱发电位,血和脑脊液肿瘤及副肿瘤标志物(抗 Hu、Yo、Ri、Ma2、CRMP5 等),全身自身免疫性抗体,甲状腺功能和抗甲状腺抗体;丙种球蛋白和激素应用前准备。

* 增强头颅 MRI、脊髓 MRI,视神经增强 MRI。

【诊断】
- 诊断标准

①第一次多灶性中枢神经系统事件(很可能为炎症性脱髓鞘所导致);②脑病症状(意识障碍或行为改变),且不能用发热解释;③起病 3 个月以后无新的临床或 MRI 病灶出现;④急性期(3 个月内)头颅 MRI 异常;⑤典型头颅 MRI 表现:a. 广泛性、边界欠清晰的、较大的(>1~2 cm)病灶,累及大脑白质为主;b. 白质区 T1 低信号病灶罕见;c. 可伴有深部灰质核团(如丘脑或基底节)病灶。

【鉴别诊断】

应与下列疾病相鉴别：①中枢神经系统自身免疫性疾病：多相性播散性脑脊髓炎、多发性硬化、视神经脊髓炎疾病谱、中枢神经系统血管炎、全身结缔组织病；②中枢神经系统感染；③中枢神经系统肿瘤或副肿瘤综合征；④遗传性白质脑病。

【并发症与后遗症】

主要包括：①癫痫；②认知障碍；③精神行为异常；④运动障碍。

【治疗】

- 甲泼尼龙冲击治疗20～30 mg/(kg·d)，3～5 d，最大1 g/d，后口服泼尼松逐渐减量，疗程4～6周。
- 丙种球蛋白2 g/kg，分2～5 d。
- 必要时血浆置换。
- 对症：止惊、降颅压治疗等。

【出院指导】

- 注意休息，避免感染，注意症状变化。
- 继续口服糖皮质激素，根据症状好转情况决定疗程4～6周，不超过3个月，补充维生素D、钙和钾。
- 定期复查头颅MRI，并随访有无其他神经系统症状出现。
- 其他：如抗癫痫药等。

【提示】

- 3个月内出现的新症状和病灶，均属于一次ADEM病程。
- 3个月之后无新的症状和MRI病灶；如出现，则不能诊断ADEM。

（张 尧 吴 晔）

九、自身免疫性脑炎

【问诊重点】

- 病程，精神行为改变，认知，锥体外系症状，癫痫发作，脑神经异常表现，共济失调等。
- 呼吸道、消化道症状，发热，自主神经症状，前驱感染或疫苗接种，既往有无类似情况。
- 起病前智力运动发育情况。
- 治疗是否应用糖皮质激素、丙种球蛋白等，对治疗的反应。

【查体重点】

一般状况，生命体征，意识，脑神经，运动，反射，自主神经。

【检查】

★ 脑脊液常规和生化，血和脑脊液抗神经元表面抗体（抗体 NMDAR，LGI1，Caspr2，AMPAR，GABA-B-R 抗体）及细胞内突触蛋白抗体（抗体 GAD65，Amphiphysin 抗体等）、头颅 MRI、脑电图；血生化、血氨。

☆ 血和脑脊液（CSF）肿瘤及副肿瘤标志物（NSE、抗 Hu、Yo、Ri、Ma2、CRMP5 等），全身自身免疫性抗体，甲状腺功能和抗甲状腺抗体，Ig 水平。

* 胸部 CT，腹部增强 CT，血、CSF 病原学检查，血、尿代谢筛查。

【诊断】

- 诊断标准

①典型的临床表现：急性或亚急性起病，表现为精神行为异常，肌张力不全及舞蹈样动作，过度惊吓，癫痫发作，肢体痉挛及神经性肌强直，僵人综合征，共济失调，脑神经症状；②脑脊液自身免疫性抗体阳性；③部分患儿头颅 MRI 异常显示为皮质 T2 FLAIR 高信号，颞叶多见；④脑电图背景慢波；⑤发现肿瘤如卵巢瘤等。

【鉴别诊断】

应与下列疾病相鉴别：①自身免疫性疾病：多发性硬化、视神经脊髓炎疾病谱、中枢神经系统血管炎、系统性红斑狼疮等结缔组织病；②中枢神经系统感染：病毒性脑炎等；③中枢神经系统肿瘤；④中毒：如酒精中毒引起的

Wernicke脑病样表现；⑤代谢性脑病。

【并发症与后遗症】

主要包括：①癫痫；②认知障碍；③精神行为异常；④运动障碍；⑤自身免疫性脑炎复发；⑥其他。

【治疗】

- 一线治疗

①丙种球蛋白 2 g/kg，分 2～5 d；②甲泼尼龙冲击治疗 20～30 mg/(kg·d)，3～5 d，最大 1 g/d，后逐渐减量；③血浆置换：严重病例，隔日 5～7 次。

- 二线治疗

一线治疗 2 周或以上，效果欠佳，可加用二线治疗，单药或联合。①利妥昔单抗：375 mg/m^2，每周 1 次，连用 4 次；②环磷酰胺：750 mg/m^2，每月 1 次，至症状好转。

- 对症治疗

抗癫痫药、精神科用药、锥体外系症状治疗等。

【出院指导】

- 避免感染，注意症状变化及反复。
- 继续服用糖皮质激素。
- 检测血常规、肝肾功能。
- 其他：如抗癫痫药物、精神科用药等。

【提示】

- 有观点认为二线治疗对于重症患者可以在更早期应用。
- 复发的自身免疫性脑炎可延长利妥昔单抗的疗程。

（张 尧 吴 晔）

十、重症肌无力

【问诊重点】

- 有无晨轻暮重，近端为主的肢体无力，眼睑下垂，眼球运动障碍，复视。
- 呼吸困难，饮水呛咳，声音低，面部表情少，有无感染后出现或加重。
- 院外治疗是否应用溴吡斯的明、糖皮质激素、丙种球蛋白等治疗，以及对治疗的反应。

【查体重点】

有无呼吸困难体征，脑神经（尤其是眼睑，眼球运动），四肢近远端肌力、肌张力和肌容积，腱反射。

【检查】

★ 新斯的明试验、血生化、肌酶、骨骼肌乙酰胆碱受体（AChR）抗体、抗骨骼肌特异性受体酪氨酸激酶（抗-MuSK）抗体、抗横纹肌抗体、低频重复电刺激（RNS）。

☆ 头颅 MRI、胸腺影像学、全身自身免疫抗体、甲状腺功能和抗体、免疫球蛋白，以及 T、B 细胞亚群。

* 疲劳试验，单纤维肌电图（SFEMG）。

【诊断】

■ 诊断标准

（1）临床表现：某些特定的横纹肌群肌无力呈斑片状分布，表现出波动性和易疲劳性；肌无力症状晨轻暮重，持续活动后加重，休息后缓解、好转。通常以眼外肌受累最常见。

（2）药理学表现：新斯的明试验阳性。

（3）RNS 检查低频刺激波幅递减 10% 以上，SFEMG 测定的"颤抖"增宽、伴或不伴阻滞。

（4）抗体：多数全身型重症肌无力（MG）患者血中可检测到 AChR 抗体，或在极少部分 MG 患者中可检测到抗-MuSK 抗体、抗 LRP-4 抗体。在具有 MG 典型临床特征的基础上，具备药理学特征和（或）神经电生理学特征，临床上则可诊断为 MG。有条件的单位可检测患者血清抗 AChR 抗体等，有助于进一步明确诊断。需除外其他疾病。

【鉴别诊断】

■ 眼肌型需鉴别

①Miller-Fisher 综合征；②慢性进行性眼外肌麻痹（CPEO）；③眼咽型肌营养不良；④眶内占位病变；⑤Graves 眼病；⑥Meige 综合征。

- 全身型需鉴别

①吉兰-巴雷综合征；②慢性炎性脱髓鞘性多发性神经病（CIDP）；③Lambert-Eaton综合征；④进行性脊髓性肌萎缩（PSMA）；⑤多发性肌炎；⑥肉毒中毒；⑦代谢性肌病。

【并发症与后遗症】

主要包括：①胆碱能危象；②肌无力危象；③反拗危象；④呼吸衰竭；⑤肌萎缩。

【治疗】

- 胆碱酯酶抑制剂治疗

可作为单药长期治疗轻型MG患者。溴吡斯的明，逐渐加量，最大7 mg/(kg·d)，总量不超过480 mg/d，分3~4次/天。

- 免疫抑制剂治疗

糖皮质激素、硫唑嘌呤、环孢素A、他克莫司、吗替麦考酚酯、环磷酰胺及利妥昔单抗等。

- 丙种球蛋白

病情急性进展、肌无力危象、胸腺切除术前和围术期处理患者用丙种球蛋白2 g/kg，以及血浆置换。

- 胸腺摘除手术治疗

疑为胸腺瘤的患者。

- 对症治疗

【出院指导】

- 注意休息，避免感染，注意症状变化及反复。
- 继服溴吡斯的明，激素或免疫抑制剂治疗。
- 监测不良反应（如血常规、肝功能，T、B淋巴细胞亚群）。
- 日常护理中某些药物慎用。

【提示】

MG患者慎用的药物包括：部分激素类药物，部分抗感染药物（如氨基糖苷类抗生素等以及两性霉素等抗真菌药物），部分心血管药物（如利多卡因、奎尼丁、β受体阻滞药、异搏定等),部分抗癫痫药物(如苯妥英钠、乙琥胺等),部分抗精神病药物(如氯丙嗪、碳酸锂、地西泮、氯硝西泮等),部分麻醉药物(如吗啡、盐酸哌替啶等),部分抗风湿药物(如青霉胺、氯喹等)。禁用肥皂水灌肠。

(张 尧 吴 晔)

十一、吉兰-巴雷综合征

【问诊重点】

- 无力:部位(近端/远端,脑神经,呼吸),进展情况(从远端到近端)。
- 感觉异常。
- 其他:有无晨轻暮重、抽搐、二便异常等。
- 发病前有无感染或疫苗接种,外伤史,特殊药物、食物、毒物接触史,既往有无类似症状,既往发育里程碑。

【查体重点】

脑神经,肌力(远端、近端有无区别),共济失调,感觉,腱反射,病理征,脑膜刺激征。

【检查】

★ 脑脊液常规及生化(可于病程 14 d 后复查),肌电图,肌酶。

☆ 红细胞沉降率,肝肾功能,电解质,感染筛查。

* C_3,C_4,ANA,头颅 MRI,新斯的明实验,脊髓 MRI。

【诊断】

- 诊断标准

①急性或亚急性起病,多在 2 周左右达高峰;②对称性肢体无力;③脑脊液出现蛋白-细胞分离现象;④运动神经传导潜伏期延长,运动神经传导速度减慢等;⑤病程有自限性。

- 临床分型

除上述经典型吉兰-巴雷综合征以外,临床还可表现为咽颈臂型无力、截瘫型、Miller Fisher 综合征、Bickerstaff

脑干脑炎等临床表型。

【鉴别诊断】

主要包括：①皮肌炎；②脊髓灰质炎；③急性横贯性脊髓炎；④重症肌无力；⑤脊髓肿瘤。

【并发症与后遗症】

- 并发症：呼吸衰竭，误吸，褥疮，肺炎等。
- 后遗症：肢体无力、关节挛缩。

【治疗】

- 静脉注射免疫球蛋白：总量 2 g/kg。
- 康复训练。

【出院指导】

- 避免感染。
- 注意无力（肢体，脑神经）的恢复情况，有无反复。
- 康复治疗。

【提示】

- 脑脊液蛋白-细胞分离多出现于病程 2 周以后。
- 不建议应用糖皮质激素。

（季涛云　吴　晔）

十二、迟缓性麻痹

【问诊重点】

- 起病的特点及病程。
- 无力部位及出现顺序：部位（肢体近端/远端，是否对称，躯干肌），有无脑神经受累、呼吸肌受累。
- 有无感觉异常、晨轻暮重、抽搐、意识障碍、二便异常等。
- 是否伴随发热，有无前驱感染、前驱疫苗接种、外伤，有无毒物、药物接触史。
- 既往脊髓灰质炎疫苗接种情况、流行病学。

【查体重点】

生命体征，脑神经，姿势及步态，肌力（注意远端、近端有无区别、是否对称），肌张力，感觉，浅反射、腱反射，病理征，脑膜刺激征。

【检查】

★ 根据症状及体征决定不同的定位检查：下运动单位病变（脊髓MRI、肌电图，肌酶，新斯的明实验等），与上运动单位病变鉴别（头颅MRI，脊髓MRI等）。

☆ 定性检查：根据定位、病程特点、既往史、个人史、家族史特点等进行相应检查，包括：脑脊液（炎症、免疫学相关检查）、血乳酸、代谢筛查（代谢性肌肉病）、必要时基因检查等、胸腺CT（怀疑重症肌无力患儿）、必要时肌肉病理（怀疑代谢性肌肉病、肌营养不良、炎症性肌肉病时）。

【诊断】

- 肌力分级

见表1-2。

- 典型迟缓性麻痹表现

肌力下降、腱反射减弱或消失，病理征阴性。针对病因进一步明确诊断，脊髓灰质炎，脊肌萎缩症，吉兰-巴雷综合征，遗传性周围神经病，皮肌炎，多发性肌炎，代谢性肌病，内分泌肌病，肌营养不良，重症肌无力等。

【提示】

- 做肌力检查时应从四肢远端向近端逐一检查，两侧对比，注意各部位肌力有无不同。
- 注意假性肌无力如局部关节炎症、疼痛所致等可能。
- 幼儿突然出现不愿下地行走表现，注意与其他部位受累，如急性小脑共济失调等的鉴别。

（季涛云　吴　晔）

十三、进行性肌营养不良

【问诊重点】

- 起病方式，进行性加重的近端为主的肢体无力，运动后肌痛，跑跳及上台阶困难，有无腓肠肌肥大，呼吸、心脏症状。

■ 家族史，智力运动发育里程碑。

【查体重点】

肌力，肌张力，腱反射，腓肠肌肌容积，Gower 征，步态，跟腱挛缩，脊柱侧弯，呼吸和心脏查体。

【检查】

★ 肌酶、肌电图、肌活检和免疫组化、抗肌萎缩蛋白基因分析（缺失/重复，点突变）。

☆ 心电图、超声心动图、肺功能监测。

* 肌肉 MRI，抗肌萎缩蛋白免疫印迹。

【诊断】

■ 诊断标准

①多为男性患儿，提示 X 连锁隐性遗传的家族史；②双侧对称进行性加重的无力，可见腓肠肌肥大，Gower 征（＋）；③显著升高的血清 CK 值；④肌电图和肌肉活检发现肌病性改变；⑤基因确诊。

■ 临床分型

Duchenne 肌营养不良（DMD）和 Becker 肌营养不良（BMD）为等位基因病，在起病年龄及进展方面具有不同的临床特点。

【鉴别诊断】

应与下列疾病相鉴别：①运动神经元病；②慢性多发性肌炎；③重症肌无力；④幼年特发性关节炎全身型。

【并发症与后遗症】

主要包括：①脊柱畸形；②关节挛缩；③呼吸衰竭；④心肌病；⑤心力衰竭。

【治疗】

■ 康复训练：矫正脊柱畸形和关节挛缩，提倡轻柔锻炼。

■ 糖皮质激素：5 岁以上儿童，泼尼松：0.75 mg/(kg·d)，补充维生素 D、钙剂和钾。

■ 心脏、呼吸相关支持治疗。

■ 探索中的治疗方法：基因治疗等。

【出院指导】
- 适当锻炼，功能训练，防止意外伤害。
- 继续口服泼尼松治疗，注意补充钙、维生素 D 和钾。
- 注意症状变化，监测心肌酶、呼吸功能及超声心动图，注意呼吸和心脏状况。

【提示】
- 进行性肌营养不良为进展性疾病，逐渐加重，多数预后差。
- DMD 可出现 DMD 相关扩张型心肌病，需对心脏进行动态监测。
- 注意评估激素的疗效和副作用。

（张　尧　吴　晔）

十四、脊髓性肌萎缩

【问诊重点】
- 起病年龄，运动和智力里程碑发育情况，有无加重或倒退，哭声、吸吮及吞咽。
- 呼吸无力，反复呼吸道感染，感染后加重。
- 体格发育情况，外伤史。

【查体重点】
呼吸困难表现，咽腭反射，舌肌震颤，面部表情，肌力，肌张力，腱反射。

【检查】
★ 肌电图和神经传导速度，头颅 MRI，基因检查〔存活运动神经元 1（*SMN1*）基因外显子 7 纯合缺失或转变为 *SMN2* 以及 *SMN1* 点突变检测，*SMN2* 拷贝数〕。

☆ 肌肉和神经活检，胸片。

＊ 超声心动图，心电图，发育评估。

【诊断】
- 诊断标准

①双侧对称性肌无力，下肢重于上肢；②查体为运动单位病变，感觉正常；③肌电图提示前角细胞病变（非必

需）；④*SMN1* 基因发现突变。

【鉴别诊断】

应与下列疾病相鉴别：①先天性多发性关节挛缩；②X-连锁婴儿型脊髓性肌萎缩；③合并 1 型呼吸窘迫的脊髓性肌萎缩；④先天性肌无力综合征；⑤先天性肌病；⑥缺氧缺血性脊髓病；⑦糖原累积病Ⅱ型；⑧Prader-Willi 综合征；⑨创伤性脊髓病；⑩Zellweger 综合征。

【并发症与后遗症】

主要包括：①反复呼吸道感染；②呼吸衰竭；③胸廓畸形；④关节挛缩；⑤脊柱侧弯。

【治疗】

- 支持治疗

以呼吸支持和营养支持为主。

（1）分泌物的动员和清除技术包括：体位引流、拍背助咳和（或）应用机械性吹/抽吸设备（助咳机）等人工或机械性胸部物理治疗。

（2）呼吸支持：无创通气是气管造口术和常规呼吸机支持的替代方法。

- 基因治疗

【出院指导】

- 加强护理，避免感染。
- 合理营养支持。
- 适当功能锻炼，防止关节挛缩。
- 遗传咨询。

【提示】

脊髓性肌萎缩根据发病年龄和功能保留情况分为 SMA0-Ⅳ型，目前无有效的治疗方法，产前诊断是预防该病发生的主要方法。

（张 尧 吴 晔）

十五、急性颅高压

【问诊重点】

■ 有无剧烈头痛,头痛的部位和性质,恶心及喷射性呕吐,咳嗽后头痛加重,有无视力下降及意识改变。

■ 外伤、毒物药物接触、发热、癫痫发作、肢体活动及二便情况,注意有无呼吸困难等表现。

■ 既往智力运动情况。

【查体重点】

生命体征,意识,瞳孔对光反射,眼球运动,四肢肌力、肌张力及腱反射,脑膜刺激征,婴儿前囟和颅缝的情况。

【检查】

★ 头颅 MRI 或 CT,眼底有无视神经乳头水肿,腰椎穿刺(生命体征平稳)脑脊液压力及常规、生化。

☆ 病原学检查、凝血功能检查、MRV。

* 视频脑电图、增强头颅 MRI、脊髓 MRI、毒物筛查、代谢筛查。

【诊断】

■ 临床症状

头痛、呕吐及视神经乳头水肿(不是必须存在),各种可引起颅高压的病史。

■ 查体

血压上升,脉搏减慢,呼吸不规则,意识障碍,瞳孔不等大,囟门突出,骨缝分离,颈强直等。

■ 头颅影像学检查

严重的出血、占位、移位,脑水肿、脑室扩大等,脑脊液压力明显增高($>200 \text{ mmH}_2\text{O}$)。

【鉴别诊断】

各种可引起急性头痛和呕吐的原因,如各种眼科、耳鼻科或口腔科疾病,各种消化道疾病,全身感染或免疫性疾病,各种功能性头痛。

【并发症与后遗症】

主要包括：①脑疝；②视力障碍；③偏瘫或四肢瘫；④癫痫。

【治疗】

- **体位**

头抬高15°～30°；镇静、止痛，尤其对于脑外伤患者；保持并监测平均动脉压；保持血糖；降温；昏迷患者需气管插管。

- **高渗治疗**

20%甘露醇，3%生理盐水等。

- **外科治疗**

侧脑室引流，去除占位性病变等。

- **病因治疗**

【出院指导】

- 注意有无症状的复发，必要时复查脑脊液压力。
- 转为慢性颅高压者可口服乙酰唑胺降颅压治疗。
- 针对原发病的指导。
- 神经系统损伤的功能康复。

【提示】

- 行颈强直检查时谨慎搬动头部，脑疝高危患者不宜即刻行腰椎穿刺检查。
- 视神经盘水肿在急性颅高压时可阴性。

（张 尧 吴 晔）

十六、注意力缺陷多动障碍

【问诊重点】

- 多动，冲动症状，注意力不集中的症状。
- 认知、学习、行为、情绪和社交能力、癫痫发作、抽动症状。
- 症状出现时间，发育里程碑，围生期，家族史。

【查体重点】

头围，外观，行为，肌张力，反射。

【检查】

★ 智力测试，ADHD 量表，Conner's 问卷，持续注意力测试。

☆ 脑电图，精神心理评估。

＊ 头颅 MRI，遗传代谢筛查。

【诊断】

■ 诊断标准

对于年龄小于 17 岁的儿童，有 6 种或以上的多动和冲动症状，或者有 6 种或以上的注意力缺陷症状。对于年龄≥17 岁的青少年和成人，需要有 5 种或以上的多动和冲动症状，或者有 5 种或以上的注意力缺陷症状。多动/冲动或注意力缺陷的症状必须为：①经常出现；②在一种以上的环境中出现（例如，学校和家庭）；③至少持续 6 个月；④在 12 岁之前出现；⑤损害学业活动、社交活动或职业活动的功能；⑥对于儿童发育水平而言是过度的。另外，必须排除能够对症状做出解释的其他躯体、情境或精神卫生问题。

■ 临床分型

注意缺陷型，多动冲动型，混合型。

【鉴别诊断】

应与下列疾病相鉴别：①神经或发育问题；②情绪和行为障碍；③心理社会和环境因素；④铅中毒；⑤甲状腺功能异常；⑥睡眠障碍；⑦药物作用；⑧癫痫患儿慢波睡眠期癫痫电持续状态；⑨遗传代谢疾病致行为异常等。

【共存障碍】

主要包括：①对立违抗障碍；②品行障碍；③抑郁症；④焦虑障碍；⑤学习障碍。

【治疗】

■ 学龄前

以行为矫治为主。

■ 学龄期（＞6 岁）

行为矫治联合药物治疗。药物治疗：①中枢兴奋药哌醋甲酯控释剂（专注达）；②选择性去甲肾上腺素再摄取抑制药：托莫西汀（择思达）；③α_2 去甲肾上腺素受体激动药：可乐定；④其他：三环类抗抑郁药及选择性5-羟色氨再摄取抑制药。

【出院指导】
- 注意症状变化。
- 继续口服药物及干预治疗，注意药物副作用如嗜睡、纳差等。
- 3～6个月定期评估。

【提示】
- 本病根据临床症状诊断，量表只是辅助工具，关键还要排除其他可以引起注意缺陷或多动的病因。
- 严重心血管病变或过敏者禁用可乐定。

参考文献

[1] Ahmad S, Marsh ED. Febrile status epilepticus: current state of clinical and basic research. Semin Pediatr Neurol, 2010, 17 (3): 150-154.

[2] American Academy of Pediatrics, Committee on Quality Improvement and Subcommittee on Attention-Deficit/Hyperactivity Disorder. Clinical practice guideline: ADHD: clinical practice guideline for the diagnosis, evaluation, and treatment of Attention-Deficit/Hyperactivity Disorder in children and adolescents. Pediatrics, 2011, 128 (5): 1007-1022.

[3] Brenton JN, Goodkin HP, Antibody-Mediated Autoimmune Encephalitis in Childhood, Pediatric Neurology, 2016, 60: 13.

[4] Bushby K, Finkel R, Birnkrant DJ, et al. Diagnosis and management of Duchenne muscular dystrophy, part 1: diagnosis, and pharmacological and psychosocial management. Lancet Neurol, 2010, 9: 77.

[5] Capovilla G, Mastrangelo M, Romeo A, et al. Recommendations for the management of "febrile seizures": Ad Hoc Task Force of LICE Guidelines Commission. Epilepsia, 2009, 50 (Suppl 1): 2-6.

[6] Chaudhuri A, Martin pm, Kennedy PG, et al. EFNS guideline on the management of community-acquired bacterial meningitis: report of an EFNS Task Force on acute bacterial meningitis in older children and adults. European Journal of Neurology. 2008, 15: 649-659.

[7] Chou IJ, Wang HS, Whitehouse WP, et al Paediatric multiple Sclerosis: update on diagnostic criteria, imaging, histopathology and treatment choices. Curr Neurol Neurosci Rep, 2016, 16 (7): 68.

[8] Desai J, Mitchell WG. Acute cerebellar ataxia, acute cerebellitis, and opsoclonus-myoclonus syndrome. J Child Neurol, 2012, 27 (11): 1482-1488.

[9] Fisher RS, van Emde Boas W, Blume W, et al. Epileptic seizures and epilepsy: definitions proposed by the International League Against Epilepsy (ILAE) and the International Bureau for Epilepsy (IBE). Epilepsia, 2005, 46: 470-472.

[10] Hayes C. Cerebral palsy: classification, diagnosis and challenges of care. Br J Nurs, 2010, 19 (6): 368-373.

[11] Henricson EK, Abresch RT, Cnaan A, et al. The cooperative international neuromuscular research group Duchenne natural history study: glucocorticoid treatment preserves clinically meaningful functional milestones and reduces rate of disease progression as measured by manual muscle testing and other commonly used clinical trial outcome measures. Muscle Nerve, 2013, 48: 55.

[12] Hughes RA, Cornblath DR. Guillain-Barré syndrome. Lancet, 2005, 66: 1653-1666.

[13] Krupp LB, Tardieu M, Amato MP, et al. International Pediatric Multiple Sclerosis Study Group criteria for pediatric multiple sclerosis and immune-mediated central nervous system demyelinating disorders: revisions to the 2007 definitions. Mult Scler, 2013, 19 (10): 1261-1267.

[14] Krupp LB, Tardieu M, Amato MP, et al. International Pediatric Multiple Sclerosis Study Group criteria for pediatric multiple sclerosis and immune-mediated central nervous system demyelin-

ating disorders: revisions to the 2007 definitions. Mult Scler. [J] 2013; 19 (10): 1261-1267. 2. Javed A, Khan O. Acute disseminated encephalomyelitis. Handb Clin Neurol. 2014; 123: 705-17.

[15] Lancaster E. The Diagnosis and Treatment of Autoimmune Encephalitis. J Clin Neurol, 2016, 12 (1): 1-13.

[16] Perez-Barcena J, Llompart-Pou JA, O'Phelan KH. Intracranial Pressure Monitoring and Management of Intracranial Hypertension. Crit Care Clin. 2014, 30 (4): 735-750.

[17] Polman CH, Reingold SC, Edan G, et al. Diagnosis criteria for multiple sclerosis: 2010 revisions to the "McDonld Creteria". Ann Neurol, 2010, 69: 292-302.

[18] Poretti A, Benson JE, Huisman TA, et al. Acute ataxia in children: approach to clinical presentation and role of additional investigations. Neuropediatrics, 2013, 44 (3): 127-141.

[19] Prior TW, Russman BS. Spinal muscular atrophy. Gene Reviews. www.ncbi.nlm.nih.gov/books/NBK1352/(Updated on November 14, 2013).

[20] Trinka E, Cock H, Hesdorffer D, et al. A definition and classification of status epilepticus - Report of the ILAE Task Force on Classification of Status Epilepticus. Epilepsia. 2015, 56 (10): 1515-23.

[21] Wang CH, Finkel RS, Bertini ES, et al. Participants of the International Conference on SMA Standard of Care. Consensus statement for standard of care in spinal muscular atrophy. J Child Neurol. 2007, 22: 1027-1049.

[22] Yuki N, Hartung HP. Guillain-Barré syndrome. N Engl J Med, 2012, 366: 2294-2304.

[23] 李晓捷，唐久来，马丙祥，等. 脑性瘫痪的定义、诊断标准及临床分型. 中华实用儿科临床，2014，29（19），1520.

[24] 吴希如，林庆. 小儿神经系统疾病基础与临床. 2 版. 北京：人民卫生出版社，2009：871-877.

[25] 中国抗癫痫协会. 临床诊疗指南：癫痫病分册. 2015 修订版. 北京：人民卫生出版社，2015.

[26] 中国重症肌无力诊断和治疗指南（2015 版）. 中华神经科杂志，

2015, 48 (11): 934-940.
[27] 《中华儿科杂志》编辑委员会,中华医学会儿科学分会神经学组,中华医学会儿科学分会儿童保健学组,中华医学会精神病学分会儿童精神医学学组. 儿童注意缺陷多动障碍诊疗建议. 中华儿科杂志 2006, 44 (10): 758-759.
[28] 中华医学会儿科学分会神经学组. 热性惊厥诊断治疗与管理专家共识(2016)中华儿科杂志 2016, 54 (10): 723-727.
[29] 中华医学会. 临床诊疗指南:癫痫病分册. 2015修订版. 北京:人民卫生出版社,2015.
[30] 中华医学会神经病学分会神经肌肉病学组,中华医学会神经病学分会肌电图及临床神经电生理学组,中华医学会神经病学分会神经免疫学组. 中国吉兰-巴雷综合征诊治指南. 中华神经科杂志,2010,43 (8): 583-586.
[31] 中华医学会神经病学分会神经肌肉病学组,中华医学会神经病学分会肌电图及临床神经电生理学组,中华医学会神经病学分会神经免疫学组. 中国吉兰-巴雷综合征诊治指南. 中华神经科杂志,2010,43 (8): 583-586.
[32] 重症肌无力诊断和治疗中国专家共识. 中国神经免疫学和神经病学杂志,2012,19 (6): 401-408.

(张 尧 吴 晔)

第十六章

内分泌系统疾病

一、矮身材

【问诊重点】

- 身高每年增长速率、营养状况、饮食习惯、母亲妊娠情况、出生史、出生身长和体重、生长发育情况、父母身高及青春期发育情况、家族中矮身材情况。
- 是否合并慢性疾病、用药史、社会心理及认知发育、学校成绩。
- 院外是否行骨龄、生长激素等检查,是否曾治疗以及疗效。

【查体重点】

身高、体重、BMI、第二性征检查、性发育分期、上下部量比例、头面部、躯干、四肢有无特殊体征、全身各器官检查。

【检查】

★ 肝肾功能、电解质、尿常规、甲状腺激素、骨龄测定(左腕骨片等)。

☆ GH激发试验、IGF-1、IGFBP3、血糖。

* 头颅MRI、染色体核型分析、皮质醇、性激素、PRL、血ACTH等。

【诊断】

- 诊断标准

同种族、同性别和年龄的个体身高低于正常人群平均身高 2 个标准差或低于第 3 百分位。

■ 病因诊断

常见原因包括营养不良、精神心理性、家族性特发性矮身材、小于胎龄儿、慢性系统性疾病等，根据患儿病史及查体，比较容易鉴别。其他常见的原因包括骨骼代谢疾病、甲状腺功能减退、生长激素缺乏症、体质性青春发育延迟等，需予以鉴别。另外需注意某些综合征可能，如 Prader-Willi 综合征、Turner 综合征、Noonan 综合征等。

（1）生长激素缺乏症诊断要点：骨龄落后实际年龄 2 岁以上；两种药物 GH 激发试验，GH 峰值均 $<10\ \mu g/L$；身高增长速率 $<4\ cm/y$；智力正常。

（2）体质性发育延迟诊断要点：男孩发生率高于女孩；生长速率 $>4\ cm/y$；身高与骨龄常相吻合，上下部量比例正常；GH 水平常低下，甚至可达到生长激素缺乏症水平，当摄入小剂量性激素后可恢复到正常；骨龄、促性腺激素和性激素水平与年龄不相称，低于相应年龄的正常值。

（3）特发性矮身材诊断要点：生长速率正常或偏慢，一般生长速率 $<5\ cm/y$；两项 GH 激发试验提示 GH 峰值 $>10\ \mu g/L$，血 IGF-1 正常或偏低或升高；骨龄正常或稍落后；出生时身长、体重正常，身材匀称；无慢性器质性疾病；无心理疾病或严重情感障碍，摄食正常。

【治疗】

■ 针对不同病因采取不同治疗方案。

■ 生长激素治疗适应证：儿童生长激素缺乏症，慢性肾病，Turner 综合征，小于胎龄儿持续身材矮小，Prader-Willi 综合征，特发性矮身材，Noonan 综合征。

【健康指导】

■ 需定期随访，定期监测身高、骨龄以及发育情况。

■ 生长激素缺乏症患儿需长期应用生长激素，并定期监测血糖、IGF-1、甲状腺功能、血糖及胰岛素等。

■ 家长应避免过分强调身高，更应该注重其身心全面健康发展。

【提示】

导致矮身材的原因诸多,详细的病史询问和查体十分重要。

（武　元　梁芙蓉）

二、先天性甲状腺功能减退症

【问诊重点】

■ 体格、智力发育情况、前囟闭合情况、出牙情况、排便情况。

■ 家族身高、生后营养状况、出生孕周、体重、新生儿期哭声、黄疸情况、喂养情况，当地是否为地方性甲状腺肿流行区。

■ 新生儿足跟血结果，院外是否查甲状腺功能，是否已经开始治疗。

【查体重点】

皮肤粗糙，黏液性水肿、脐疝、身材矮小、上部量、下部量、囟门大或闭合延迟，特殊面容（眼距宽、塌鼻梁、唇厚舌大、面色苍黄），心脏查体（可有心率缓慢、心音低钝），神经查体。

【检查】

★ 甲状腺功能、甲状腺 B 超、同位素甲状腺扫描、抗甲状腺抗体、甲状腺球蛋白、智力测查。

☆ 骨龄、心电图、超声心动图、血生化。

＊ 染色体及基因检查、头颅 MRI。

【诊断】

■ 诊断标准

典型先天性甲状腺功能减退症，根据临床表现即可确诊。不典型病例应结合临床表现、血清促甲状腺素（TSH）升高、游离甲状腺素（FT_4）降低等，可诊断先天性甲状腺功能减退症。

■ 病因鉴别

诊断先天性甲状腺功能减退症后，需要对病因学进行鉴别，常见原因有：①甲状腺不发育或发育不全；②甲状腺素合成途径中酶缺乏；③促甲状腺素缺乏；④靶器官反应性低下。

【鉴别诊断】

应与下列疾病相鉴别：①佝偻病；②唐氏综合征；③先天性巨结肠；④骨骼发育障碍等。

【并发症与后遗症】

主要包括：①神经系统并发症；②身材矮小；③心功能受损；④消化功能低下。

【治疗】

- 一旦确诊，立即治疗。
- 新生儿筛查初次结果 TSH 超过 40 mU/L，同时 B 超显示甲状腺缺如或发育不良者，或伴有先天性甲状腺功能减退症临床症状与体征者，可不必等静脉血检查结果，立即用左旋甲状腺素钠 T_4（L-T_4）治疗。
- 治疗首选 L-T_4，新生儿期初始治疗剂量 10～15 μg/(kg·d)，尽早使 FT_4、TSH 恢复正常，FT_4 最好在治疗 2 周内，TSH 在治疗后 4 周内达到正常。治疗 2 周后需抽血复查，调整药物剂量。

【健康指导】

- 甲状腺功能需定期复查，1 岁内每 2～3 个月复查 1 次，1 岁以上 3～4 个月复查 1 次，3 岁以上 6 个月复查 1 次，如调整药物剂量，需 1 个月后进行复查。
- 先天性甲状腺功能减退症伴甲状腺发育异常者常需终生治疗，其他患儿可在正规治疗 2～3 年后尝试停药。

【提示】

L-T_4 应避免与豆奶、铁剂、钙剂、纤维素、硫糖铝等可能减少甲状腺素吸收的食物或药物同时服用。

（武　元　梁芙蓉）

三、性早熟

【问诊重点】

- 第二性征出现的时间、顺序,营养状况,社会-心理适应情况,对成年后身高预期等。
- 既往颅内病变史、外伤史、头部手术史、放疗史、特殊化学物接触史、外源性激素接触史。
- 院外是否查骨龄、性激素水平,是否用过药物治疗,及对治疗的反应。

【查体重点】

皮肤、身高、体重、乳房、阴毛、胡须、腋毛、外生殖器。

【检查】

★ 基础性激素检查、子宫卵巢B超(女孩)、睾丸B超(男孩)、骨龄评估。

☆ 人绒毛膜促性腺素β-HCG、甲胎蛋白(AFP)。

* 促性腺激素释放激素(GnRH)激发试验、头颅MRI、皮质醇水平、甲状腺功能、肾上腺B超或CT。

【诊断】

- 女孩8岁前、男孩9岁前出现第二性征,即可诊断性早熟。
- 性早熟分为中枢性性早熟(CPP)、外周性性早熟以及不完全性性早熟,其中CPP需符合以下标准:①第二性征提前出现,女孩表现为出现乳房结节,男孩表现为睾丸体积增大,并按照正常发育程序进展;②线性生长加速:年生长速率高于正常儿童;③骨龄超前,骨龄超过实际年龄1岁及以上;④性腺增大:盆腔B超显示女孩子宫、卵巢容积增大,且卵巢内可见多个直径>4 mm的卵泡,男孩睾丸容积≥4 ml;⑤下丘脑-垂体-性腺轴功能启动,血清促性腺素及性激素达青春期水平,激发试验峰值LH>5 IU/L,LH/FSH>0.6。
- CPP需行病因诊断,分为特发性CPP(ICPP)和继发性CPP。需结合头颅影像学资料、甲状腺功能、肾上腺功能等，除外中枢神经系统病变以及其他疾病（如先天性肾上腺皮质增生症、McCune-Albright综合征、先天性甲状腺功能减退症）等继发因素。

【并发症与后遗症】

主要包括：①成年身高矮小；②社会-心理行为问题；③合并器质性疾病者，原发病决定预后。

【治疗】

- 中枢性性早熟

（1）对继发性CPP，针对病因治疗。

（2）ICPP：治疗目标为抑制过早或过快的性发育，减少相关社会或心理问题，改善因骨龄提前而导致的成年身高受损。对于骨骼成熟和第二性征发育加速显著者、预测成年身高受损者、性成熟后开始出现性发育但发育进程及骨骼成熟迅速并最终可影响成年身高者、出现相关心理问题者，可用促性腺素释放激素类似物（GnRHa）药物治疗。

- 外周性性早熟

积极处理病因，如各类肿瘤的手术治疗，先天性肾上腺皮质增生症的皮质醇替代治疗等。

【健康指导】

- 家长应避免过度焦虑，并关注患儿心理状态，必要时予情绪疏导。
- 合理饮食，控制体重增长。
- 需定期随访，评估患儿骨龄及身高情况，以调整治疗方案。

【提示】

- 男孩性早熟较女孩更应引起注意，女孩多数为ICPP，男孩近半数有继发因素。
- 性早熟的治疗需结合家庭因素、社会因素等综合考虑，最终制订个体化治疗方案。

（武　元　梁芙蓉）

四、儿童糖尿病

【问诊重点】
- 诱因（感染、突然停药、饮食不当、情绪激惹等）、"三多一少"（多饮、多尿、多食、体重减轻）、非特异症状（突发恶心、呕吐、腹痛、昏迷等）。
- 既往自身免疫疾病史、糖尿病家族史、类固醇激素应用病史。
- 院外血糖、尿糖及诊疗经过。

【查体重点】
意识状态，生命体征，循环状态（血压、CRT），呼吸（是否深大呼吸、呼出气体有烂苹果味）、生长发育情况。

【检查】
★血糖监测、OGTT试验、HbA1、血清C肽、血胰岛素、胰岛自身抗体［如谷氨酸脱羧酶抗体（GAD-Ab）、酪氨酸磷酸酶抗体（IA-2A）等］、尿糖、尿酮体、血生化、眼科检查、外周神经检查。

☆血气分析。

*甲状腺功能、甲状腺抗体、ANA、dsDNA、抗ENA谱、基因检查。

【诊断】
- 糖尿病诊断标准（WHO1999），见表16-1。

表16-1 糖尿病诊断标准

诊断标准	静脉血浆葡萄糖水平（mmol/L）
①糖尿病症状（高血糖所导致的多饮、多食、多尿、体重下降、皮肤瘙痒、视物模糊等急性代谢紊乱表现）加随机血糖	≥11.1
②空腹血糖	≥7.0
③葡萄糖负荷后2h血糖	≥11.1
如无糖尿病症状者，需改日重复检查	

- 诊断糖尿病后，按照病因分为1型、2型糖尿病和特

殊类型糖尿病。儿童 1 型糖尿病多见，起病较急，"三多一少"症状典型，有的直接表现为脱水、循环衰竭或昏迷等酮症酸中毒症状，治疗方面依赖胰岛素。如发病年龄小于 6 个月，有家族史或伴有神经性耳聋、视神经萎缩等特殊症状，需行基因检测，以排除单基因突变所致糖尿病。

【并发症与后遗症】

- 急性

①糖尿病酮症及酮症酸中毒；②低血糖症；③糖尿病高血糖高渗状态；④糖尿病乳酸酸中毒。

- 慢性

①糖尿病肾病；②糖尿病视网膜病变；③糖尿病神经病变；④大血管病变。

【治疗】

- 药物治疗

包括胰岛素和降糖药物。1 型糖尿病依赖胰岛素，根据血糖调整胰岛素用量，每日胰岛素常 <0.5 IU/(kg·d)，青春期常 $0.7\sim1$ IU/(kg·d)。2 型糖尿病予降糖药物治疗。

- 饮食控制
- 运动疗法
- 血糖监测
- 糖尿病教育

【出院指导】

- 坚持长期治疗，不可擅自停药。
- 规律监测血糖，可随身携带糖果，警惕低血糖。
- 定期复查，注意慢性并发症监测。

【提示】

门诊遇到腹痛、呕吐、精神差的儿童，需警惕糖尿病，必要时查血糖或尿常规。

参考文献

[1] Richmond E, Rogol AD. Current indications for growth hormone

therapy for children and adolescents. Endocrine Development. 2010, 18: 92-108.

[2] 江载芳, 申昆玲, 沈颖. 诸福棠实用儿科学. 8版. 北京: 人民卫生出版社, 2015.

[3] 中华医学会儿科学分会内分泌遗传代谢学组. 矮身材儿童诊治指南. 中华儿科杂志, 2008, 6 (46): 428-430.

[4] 中华医学会儿科学分会内分泌遗传代谢学组、中华预防医学会儿童保健分会新生儿疾病筛查学组. 先天性甲状腺功能减低症诊疗共识. 中华儿科杂志, 2011, 49 (6): 421-424.

[5] 中华儿科医学会分会内分泌遗传代谢学组. 中枢性性早熟诊断和治疗共识 (2015), 中华儿科杂志, 2015, 53 (6): 412-418.

[6] 中华医学会糖尿病分会. 中国1型糖尿病诊治指南. 北京: 人民卫生出版社, 2012.

(武 元 梁芙蓉)

第十七章

遗传及代谢性疾病

一、唐氏综合征

【问诊重点】

- 智力运动及体格发育情况。
- 反复呼吸道感染，出牙情况，喂养情况，乏力气促及易出汗，异常行为。

【查体重点】

特殊面容，体格发育，骨骼及牙齿发育，皮纹，心脏查体，肌力及肌张力。

【检查】

★ 染色体核型分析。

☆ 超声心动图，甲状腺功能。

* 免疫球蛋白及 T、B 细胞亚群。

【诊断】

典型的外观畸形，眼距宽，眼裂小，两眼裂外侧上斜，内眦赘皮，睫毛稀少，鼻梁低平，腭弓高，嘴小唇厚，舌大常外伸，耳小位低，耳郭畸形，手短而宽，掌纹异常，伴智力运动及体格发育落后。染色体核型分析：47XY/XX，+21，或易位型 D/G 或 G/G 型易位。

【鉴别诊断】

应与①其他染色体病；②先天性甲状腺功能减退症；③遗传代谢病等相鉴别。

【并发症与后遗症】

主要包括：①先天性心脏病；②胃肠道畸形；③免疫功能低下；④隐睾，小阴茎；⑤先天性甲状腺功能减退症或糖尿病；⑥眼部和听力问题；⑦白血病；⑧睡眠呼吸暂停；⑨其他：肥胖，皮肤、关节、泌尿或生殖系统异常等。

【治疗】
- 原发病无治疗方法。
- 针对并发症给予相对治疗。

【出院指导】
- 监测体格发育，预防肥胖。
- 先天性心脏病到心血管门诊随诊。
- 4～5岁之前每6个月评估1次听力。
- 6个月前评估视力，5岁前每年1次。
- 定期评估甲状腺功能和睡眠呼吸情况。
- 特殊教育。

【提示】

对于智力运动发育落后的患儿，查体时要注意外观畸形。

（张 尧 吴 晔）

二、苯丙酮尿症

【问诊重点】
- 出现症状的年龄，智力运动发育情况，是否有行为异常，有无癫痫发作，皮肤的颜色和异常体味。
- 有无反复呼吸道感染。
- 新生儿代谢筛查情况。

【查体重点】

身高、体重、头围、皮肤毛发颜色、体味及心脏听诊，神经系统体征。

【检查】

★ 苯丙氨酸浓度测定，尿蝶呤谱分析，头颅MRI，智力测试，苯丙氨酸羟化酶（PAH）基因检测。

☆ 脑电图。

* 苯丙氨酸-四氢生物蝶呤负荷试验，红细胞DHPR活性检测，超声心动图。

【诊断】

对于新生儿筛查或临床高危筛查血苯丙氨酸增高者，定量测定血苯丙氨酸浓度≥360 μmol/L，苯丙氨酸和酪氨酸浓度比值＞2，排除其他原因所致的继发性血苯丙氨酸浓度增高，如酪氨酸血症和希特林蛋白缺乏等，可临床诊断苯丙氨酸血症。PAH基因筛查阳性可确诊苯丙酮尿症。

【鉴别诊断】

应与四氢生物蝶呤缺乏症、暂时性高苯丙氨酸血症、轻度高苯丙氨酸血症（120~360 μmol/L）相鉴别。

【后遗症】

主要包括智力运动发育落后和癫痫。

【治疗】

- 对家长的宣教和心理指导。
- 低苯丙氨酸饮食，越早越好，终生治疗。
- 其他：抗癫痫治疗，康复治疗，先天性心脏病治疗等。

【出院指导】

- 定期监测血苯丙氨酸浓度。
- 监测体格发育、智力运动发育。
- 注意癫痫发作的情况。

【提示】

- 苯丙氨酸浓度在120~360 μmol/L之间的轻度高苯丙氨酸血症，可与经典型苯丙酮尿症的致病基因相同，均为苯丙氨酸羟化酶缺乏所致。
- 应补充一定量的含苯丙氨酸食物，防止出现必需氨基酸缺乏所致的皮损等症状。

（张　尧　吴　晔）

三、线粒体病

【问诊重点】

- 智力运动及体格发育落后,运动不耐受,遇感染加重、反复发作性病程,癫痫发作,肢体运动障碍,视听异常,神经系统以外的其他多系统表现(内分泌、肾、心血管、消化系统、血液系统等)。
- 前驱感染史或疫苗接种史,阳性家族史。

【查体重点】

体格发育,多毛,肝,神经系统定位体征:脑神经(如眼外肌、视力、听力),运动系统(如肌容积、肌力、共济运动),反射、病理征。

【检查】

★ 血常规、肝肾功能、血糖和电解质,肌酶,血和脑脊液乳酸,乳酸/丙酮酸,β-羟丁酸,头颅 MRI。

☆ 脑电图,视听诱发电位,头颅 MRS,心电图;肾功能评价;内分泌激素检测;血、尿代谢筛查;血氨和同型半胱氨酸;线粒体相关核基因及线粒体基因测序和大片段缺失检测,眼底,心脏、腹部和泌尿系统超声。

* 肌电图和肌活检,肌肉线粒体呼吸链酶复合物活性检测。

【诊断】

常自幼发育落后,可有阳性家族史,反复发作性病程,常运动不耐受,多系统临床表现,乳酸增高,确诊依靠基因检测。

【鉴别诊断】

应与下列疾病相鉴别:①其他遗传代谢病;②自身免疫性疾病;③肿瘤或副肿瘤综合征;④遗传性白质脑病;⑤中毒。

【并发症与后遗症】

主要包括:①癫痫;②认知障碍;③精神行为异常;④运动障碍;⑤视听障碍;⑥糖尿病。

【治疗】

■ 治疗方法

鸡尾酒疗法，能量合剂治疗（以 50 kg 计算）。辅酶 Q10：10～30 mg/(kg·d) 分 2 次口服；维生素 B_2：100～400 mg/d；维生素 B_1：50～100 mg/d；维生素 B_6：200 mg/d；左卡尼汀 30～120 mg/(kg·d)，分 1～2 次；维生素 E：200～400 IU/d；维生素 C：100～500 mg/d；其他：根据具体缺陷予以相应治疗。

■ 对症治疗

止惊、降颅压、保肝及降血糖治疗等。

【出院指导】

■ 注意休息，避免感染，注意症状变化。
■ 病因治疗，以及能量合剂治疗。
■ 监测血常规、肝肾功能、肌酶、血糖、乳酸等。
■ 其他：如抗癫痫治疗等。
■ 遗传咨询。

【提示】

■ 线粒体病临床表型轻重不一，发病年龄大小不一，结局亦不同，具有多种遗传方式，以核基因突变为主。
■ 线粒体基因突变，不同组织突变比例不同，且具有异质性。

（张 尧 吴 晔）

四、肝豆状核变性

【问诊重点】

■ 儿童或青少年期起病，运动障碍、构音障碍等锥体外系表现，认知及性格改变，癫痫发作，消化系统症状（如腹胀），皮肤黄染。
■ 既往智力运动发育情况。
■ 家族史，既往检查，治疗的情况及治疗反应。

【查体重点】

精神行为异常，皮肤巩膜黄染，角膜 K-F 环，肝脾情况，神经系统定位体征。

【检查】

★ 血清铜蓝蛋白，24 h 尿铜，角膜裂隙灯检查，头颅 MRI，血常规，尿常规，肝肾功能，腹部超声。

☆ *ATP7B* 基因检测。

* 肾小管相关检查，肝穿刺活检肝铜测定，骨骼 X 线，凝血功能。

【诊断】

根据神经、肝、肾、血液、角膜、骨骼等多组织与系统受累的症状、体征，考虑肝豆状核变性。通过检查角膜 K-F 环，测定血清铜蓝蛋白，血、尿、肝铜水平，基因突变分析明确诊断。

【鉴别诊断】

应与下列疾病相鉴别：①系统性红斑狼疮；②肝炎和肝硬化；③以锥体外系为主要表现的神经系统疾病：风湿舞蹈病，青少年 Huntington 舞蹈病，少年帕金森病；④其他遗传代谢病。

【并发症与后遗症】

主要包括：①神经系统：运动障碍，智力运动落后，癫痫；②肝：肝硬化；③肾：肾功能不全，肾病综合征，肾小管病变；④眼：角膜 K-F 环；⑤血液：贫血，三系减少；⑥骨质疏松和骨折。

【治疗】

- 一般治疗及护理
- 对因治疗，终身治疗

①避免进食含铜高的食物。②青霉胺：20 mg/(kg·d)，分 2~3 次口服，最大剂量 1 000~1 500 mg/d，注意过敏等副作用。与维生素 B_6 同服，25 mg/d。③曲恩汀：青霉胺无效或不能耐受时，20 mg/(kg·d)，分 2~3 次口服，最大剂量 1 000~1 500 mg/d。④口服锌剂。⑤肝移植。

- 并发症及合并症治疗

①锥体外系症状的治疗；②必要时抗癫痫治疗。

【出院指导】
- 注意休息，低铜食物及饮水。
- 监测各脏器功能、24 h 尿铜。
- 其他：对症治疗。

【提示】
- 使用青霉胺可能会先加重神经系统症状。
- 使用青霉胺需先行青霉素皮试。

（张　尧　齐建光）

五、溶酶体病

【问诊重点】
- 智力运动、体格发育情况及有无倒退，反复呼吸道或消化道感染，行为异常，关节痛，视听障碍，有无癫痫发作。
- 阳性家族史，近亲婚配史，骨折史。
- 既往检查及治疗情况。

【查体重点】

体格发育，特殊面容，毛发浓密，贫血貌，头围，心律不齐，高血压，脊柱和关节畸形，肝脾，神经系统体征。

【检查】

★血常规、肝肾功能、血糖和电解质，心肌酶，尿黏多糖定量和电泳，外周血酶活性测定，胸片和脊柱侧位片，腹部超声，基因检测。

☆眼底检查，视听诱发电位，脑电图，头颅 MRI。

＊皮肤或组织活检，骨髓穿刺涂片，脑脊液常规、生化，心电图、超声心动图。

【诊断】
- 诊断标准：特殊面容，身材矮小，发育落后，反复呕吐，肝脾大，骨骼异常等多系统受累表现；反复感染病史和阳性家族史，尿黏多糖分析，骨髓穿刺结果，酶活性检测，结合基因检测结果确诊。
- 需尽可能进一步区分不同类型溶酶体病。

【鉴别诊断】

应与①线粒体病；②部分脑白质营养不良；③其他遗传代谢病相鉴别。

【并发症与后遗症】

主要包括：①心脏方面：肥厚型心肌病，心律失常，心绞痛；②肾衰竭；③肝衰竭；④肿瘤；⑤骨关节病；⑥癫痫。

【治疗】

- 病因治疗

①酶替代治疗：黏多糖贮积症Ⅰ、Ⅱ、Ⅳ型，戈谢病和法布里病。②底物减少疗法：戈谢病、尼曼皮克C型（美格鲁特）。③骨髓移植或造血干细胞移植：黏多糖Ⅰ、Ⅱ、Ⅳ型，戈谢病。

- 对症治疗

【出院指导】

- 注意休息，避免感染。
- 病因治疗。
- 监测血常规、生化、心肌酶、心电图等指标。
- 对症治疗。
- 遗传咨询。

【提示】

- 酶替代治疗不能改善已经造成的神经系统损伤。
- 酶替代治疗等病因治疗价格昂贵，且仍有一些溶酶体病无有效治疗方法。

（张　尧　吴　晔）

六、代谢危象

【问诊重点】

- 反复或突然出现的意识障碍，精神行为异常，纳差，呕吐，卒中样发作，癫痫发作。
- 前驱感染史、饥饿或特殊饮食，疫苗接种史，阳性家族史，既往类似病史，智力运动发育情况。

- 既往头颅 MRI 和代谢筛查结果，外院治疗和治疗后反应，出入量。

【查体重点】

意识，生命体征，体格发育落后，毛发、皮肤异常，脱水貌，有无深大呼吸等呼吸异常，有无心音低钝和心律失常，有无肝脾大，神经系统定位体征。

【检查】

★ 血、尿、便常规，肝肾功能、血糖和电解质，肌酶，乳酸，丙酮酸，β-羟丁酸，血氨和同型半胱氨酸，血气分析，血、尿代谢筛查。

☆ 凝血功能、头颅 MRI、脑电图、心电图。

＊ 血培养，心脏、腹部和泌尿系统超声，眼底检查，视听诱发电位，脑脊液常规、生化及病原学检查。

【诊断】

- 通常自幼发育落后，反复发作性急性病程，意识改变及各种代谢紊乱相应的临床表现，有多种代谢紊乱的实验室证据，考虑代谢危象可能。

【鉴别诊断】

应与①中毒；②重症感染；③休克；④其他原因导致的严重器官功能障碍相鉴别。

【并发症与后遗症】

主要包括：①猝死；②肝衰竭；③肾衰竭；④多器官功能衰竭；⑤认知和运动倒退；⑥癫痫。

【治疗】

- 支持治疗：保证通气充足，建立静脉通道，保证能量的供给。
- 减少或停止蛋白质摄入，以减少有毒物质的产生。
- 维持水、电解质和酸碱平衡。
- 根据不同的代谢病给予对应的紧急治疗，如有机酸血症给予左旋肉碱、高氨血症输注精氨酸等。
- 对症：止惊、降颅压、保肝及降血糖治疗等。
- 重症的代谢障碍可进行血液透析或滤过治疗。

【出院指导】

- 注意休息,避免感染,避免可诱发代谢危象的饮食(例如高氨血症患儿的高蛋白饮食),避免代谢失调。
- 病因治疗。
- 其他对症治疗,如抗癫痫药等。
- 定期监测血常规、肝肾功能、肌酶、血糖、乳酸等。

【提示】

- 代谢危象应根据不同的代谢紊乱具体情况个体化对待。

参考文献

[1] Niyazov DM, Kahler SG, Frye RE. Primary mitochondrial disease and secondary mitochondrial dysfunction: importance of distinction for diagnosis and treatment. Mol Syndromol. 2016, 7 (3): 122-137.

[2] Purchase R. The treatment of Wilson's disease, a rare genetic disorder of copper metabolism. Sci Prog. 2013, 96 (Pt 1): 19-32.

[3] Saudubray JM, Berghe GVD, Walter JH. Inborn errors of metabolic diseases diagnosis and treatment. 5th edition. US: Springer, 2012: 15-27.

[4] 高苯丙氨酸血症的诊治共识. 中华儿科杂志, 2014, 52 (6): 420-425.

[5] 顾学范. 临床遗传代谢病. 北京:人民卫生出版社. 2015.

[6] 薛新东,杜立中,毛萌. 儿科学. 2版. 北京:人民卫生出版社. 2010.

[7] 左启华. 小儿神经系统疾病. 2版. 北京:人民卫生出版社. 2005.

[8] 左启华. 小儿神经系统疾病. 2版. 北京:人民卫生出版社. 2005.

(张 尧 吴 晔)

第十八章

皮肤病

一、脓疱疮

【问诊重点】

- 皮损位置、形态及演变,红晕、溃烂及破溃后表现、疱液。
- 新生儿护理人员卫生情况、尿布及包被、胎龄、日龄。
- 治疗及疗效。

【查体重点及特点】

- 非大疱型脓疱疮

皮损初为红色斑点或小丘疹,随后迅速转变为脓疱,周围绕以红晕,疱壁薄,易破溃、糜烂,脓液干燥后形成蜜黄色厚痂。

- 大疱型脓疱疮

皮损好发于躯干和四肢,初起为散在水疱,1~2日内迅速增大到2 cm以上浅表性大疱,疱液由淡黄清亮变为混浊,疱壁松弛,疱液坠积,形成特征性半月积脓现象。

- 深脓疱疮(臁疮)

好发于小腿或臀部,皮损初起为脓疱,渐向皮肤深部发展。典型的皮损表现为坏死表皮和分泌物形成的蛎壳状黑色厚痂,去除厚痂后可见边缘陡峭的碟状溃疡。

- 新生儿脓疱疮

发生于新生儿的大疱型脓疱疮,易全身泛发,可合并败血症表现。

【检查】

★ 血、尿常规，红细胞沉降率、皮肤分泌物细菌培养及药敏、血培养。

☆ 免疫功能。

【诊断】

本病依据发病季节（夏季多发）、皮疹特点（红斑上覆糜烂面及蜜黄色脓痂，周围有红晕和水疱形成）、有传染性等容易诊断。

【鉴别诊断】

应与水痘和丘疹性荨麻疹相鉴别。

【治疗】

- 局部治疗

外涂莫匹罗星软膏或夫西地酸于皮疹处。对水疱或脓疱的处理，要保留疱壁，用消毒针穿破，无菌棉球吸取疱液，尽量避免疱液溢到正常皮肤上。

- 全身治疗

对皮损广泛，伴有发热或淋巴结炎的患儿，在局部治疗的基础上需根据药敏试验予以敏感性较高的抗生素治疗。

【健康指导】

- 积极处理引起搔抓的原发疾病。
- 保持皮肤的清洁，尿布及包被应清洁。
- 避免与患有脓疱疮的患者接触。

【提示】

对于需要全身应用抗生素而药敏结果尚未回报的患儿，先予经验性抗生素治疗。

（武辰楠　王召阳）

二、葡萄球菌性烫伤样皮肤综合征

【问诊重点】

- 皮损出现顺序、形态、渗出、严重部位、对摩擦的反应、皮肤剥脱，口腔黏膜是否受累。
- 用药及疗效。

【查体重点】

红斑、皮疹的顺序及位置，大疱的张力，表皮剥脱，渗出结痂，口周放射性皲裂，口、鼻黏膜，眼结膜。

【检查】

★ 血常规、血生化、红细胞沉降率、心电图、皮肤分泌物细菌培养及药敏、血培养及药敏。

【诊断】

根据起病急骤、表皮剥脱似烫伤、口周放射状皲裂、不累及口腔黏膜等特点，再结合触痛、拒抱等症状不难诊断。

【鉴别诊断】

应与①新生儿脓疱疮；②中毒性表皮坏死松解症；③脱屑型红皮病相鉴别。

【治疗】

- 局部治疗

皮损面积较小时，可用生理盐水或1∶8 000高锰酸钾溶液湿敷，外用莫匹罗星软膏或者夫西地酸等外用抗生素；面积较大时，可用凡士林油纱贴敷于表皮剥脱区。

- 系统治疗

首选耐β内酰胺半合成青霉素或头孢菌素，疗程7～10 d，对于治疗效果不佳者，可根据药敏试验调整抗生素。对住院患儿，首选万古霉素或利奈唑胺治疗。

【健康指导】

- 注意保暖，水、电解质平衡及补充营养。
- 尽可能避免由外力造成的表皮剥脱的扩大。
- 皮损消退期可应用润肤剂修复皮肤屏障功能。

【提示】

- 皮肤分泌物细菌培养需多点取材，包括鼻原发感染处、鼻前庭、表皮剥脱处等。

（武辰楠　王召阳）

三、疣

疣是人类乳头瘤病毒感染所致，根据临床表现和部位分为寻常疣（俗称"瘊子"）、跖疣、扁平疣等。本病可通过直接接触和间接接触传染，外伤等皮肤破损可导致疾病发生及传播。

【问诊重点】
- 皮疹形态、位置
- 接触史
- 治疗及疗效

【查体重点及特点】
- 寻常疣

绝大多数早期表现为米粒大小丘疹，逐渐增大，后期可表现为黄豆大小或更大的褐色、棕色或者皮肤色半球形丘疹，表面粗糙，可见点状血痂，质地硬。有时疣体呈细长突起伴顶端角化，称之为丝状疣，多见于颈部、眼睑等部位。发生于头皮者可表现为参差不齐的突起，称为指状疣。

- 跖疣

跖疣是指发生在足底的寻常疣，足部多汗浸渍、反复摩擦为常见的发病诱因。皮损可表现为足底部污黄色、黄色类似胼胝样斑块或略突起的扁平丘疹，周围可绕以稍高增厚的角质环，表面角化粗糙，表面可见毛细血管破裂形成的黑点。发生于足部着力点处者，因反复的压迫摩擦可自觉疼痛。

- 扁平疣

扁平疣好发于面部、手背、前臂，典型皮损表现为米粒至绿豆大小黄褐色、皮肤色扁平略隆起皮面的丘疹，表面光滑，多突然出现，长期反复发生可融合。搔抓或外伤后皮损可成串珠样排列，即同形反应。一般无自觉症状，可略痒。

- 其他

肛周生殖器疣：又称为尖锐湿疣，常表现为直径 2～5 mm 大小皮肤色扁平丘疹，表面光滑，患儿可通过间接接触发病者而被传染。

【检查】

★ 常规不需要实验室检查，临床确诊。肛周生殖器疣可通过醋白试验协助诊断。

【诊断】

根据疣的典型临床表现和发病部位做出诊断。

【鉴别诊断】

- 跖疣需要与足部鸡眼鉴别，鸡眼常压痛明显，表面相对光滑。跖疣表面粗糙可见出血点。
- 扁平疣尤其发生于面部者，需与汗管瘤、毛发上皮瘤鉴别，后两者多分别发生于眼睑、鼻旁等部位，组织病理表现完全不同。

【治疗】

多采用物理治疗和外用药物治疗，系统治疗多用于皮损泛发或久治不愈者。

- 物理治疗

最常见液氮冷冻治疗，亦可电灼或二氧化碳激光治疗，用于皮损数目较少者。必要时可选用光动力疗法。

- 外用药物

扁平疣等不适合物理治疗者可外用角质剥脱剂如维 A 酸乳膏、咪喹莫特乳膏，中药制剂派特灵、伊美尔等。

- 中医中药

马齿苋合剂等。

- 系统用药

无特效药物，可试用免疫调节剂，如干扰素等，疗效值得商榷。

- 肛周生殖器疣护理治疗

【健康指导】

- 讲究卫生，锻炼身体，增强人体免疫力。

- 保持足部清洁干燥，穿透气鞋袜。

【提示】

本病有一定程度的自限性，常见的寻常疣、扁平疣等的发生和病程与人体的免疫相关，一些免疫缺陷状态的患者常多发。

（刘元香　刘笑宇）

四、传染性软疣

传染性软疣是由痘病毒科传染性软疣病毒感染所致的传染性疾病。本病多见于儿童。传播方式以皮肤直接接触为主，可发生自身接种，亦可通过公共设施（浴室、泳池）等感染。

【问诊重点】

- 病程、皮损部位、数量、形态、光泽，是否融合、皮损破后是否可见乳白色干酪样物质，是否搔抓后增多。
- 其他家庭成员或集体生活成员是否共患，是否共用生活用品。
- 治疗及疗效。

【查体重点及特点】

皮肤损害可发生于全身任何部位，典型表现为直径3～5 mm大小半球形隆起皮面的扁平丘疹，中央略凹陷如脐窝，表面皮肤呈蜡样光泽。一般散在分布不融合。皮损抓破后可见乳白色干酪样软疣小体。继发感染表现为红肿、化脓等。直径小于1 cm者需用放大镜观察。

【检查】

★ 皮损不典型时，可挤出软疣小体镜检协助诊断；必要时皮肤活检。

【诊断】

根据皮损特点：半球形丘疹顶端凹陷，能挤压出白色乳酪样物质可初步做出诊断。必要时结合镜检和组织病理。

【鉴别诊断】

应与粟丘疹和传染性软疣相鉴别。

【治疗】
- 一般护理

避免搔抓，防止自身接种。讲究卫生，注意勿共用生活用品。

- 局部治疗

以物理治疗为主，无菌条件下，用齿镊将软疣小体夹出，局部消毒即可。

【提示】
传染性软疣具有接触传染性和自身接种传染性，需注意皮损出现后及时到医院处理疣体。

（刘元香　刘笑宇）

五、头癣

头癣是真菌感染头皮及头发所致疾病，常见病原菌为毛癣菌属及小孢子菌属。传播途径通常为直接接触患者、患病动物或其污染物。

【问诊重点】
- 病程、皮疹、脱发斑、鳞屑、断发、结痂、溃疡、局部脓肿。
- 接触史及共用生活用品。
- 治疗及疗效。

【查体重点及特点】
- 白癣

初期为毛囊性红色丘疹，后形成灰白色脱发斑，上覆鳞屑。可见断发，发根部有灰白色菌鞘。

- 黑点癣

初期为头皮散在点状鳞屑斑，增大形成丘疹，偶见脓疱，断发处紧贴头皮，呈黑色点状。

- 黄癣

初期为黄色斑点，形成毛囊性脓疱，可见蜜黄色结痂包绕毛干。去除结痂可见红色溃疡面，部分可形成瘢痕性脱发。

- 脓癣

可继发于白癣及黑点癣,呈毛囊化脓性感染,外观如"脓肿",但无大量脓液或严重的红肿热痛表现。常伴周围浅表淋巴结肿大及压痛。

【检查】

★ 真菌镜检、培养,伍德灯检查、脓癣患者应完善血常规和 CRP 检查。

【诊断】

根据头癣的临床表现、真菌直接镜检及伍德灯检查做出诊断。

【鉴别诊断】

应与头皮脓肿和毛囊炎相鉴别。

【治疗】

- 原则

"剃、洗、擦、煮、服"

- 外用治疗

①每周理发 1 次。②拔出病发并焚毁。③与头部接触物品应煮沸消毒。④每日用温水及洗发露洗头 2 次,晨起洗后外涂抗真菌药物,夜间局部外涂碘伏。

- 口服药物治疗

首选灰黄霉素 [$15\sim20$ mg/(kg·d),分 3 次,疗程 $6\sim8$ 周]。如治疗失败或药物过敏,则选用特比萘芬或伊曲康唑口服治疗。注意服药期间每 2 周复查肝肾功能、血常规及真菌镜检。连续 3 次真菌镜检阴性,结合临床症状缓解,可认为治愈。

- 脓癣治疗

急性期可在口服抗真菌药的同时联合短期糖皮质激素口服治疗 [泼尼松 $1\sim2$ mg/(kg·d),晨起顿服]。有伴发细菌感染时需加用抗生素。忌脓肿切开引流或清创,影响伤口愈合的同时可能加重炎症或全身毒性反应。

【健康指导】

避免接触真菌感染患者或动物及其污染物品。

【提示】
- 本病具有传染性，发现后及时就诊。
- 白癣致病菌常见为犬小孢子菌，黑点癣致病菌常见为紫色毛癣菌及断发毛癣菌。黄癣致病菌为许兰氏毛癣菌。

（刘笑宇　武辰楠）

六、虫咬皮炎

虫咬皮炎也称丘疹性荨麻疹，多见于婴幼儿及儿童，夏秋季常见。患儿瘙痒明显，多数为虫咬所致，包括蚊、臭虫、跳蚤、虱子、螨虫等。病症原因是虫咬时释放的毒素刺激皮肤发生的变态反应。

【问诊重点】
- 单个或反复成批出现，皮疹位置、大小、形态、疱液、渗出，瘙痒，外出及生活环境。
- 发热、水痘等传染病接触史。
- 治疗及疗效。

【查体重点及特点】

全身任何部位均可受累，可表现为米粒大小红色斑点、丘疹，或绿豆、黄豆大小纺锤形红色斑丘疹、丘疱疹。皮损严重者可表现为叮咬处及周围皮肤广泛性红肿，中央紧张性大、小水疱。可因剧烈瘙痒有抓痕，一般无发热。严重者继发感染，可有发热、局部淋巴管炎、淋巴结肿大等表现。成批反复出现，严重程度不一，消退后遗留色素改变，新旧皮损常同时存在。

【检查】
- ★ 皮损严重或伴有发热等全身症状时：血常规和 CRP。
- ☆ 局部继发感染：皮损处病原学检查。

【诊断】
- 根据发病季节，查体皮疹表现为躯干、四肢绿豆大小红色质硬的斑丘疹、丘疱疹，局部皮肤红肿、水疱等特征可以诊断。

- 判断是否继发感染：是否有全身症状，局部淋巴结炎、淋巴管炎，结合血常规诊断。

【鉴别诊断】

应与水痘相鉴别。

【治疗】

- 一般治疗：加强护理，注意个人及环境卫生，做好防护工作。
- 局部治疗：可外用炉甘石洗剂、樟脑乳膏（2岁以上）、瘙痒剧烈者局部外用糖皮质激素。继发感染者局部外用抗生素。出现水疱大疱者，予无菌穿刺抽疱，局部联合氧化锌等收敛。局部红肿者可凉敷以缓解肿胀和瘙痒。
- 系统治疗：皮疹广泛，瘙痒剧烈者口服抗组胺药物。如氯苯那敏片［<1岁者：$0.3 \sim 0.4$ mg/(kg·d)］、西替利嗪、氯雷他定等。伴发热等全身症状者，视血常规结果给予适量抗生素口服。

【健康指导】

- 注意防蚊虫，保持居室环境卫生。
- 如叮咬发生在眼部、耳郭、生殖器部位且肿胀明显，可予凉毛巾湿敷，及时就诊。

【提示】

虫咬皮炎考虑为蚊虫叮咬所致的变态反应，对于出现叮咬处肿胀、患儿哭闹明显者，可自行凉敷缓解瘙痒和水肿，并至医院就诊。

（刘元香　刘笑宇）

七、湿疹

【问诊重点】

- 皮损出现时间、形态、位置，是否对称、瘙痒。
- 是否反复出现及诱发因素、食物摄入及接触史。
- 治疗及疗效。

【查体重点及特点】

一般对称分布，呈多形性，常伴有程度不同的瘙痒，病程慢性、反复。

- 急性期：多为红斑上粟粒大小的丘疹、丘疱疹或者水疱，伴有糜烂、渗出及结痂，病变中心往往较重，界限不清。
- 亚急性期：以丘疹、鳞屑及结痂为主，渗出较急性期减轻。
- 慢性期：表现为皮肤增厚、苔藓化，覆有少许糠秕状脱屑。

【检查】

★ 常规无需行实验室检查。

☆ 血常规，血清 IgE 及嗜酸性阳离子蛋白，过敏原，食物规避及诱发试验。

* 皮肤组织病理。

【诊断】

- 根据病史、皮损形态及病程即可诊断。
- 分期：根据临床表现分为急性期、亚急性期、慢性期。

【鉴别诊断】

应与接触性皮炎、脂溢性皮炎、特应性皮炎、手足癣、疥疮、银屑病、高 IgE 综合征相鉴别。

【治疗】

- 治疗目的及原则同特应性皮炎。
- 基础治疗：避免诱发或加重因素，加强皮肤护理，应用医学润肤剂恢复皮肤屏障功能。
- 局部用药：①急性期：无水疱、糜烂及渗出时可外用糖皮质激素乳膏，有糜烂但渗出不明显时可用氧化锌油，渗出明显时应选择 3% 硼酸溶液或 0.1% 盐酸小檗碱溶液冷湿敷，渗出减少后改用糖皮质激素霜剂。合并感染时加用外用抗生素。②亚急性期：可选用糖皮质激素乳膏、糊剂。③慢性期：选用糖皮质激素软膏、硬膏。

■ 系统治疗：瘙痒明显时可给予抗组胺药，一般不主张系统应用免疫抑制剂。

■ 中医中药治疗。

【健康指导】

同特应性皮炎。

【提示】

■ 婴儿湿疹病情反复发作，糖皮质激素制剂仍为一线治疗，需要在医生指导下规范应用。

■ 积极寻找诱发因素，规避变应原。

（王召阳　刘元香）

八、特应性皮炎

【问诊重点】

■ 起病年龄、病程、皮损形态、位置、瘙痒，是否反复发作。

■ 诱发因素、其他特应性疾病及家族史。

■ 治疗及疗效。

【查体重点及特点】

■ 婴儿期（出生～2岁）：皮损表现为红斑、丘疹、丘疱疹，呈多形性，界限不清，可因搔抓继发糜烂、渗出及结痂等，可累及任何部位。

■ 儿童期（2～12岁）：皮损呈慢性湿疹表现，渗出不明显，呈苔藓化，常伴瘙痒。受累部位以四肢屈侧或伸侧、腘窝及肘窝常见，其次是眼睑、颜面部及颈部。

■ 青少年及成人期（12岁以上）：皮损常为局限性苔藓样变，可见血痂、鳞屑、色素沉着等继发损害，有时可呈急性、亚急性湿疹表现。

【检查】

★ 常规无需行实验室检查。

☆ 血常规，血清 IgE 及嗜酸性阳离子蛋白，过敏原，食物规避及诱发试验。

＊ 皮肤组织病理。

【诊断】

根据不同阶段临床表现、患儿及家族遗传过敏史［特应性皮炎（AD）、哮喘或过敏性鼻炎］、嗜酸性粒细胞及血清IgE升高等特点，需要考虑本病，目前临床门诊常用Williams标准（见表18-1）。

表18-1 Williams的AD诊断标准

①持续12个月的皮肤瘙痒
②2岁前发病（适用于患儿年龄>4岁者）
③屈侧皮肤受累（肘窝、腘窝、踝前或围绕颈1周，10岁以下儿童包括面部）
④全身皮肤干燥史
⑤个人史中有其他过敏性疾病如哮喘或花粉症，或一级亲属中有过敏性疾病史
⑥有可见的身体屈侧湿疹样皮损

注：必须具备①，并且符合②～⑥项中3项或3项以上者可诊断为AD

【鉴别诊断】

应与慢性单纯性苔藓、婴儿脂溢性皮炎、接触性皮炎、疥疮、银屑病。少见情况下需与肠病性肢端皮炎、生物素缺乏症、高IgE综合征、朗格汉斯细胞组织细胞增生症等鉴别。

【治疗】

■ 治疗目的

缓解或消除临床症状，消除诱发和（或）加重因素，减少和预防复发，提高患者的生活质量。

■ 基础治疗

加强患者教育，提高依从性；避免诱发或加重因素，加强皮肤护理，建议长期应用医学润肤剂恢复皮肤屏障功能，减少疾病复发。

■ 局部用药

（1）外用糖皮质激素制剂：是治疗AD的一线治疗。应根据患儿的年龄、皮损部位及病情严重程度选择不同类型和强度的糖皮质激素。在急性期或亚急性期，选用足够强的激素以快速控制炎症、减轻症状；如皮损明显好转，

根据皮损的恢复情况进一步调整激素的用量、浓度及强度，将激素用药频率调整。

(2) 钙调磷酸酶抑制剂：此类是非激素类药物，属于大环内酯类免疫调节剂，目前推荐为临床治疗 AD 局部外用药的二线药物。已批准 0.03% 他克莫司软膏、0.1% 吡美莫司乳膏适用于 2 岁以上儿童。不良反应主要为用药后局部暂时性的烧灼感和刺激感。2 岁以上特应性皮炎可选用钙调磷酸酶抑制剂维持治疗。

(3) 其他：可视病情和皮损表现，适当选用冷敷、收敛制剂等，当皮损出现继发细菌或真菌感染时需加用抗细菌或真菌药物，应注意治疗的合理疗程。

■ 系统治疗

伴有细菌及病毒感染时需系统应用抗细菌、病毒药物，伴明显瘙痒的 AD 患儿可选用具有镇静作用的抗组胺药，病情严重而常规治疗不能控制的 AD 患儿需酌情应用口服糖皮质激素或免疫抑制剂。

■ 中医中药治疗

【健康指导】

■ 提倡母乳喂养，无法母乳喂养的患儿如考虑牛奶蛋白过敏可使用水解蛋白配方奶。辅食需逐一添加，循序渐进。

■ 穿衣以纯棉、宽松柔软为主，穿衣厚度应较同龄儿略薄；勤换衣服，以减少汗液的刺激。

■ 居室环境：要求凉爽、通风、清洁，湿度以 30%～50% 为宜，建议用湿拖把及抹布清洁居室，避免室内尘螨、灰尘、动物毛等吸入性变应原对皮肤的刺激。

■ 皮肤护理：洗澡水温 32～38 ℃，时间 10～15 min 为宜，可选用脱脂活性小、pH 中性或弱酸性、有滋润作用的香皂或沐浴液，浴后 3～5 min 内涂用医学润肤剂。

【提示】

AD 病程慢性反复，皮损控制后仍建议继续每周 2 次外用钙调磷酸酶抑制剂主动维持治疗，同时应用润肤剂，以使皮损达到长期缓解。

（王召阳　刘元香）

九、药疹

【问诊重点】

- 病程、用药史及出疹与用药的时间关系，形态、位置，是否瘙痒。
- 发热，其他食物或环境接触史、预防接种史、传染病接触史。
- 治疗及疗效。

【查体重点及特点】

- 发疹型药疹：表现为麻疹样或者猩红热样，散在或密集对称分布，可融合成片。
- 荨麻疹型药疹：为大小不等风团，自头面部迅速波及全身。
- 固定型药疹：常在同一部位反复发生，典型皮损为圆形或椭圆形水肿性紫红色斑片，边界清楚，可有小水疱，消退后留有色素沉着。
- 泛发性脓疱型药疹：针头至米粒大小浅表非毛囊性无菌性脓疱，停药后迅速消退，呈大片脱屑。
- 多形红斑型药疹：皮损为大小不等的水肿性红斑，中央有水疱，呈特征性的"靶形或虹膜样"损害。
- 大疱性表皮松解型药疹：鲜红色至暗红色斑片，进展迅速并融合，红斑上出现水疱、大疱，尼氏征（＋），形成大片表皮剥脱。
- 药物超敏反应综合征：初发皮疹多为斑丘疹或麻疹样损害，部分患者可进展为红皮病，多伴有颜面肿胀，后期皮肤干燥有鳞屑，剧烈瘙痒。颈部淋巴结肿大（＞2 mm）。
- 其他类型：湿疹型药疹、紫癜型药疹、剥脱性皮炎型药疹、痤疮型药疹、光感性药疹等。

【检查】

★ 血常规、血生化及心肌酶。

☆ 创面细菌培养、血培养、红细胞沉降率、CRP。

* 致敏药物的检测，包括体内试验（点刺试验、斑贴试验、药物激发试验等）。

【诊断】

根据用药史、用药与皮肤的时间关系、典型皮损表现进行诊断，实验室检查主要用于评估系统受累情况。

【鉴别诊断】

感染性出疹性疾病（麻疹、风疹、猩红热、幼儿急疹等）；大疱性表皮松解型药疹需与葡萄球菌性烫伤样皮肤综合征鉴别；泛发性脓疱型药疹需与脓疱型银屑病鉴别。

【治疗】

■ 一般措施

立即停用致敏药物及一切可疑药物。多饮水，必要时静脉补液以加速药物排泄。

■ 根据严重程度应用不同的治疗方法

（1）轻型药疹：口服抗组胺药（扑尔敏、苯海拉明、氯雷他定或西替利嗪等），以及维生素 C、钙剂等，外用炉甘石洗剂。必要时口服小剂量激素。

（2）重型药疹：

a. 支持疗法：注意水、电解质平衡，加强营养支持，纠正低蛋白血症。

b. 糖皮质激素：早期、足量使用，如：地塞米松 $[0.3\sim0.5\ mg/(kg\cdot d)]$ 静脉滴注，足量维持 3～5 d，或甲泼尼龙琥珀酸钠 $[10\sim30\ mg/(kg\cdot d)]$ 冲击治疗 3～5 d，依病情变化逐渐减量改口服。同时注意使用胃黏膜保护剂、钙剂等以预防激素相关副作用。

c. 宜早期使用丙种球蛋白静脉滴注：$1\ g/(kg\cdot d)$ 连续应用 2 d 或 $400\ mg/(kg\cdot d)$ 应用 3～5 d。

d. 积极处理器官并发症。

e. 为防止继发感染，酌情选用非致敏性抗生素静脉滴注。

f. 皮肤及黏膜护理：急性期皮肤护理同烧伤创面护理，

注意保持皮肤清洁，防止继发感染；同眼科协作积极正确处理眼部伪膜粘连及角膜溃疡，避免引起眼睑粘连及失明，口唇、肛门及外生殖器部位外涂抗生素软膏以避免继发感染和粘连。

【健康教育】

就诊时主动提供药物过敏史，避免应用同类药物，以防交叉过敏发生。

【提示】

- 严格掌握用药指征，尽量简化用药，杜绝滥用药物。
- 常见致敏药物为：解热镇痛药、磺胺类、抗生素类、抗惊厥药、中药类。
- 用药前详细询问药物过敏史，注意药物交叉反应。
- 皮疹发生后详细询问病史，关注用药及皮疹的时间关系，可以有一定的潜伏期。
- 对用药过程中突然出现的与原发病无关的发热、瘙痒及皮疹，应高度怀疑药疹，并及时妥善处理。
- 药疹临床表现多样，病情轻重不一，严重者可危及生命。
- 诊断药疹后，需关注系统受累情况。
- 使用青霉素、普鲁卡因、抗毒素等药品前应做皮试。
- 发疹型药疹是最常见的类型，多在首次用药一周内出现，可伴有发热。
- 药物超敏反应综合征以发热、皮损、淋巴结肿大、血液学异常、器官受累为特征。内脏受累以肝损害最为常见，肾、肺、心脏均可受累。还可出现腹泻、胰腺炎、贫血、甲状腺功能减退等。

（王召阳　刘元香）

十、荨麻疹

俗称"风疙瘩"，为皮肤黏膜小血管扩张、渗透性增加所致的局限水肿反应。临床表现为大小不等的风团伴瘙痒。感染及食物过敏是儿童常见病因。

【问诊重点】
- 皮疹形态、位置、颜色及演变，手足关节及眼睑水肿，瘙痒，诱发因素。
- 恶心、呕吐、腹痛、腹泻等消化道表现，胸闷、气促、呼吸困难等呼吸道表现，曾发现的可疑过敏原、变应性疾病家族史。
- 治疗及疗效。

【查体重点及特点】
大小不等的风团，持续数分钟至数小时后可自行消退，退后一般不留痕迹，反复发作。可伴手足关节及眼睑水肿。伴呼吸道受累引起的气促或呼吸困难。

【检查】
★ 轻症可以不做辅助检查。
☆ 血常规、CRP（考虑感染因素引起）、过敏原 IgE 检查。

【诊断】
根据反复出现 24 h 内可自行消退的风团可诊断荨麻疹。病程≥6 周时考虑慢性自发性荨麻疹。

【鉴别诊断】
应与川崎病、荨麻疹型药疹相鉴别。

【治疗】
- 发现并清除诱发因素，缓解症状。对于过敏诱发者避免接触过敏原，对于有明确感染诱因者予抗感染治疗。
- 抗组胺药：首选第二代抗组胺药，如西替利嗪、氯雷他定等。效果不佳时可联合第一代抗组胺药，如氯苯那敏、苯海拉明等。慢性自发性荨麻疹疗程≥1 个月，必要时可延长至 3～6 个月或更长。
- 糖皮质激素：对于重症患儿，可加用地塞米松 0.35～0.45 mg/(kg·d) 肌内注射或静脉滴注 3～5 d，或予相当剂量其他糖皮质激素口服。

【提示】
详细询问病史，了解有无过敏因素，积极明确并清除病因。如不能清除则尽量避免诱发加重因素。

（刘笑宇　武辰楠）

十一、婴儿血管瘤

婴儿血管瘤是婴儿最常见的脉管良性肿瘤，发病率在 4%～5%，女性多见，病因尚不明确。

【问诊重点】
- 皮损、面积、位置、出血、溃疡、瘢痕、增长速度。
- 治疗及疗效。

【查体重点及特点】

早期通常为红色斑片，出现合并症时可有出血、溃疡、瘢痕、压迫相关体征。

【检查】

★ 瘤体超声检查。

【诊断】
- 是否为血管瘤：根据瘤体出现时间、增殖特点、临床特征及影像学检查结果综合诊断。
- 风险分级：根据 Luu M 和 Frieden IJ 的建议，可以将血管瘤分为 3 个风险等级（见表 18-2）。

表 18-2　婴儿血管瘤风险分级的特征及干预理由

风险等级	临床特征	干预理由
低风险	躯干，四肢（衣物覆盖部位）<5 cm	造成毁容或功能受损的风险较低
中风险	侧面部，头皮，手，足	毁容风险；可能存在较低的功能受损风险
	身体皱褶部位（颈部、会阴、腋部）	
	节段性>5 cm（躯干，四肢）	较高的溃疡风险
		较高的溃疡风险和永久性后遗症风险
高风险	节段性>5 cm（面部）	伴有结构异常（PHACE综合征）瘢痕，视觉/呼吸功能受损
	节段性>5 cm（腰骶部/会阴）	
	巨大瘤体（面部；皮肤明显增厚，瘤体边缘陡峭）	伴有结构异常（LUMBAR综合征），溃疡
	早期白色萎缩	组织变形伴永久瘢痕/毁容风险
	面部中央	溃疡标志
		高毁容风险
	眶周，鼻部，口周	功能受损，毁容风险

【鉴别诊断】

脉管畸形：生后即有，增长与儿童生长发育成比例，排空试验阳性，体位试验阳性。

【并发症】

出血、溃疡、瘢痕及局部感染。因瘤体位置不同，局部组织压迫所致并发症，如眼睑血管瘤带来的视力影响，或声门下血管瘤带来的气道阻塞等。

【治疗】

不同风险血管瘤的治疗方案选择不同。生后 3 个月为治疗的黄金期，根据其风险级别来选择治疗方案。

- 高风险血管瘤

强调早期治疗，可在生后 1 个月或更早开始。目前口服普萘洛尔为一线治疗方案，对于有相关禁忌证的患儿，可系统应用糖皮质激素治疗。

- 中风险血管瘤

可早期予外用 β 受体阻滞药，局部约束疗法或予脉冲染料激光治疗。若瘤体增长控制不佳，或出现相关并发症，可考虑遵循高风险血管瘤治疗方案。

- 低风险血管瘤

可随诊观察，生后 6 个月内每月随诊，观察瘤体增长，如增长迅速，可考虑遵循中风险血管瘤治疗方案。

- 局部注射治疗

建议用于局限深在的非重要组织器官周围血管瘤。

【健康指导】

- 婴儿血管瘤有自行消退的特征，多数消退后不出现严重的后遗症，部分患儿可随诊观察，不需要治疗。
- 注意瘤体皮肤的清洁护理，加强润肤。

【提示】

- 婴儿血管瘤在生后有明显的增殖期，发现后及早进行治疗，控制瘤体生长。
- 婴儿血管瘤有其特殊的病程模式。生后即可发现，5.5~7.5 周龄为快速增殖期，生后 3 个月为早期增殖期，瘤体大小可增长至最终体积的80%；生后6~9个月为晚期增殖期；其后瘤体逐年消退。

参考文献

[1] 马琳. 儿童皮肤病学. 北京：人民卫生出版社，2014.
[2] 赵辨. 中国临床皮肤病学. 南京：江苏科学技术出版社，2010.
[3] 张学军. 皮肤性病学. 北京：人民卫生出版社，2008：109-111.

（刘笑宇　武辰楠）

第十九章

普外科疾病

一、腹股沟斜疝

【问诊要点】
- 何时出现哭闹或包块，是否可还纳，有无不适。
- 进食及排便情况，有无嵌顿（疼痛和肠梗阻的表现）。
- 是否曾就诊或手法还纳。

【查体重点】
- 腹股沟部光滑、高起的局限性柔软包块。
- 哭闹、排便时用力，包块出现或增大。安静或睡眠时可不出现或易于还纳至腹腔。
- 发生嵌顿时，出现疼痛和肠梗阻表现。

【检查】
★ 超声检查（需同时关注对侧）。

【诊断】
腹股沟或阴囊处出现可复性包块。

【鉴别诊断】
应与鞘膜积液和睾丸下降不全相鉴别。

【治疗】
- 极少数可自愈，可观察至1岁。
- 多数需手术治疗，行疝囊高位结扎术。
- 腹壁缺损严重者，可同时行腹壁修补术。
- 若疝不常发生，更需注意嵌顿风险。

（高阳旭）

二、鞘膜积液

【问诊要点】
- 何时出现包块，有无可还纳性，有无其他不适。
- 有无哭闹，进食及排便情况。
- 是否曾就诊或手法还纳。

【查体重点】
阴囊或腹股沟处圆形、边界清楚的包块，可张力较高或质地软，若为交通性积液，可按压减小。

【检查】
★ 超声检查（需同时关注对侧）。

【诊断】
阴囊或腹股沟处包块，光滑、囊性感，透光试验阳性。超声检查。

【鉴别诊断】
应与腹股沟斜疝和睾丸肿瘤相鉴别。

【治疗】
- 非交通性鞘膜积液多数可在1岁内自行吸收消退。
- 手术治疗，鞘状突高位结扎术。

（高阳旭）

三、隐睾

【问诊要点】
- 何时发现阴囊空虚。
- 睾丸是否有时下降、有时消失。
- 是否曾就诊或进行超声检查。

【查体重点】
- 患侧阴囊扁平，双侧者阴囊发育稍差，触诊时阴囊内空虚无睾丸。
- 约80%可在腹股沟部位触及睾丸，体积较健侧小，不能推入阴囊，挤压睾丸可有胀痛。
- 约20%难以触及睾丸。

【检查】

★ 超声检查。

【诊断】

患侧阴囊扁平，触诊阴囊空虚，无睾丸，大多数患儿于腹股沟部可触及睾丸，较对侧略小，不能推入阴囊。

【治疗】

- 激素治疗。
- 手术治疗：应在1岁之后、2岁之前行手术治疗。

（高阳旭）

四、包茎与包皮过长

【问诊重点】

- 尿流缓慢，瘙痒，疼痛，红肿
- 尿潴留

【查体重点】

包皮口（窄甚至小若针孔、红肿、球状鼓起、垢、分泌物）

【诊断】

- 包皮口狭窄，包皮不能上翻露出阴茎头，为包茎。
- 包皮遮盖尿道口，但可以上翻露出阴茎头，为包皮过长。
- 包茎分为先天性和后天性两种。后天性多继发于阴茎头和包皮损伤或炎症，包皮口瘢痕性挛缩，包皮不能上翻，部分可伴有尿道口狭窄。

【鉴别诊断】

生理现象：婴幼儿期包皮口有生理性狭窄及粘连，约3岁以后狭窄逐渐松解，绝大多数包皮可向上退缩露出阴茎头。

【并发症与后遗症】

主要包括：①继发感染；②包皮口瘢痕性挛缩；③尿道口狭窄；④阴茎癌；⑤乳头状瘤；⑥包皮嵌顿。

【治疗】
- 单纯包皮粘连行粘连松解治疗，一般不需手术。
- 包茎行包皮环切术。
- 合并急性感染时尽可能清除分泌物，应用3%硼酸溶液浸泡阴茎，每次泡15min，每日2次，同时应用抗生素。

【提示】
- 部分婴幼儿包皮口有生理性狭窄及粘连，属正常现象，约3岁以后狭窄逐渐松解。
- 手术年龄的选择，原则上不限年龄，但先天性包茎多数能自愈，并考虑到手术中局部麻醉配合问题，故常推迟至8～10岁后手术。
- 如无急性感染均施行手术。
- 有以下情况应尽早手术：①包皮炎反复发作者，造成包皮口局部瘢痕形成。②包皮口有纤维性狭窄者。③曾有包皮嵌顿史者。
- 包皮垢的局部刺激可能使患儿养成手淫的不良习惯，需早作纠正。

（高阳旭）

五、先天性肥厚性幽门狭窄

【问诊要点】
- 呕吐开始出现的年龄，是否逐渐加重，呕吐性质及呕吐物，与进食的时间关系。
- 有无胎便排出延迟，排便量，体重增长情况。
- 是否曾进行治疗，疗效如何。

【查体重点】
上腹部膨隆，有时可见胃型和蠕动波，触诊右上腹可及坚硬的橄榄状肿块。营养不良，消瘦，脱水貌。

【检查】
- ★ 腹部超声。
- ☆ 电解质、血气分析。
- * 上消化道造影。

【诊断】

生后 2~3 周出现呕吐，逐渐加重，呈喷射状，呕吐物不含胆汁；体检右上腹触及橄榄状肿块，腹部超声提示幽门管细长，幽门肌肥厚超过 4mm。

【鉴别诊断】

应与①幽门痉挛；②胃扭转；③先天性幽门闭锁或幽门前瓣膜相鉴别。

【治疗】

主要治疗方法为幽门肌切开术。

【提示】

- 容易并发电解质紊乱。
- 容易并发营养不良。
- 无脱水及电解质紊乱的患儿应及早手术。对有脱水及电解质紊乱的患儿应纠正后再行手术。严重营养不良者，可用静脉营养治疗一周再行手术。

（高阳旭）

六、急性阑尾炎

【问诊要点】

- 腹痛出现的时间，持续性或阵发性，腹痛性质、部位。
- 是否伴呕吐、腹泻、发热。
- 是否用抗生素，院外血常规、腹部超声结果。

【查体重点】

腹部（尤其右下腹麦氏点）压痛、肌紧张及反跳痛。

【检查】

★ 血常规、腹部超声。

☆ 电解质。

* 腹部立位片。

【诊断】

腹痛，尤其转移性右下腹痛，腹部超声可见阑尾肿胀甚至局部脓肿形成。血常规白细胞及 CRP 升高支持诊断。

【鉴别诊断】

应与下列疾病相鉴别：①急性胃肠炎；②肠系膜淋巴结炎；③肠套叠；④肠梗阻；⑤急性胆囊炎。

【治疗】

- 手术治疗。
- 病程3d以上，局部脓肿形成，需保守治疗，可行超声引导下穿刺抽脓治疗，炎症缓解后6个月再行手术切除阑尾。
- 积极抗感染治疗。
- 维持内环境稳定。

【提示】

- 腹痛多数持续6～8h以上，短时内腹痛很难诊断。
- 因穿孔率较高，保守治疗效果不好，一经诊断，最好手术治疗。

（高阳旭）

七、肠套叠

【问诊要点】

- 哭闹或腹痛的时间、诱因、剧烈程度、间隔规律。
- 有无呕吐，稀便，粪便性质，是否为果酱样便或血便。
- 是否曾有类似表现，血常规、便常规、腹部超声、治疗及转归。

【查体重点】

- 可在右上腹肝下触及腊肠样、稍活动并有轻压痛的包块，右下腹一般有空虚感。
- 肛门指诊发现果酱样血便。
- 晚期可有脱水貌，精神萎靡不振、嗜睡、反应迟钝。发生肠坏死时，有腹膜炎及感染中毒性休克。

【检查】

★ 腹部超声呈"同心圆"或"靶环"征，纵切面上，呈"套筒"征。

☆ 空气灌肠可在诊断明确的同时加压进行复位治疗。

＊ 血常规、便常规、电解质、腹部立位片。

【诊断】

患儿阵发性哭闹不安、呕吐、果酱样血便，腹部检查触到腊肠样包块时，应高度怀疑，超声检查可确定诊断。

【鉴别诊断】

应与肠梗阻、肠痉挛、感染性腹泻、脓毒症相鉴别。

【治疗】

■ 非手术疗法，包括空气灌肠、钡灌肠和 B 超下水压灌肠复位疗法，空气灌肠肠套叠复位率可达 95% 以上，严重并发症为结肠穿孔。

■ 手术疗法用于非手术复位未成功者，发病超过 24～48 h，临床疑有肠坏死者及复发性肠套叠（尤其发生于儿童者）。

■ 术前应纠正脱水和电解质紊乱，禁食水、胃肠减压等。

【提示】

■ 反复发作的肠套叠，多考虑局部病变可能，如回盲部解剖异常、先天性肠管畸形、肠道肿瘤及息肉等。

■ 在 2 次哭闹的间歇期检查腹部。

■ 婴儿型肠套叠哭闹具有一定特征，突然出现阵发性有规律的哭闹，持续 10～20 min，伴有手足乱动、面色苍白、拒食、异常痛苦表现，然后有 5～10 min 或更长时间的暂时安静，如此反复发作。

（高阳旭）

八、肠梗阻

【问诊要点】

■ 腹胀、腹痛、呕吐、排便及排气情况，诱因。

■ 发热、饮食、精神状态，腹部手术史。

■ 就诊经历，腹部超声、立位腹平片等检查结果及治疗情况。

【查体重点】

■ 腹膨隆、腹部张力、压痛。

脱水貌、感染中毒表现。

【检查】

★ 腹部超声、立位腹平片。

☆ 血常规、电解质、腹部增强CT。

* 血培养。

【诊断】

痛、吐、胀、闭的临床表现，结合立位腹平片，多可明确诊断。

【治疗】

- 症状不重的不全性肠梗阻（含麻痹性及机械性），患儿一般情况可，腹部张力不是很高，可暂时观察，保守治疗。禁食，抑酸，补液，胃肠减压，抗感染。若为麻痹性梗阻，对因治疗。
- 处于保守观察期的患儿，若考虑机械性梗阻，症状逐渐加重，腹部张力逐渐增高，需行手术。
- 完全性机械性梗阻患儿，腹部张力高，一般情况较差，要尽早手术治疗，缓解症状。

【提示】

- 谨记：痛，吐，胀，闭。
- 小儿肠梗阻一定是有原因的，必须明确病因。

参考文献

[1] 施诚仁，金先庆，李仲智. 小儿外科学. 4版. 北京：人民卫生出版社，2013.

[2] 张金哲，潘少川，黄澄如. 实用小儿外科学. 浙江：浙江科学技术出版社，2003.

（高阳旭）

第二十章

耳鼻喉疾病

一、儿童变应性鼻炎

【问诊重点】

- 有无鼻痒,每次打喷嚏次数,鼻涕性状,有无鼻堵。
- 以上症状是否影响患儿的学习、文体活动或睡眠。
- 有无咳嗽、喘息及眼耳部症状,如眼痒、结膜充血、耳闷堵、耳鸣或听力下降等。
- 既往过敏原检查情况及用药情况,关注一周内是否使用过抗过敏药或感冒药。

【查体重点】

鼻黏膜色泽、水肿情况,中鼻道及嗅裂有无分泌物,鼓膜表现,腺样体情况,口咽。

【检查】

★ 前鼻镜检查、皮肤点刺试验、血清特异性IgE检测。

☆ 电子鼻咽喉镜检查。

＊ 血常规、纯音测听、声导抗。

【诊断】

诊断标准:①症状:鼻痒、清水样鼻涕、鼻塞、喷嚏等症状出现2项以上(含2项),每天症状持续或累计约1h以上。②体征:鼻黏膜苍白、水肿,鼻腔水样分泌物。③皮肤点刺试验或者血清特异性IgE检测2项中任何一项结果阳性。

【鉴别诊断】

应与急性鼻炎（普通感冒）、流感、非变应性鼻炎等相鉴别。

【并发症】

主要包括：①变应性结膜炎；②鼻窦炎伴或不伴鼻息肉；③分泌性中耳炎；④哮喘。

【治疗】

- 药物治疗

口服或鼻用抗组胺药，疗程一般不少于 2 周；鼻用糖皮质激素，疗程至少 4 周；减充血剂，疗程一般少于 7 d；鼻腔盐水冲洗。可选择使用抗白三烯药物。

- 免疫治疗

5 岁以上患儿且主要由尘螨过敏导致的变应性鼻炎，可采用标准化尘螨变应原液进行脱敏治疗。

【健康指导】

- 平时记录每年发病和症状消退的日期，以备来年提前 1~2 周使用口服或鼻用药物控制症状，并控制药物使用时间。

- 若对尘螨过敏，建议勤洗床单、被褥、枕套，密封枕芯。

【提示】

- 症状严重的患儿可出现变应性黑眼圈和变应性皱褶这两个特殊的体征。

- 症状轻微的患儿可选择一种口服或鼻用药物，症状严重者可联合用药。

（丛铁川　王全桂）

二、鼻出血

【问诊重点】

- 鼻出血的病程、出血量、频数、出血性质（新鲜血还是陈旧血，涕中带血还是纯血），单侧还是双侧出血，出血以前鼻孔流出为主还是后鼻孔流出为主。

- 有无鼻塞、头痛、发热，有无伴随其他部位的出血，有无引起出血的诱因，如为外伤，应注意是否合并鼻骨骨折或颅底骨折。
- 既往有无高血压、糖尿病以及血液系统疾病。
- 是否经过院外诊疗及其效果，是否做过凝血相关检查。

【查体重点】

清除鼻腔分泌物，仔细检查鼻腔黏膜情况，有无新生物，有无出血点。鼻出血多位于鼻中隔的前下部，重点检查该处有无活动出血，有无小血管扩张，有无黏膜干燥及糜烂。

【检查】

★ 前鼻镜检查，血常规检查。

☆ 电子鼻咽喉镜检查，鼻内镜检查。

* 凝血系统检查，鼻窦CT。

【鉴别诊断】
- 鼻腔、鼻咽部肿瘤。
- 全身系统性疾病：急性传染病，血液病，遗传性出血性毛细血管扩张症等。

【并发症】

主要包括：①窒息；②贫血；③失血性休克。

【治疗】
- 一般止血法

（1）指压法：因鼻出血多位于鼻中隔的前下部，如无止血条件，可用手指捏住鼻翼压迫止血。

（2）冷敷：局部冷敷可使血管收缩。
- 烧灼法

鼻腔表面麻醉后，用卷棉子蘸取少许50%的三氯乙酸或40%的硝酸银，涂抹出血处，进行化学烧灼止血。
- 填塞法

如出血较多或有活动性出血，可采取前鼻孔填塞或后鼻孔填塞。一般使用可吸收止血海绵或油纱条填塞。
- 鼻内镜下止血

如经前鼻镜不能看到出血点，可在鼻内镜下寻找出血点，并予以电凝止血。

- 动脉血管结扎法

如经上述处理仍不能控制止血,出血量又较大,可行动脉血管结扎术,如鼻腔上部出血可采取筛前动脉或筛后动脉结扎术,如鼻腔后下部出血可采取颌内动脉止血。

- 血管栓塞术

如有条件可对严重鼻出血采用血管栓塞术。

- 全身支持治疗

如输血补液。

- 全身基础疾病的治疗

【健康指导】
- 血压控制要稳定,避免情绪波动。
- 室内要保持一定温度与湿度,避免干燥。
- 积极治疗全身系统性疾病。

【提示】
- 鼻腔干燥时,可使用润滑剂如石蜡油等滴鼻,保持鼻腔湿润。
- 发生鼻出血不要紧张,用手指夹紧鼻翼压迫止血,同时局部冷敷。
- 出血时尽量不要仰卧,以免血倒流吞入消化道。

(王全桂)

三、急性鼻-鼻窦炎

【问诊重点】
- 有无4周以内的流鼻涕、鼻堵、面部胀满感或疼痛、咳嗽等症状。
- 上述症状是在上呼吸道感染10 d内还是10 d后出现,症状的严重程度及有无波动。
- 有无发热、眼痛、头痛、呕吐。
- 是否查过血常规,是否应用过药物治疗。

【查体重点】
体温、鼻腔黏性或脓性分泌物,上颌窦、筛窦及额窦区有无压痛。

【检查】

　　★ 前鼻镜检查。

　　☆ 电子鼻咽喉镜、血常规。

　　＊ 鼻窦 CT。

【诊断】

　　区分急性病毒性鼻-鼻窦炎和急性细菌性鼻-鼻窦炎：急性病毒性鼻-鼻窦炎的症状如流鼻涕、鼻堵、面部胀满感或疼痛、咳嗽等出现在上呼吸道感染 10 d 内，且不加重；而急性细菌性鼻-鼻窦炎的症状出现在上呼吸道感染 10 d 后，或虽在 10 d 内出现但发热或脓性鼻涕的症状在缓解后加重。

【鉴别诊断】

　　应与①急性上呼吸道感染；②变应性鼻炎；③鼻腔异物；④百日咳相鉴别。

【并发症】

　　主要为眶内并发症和颅内并发症。

【治疗】

　　■ 急性细菌性鼻-鼻窦炎需行抗生素治疗，阿莫西林克拉维酸钾为首选。

　　■ 对体温低于 39 ℃且缺少全身症状的患儿，可采用常规剂量的阿莫西林克拉维酸钾 [45 mg/(kg·d)，每日 2 次] 治疗；而对体温≥39 ℃或有其他全身症状的患儿，建议采用大剂量的阿莫西林克拉维酸钾 [90 mg/(kg·d)，每日 2 次] 治疗。对青霉素过敏的患儿可选用三代头孢菌素类药物。

　　■ 推荐使用鼻腔盐水冲洗治疗。

【健康指导】

　　■ 急性鼻-鼻窦炎大多数是病毒感染所致，如果病程尚短（＜10 d）、一般情况好，建议患儿在家对症治疗即可。

　　■ 擤鼻涕需注意方法：堵住一侧鼻孔擤对侧鼻孔，勿同时捏住双侧鼻孔太过用力擤鼻，防止鼻腔分泌物进入中耳。

【提示】
- 急性鼻-鼻窦炎多为急性病毒性鼻-鼻窦炎。
- 抗组胺药、鼻用激素并不推荐使用。

（丛铁川　王全桂）

四、慢性鼻-鼻窦炎

【问诊重点】
- 有无持续12周以上的脓性鼻涕、鼻堵、面部胀满感或疼痛、咳嗽等症状。
- 有无喘息。
- 服用阿司匹林或其他非甾体抗炎药时是否出现急性上、下呼吸道反应。

【查体重点】

下鼻甲上方的鼻腔可见积脓或息肉，口咽后壁或软腭后方有黏脓性分泌物流下。

【检查】
- ★ 前鼻镜检查，电子鼻咽喉镜。
- ☆ 鼻窦CT。
- * 皮肤点刺试验、血清特异性IgE检测。

【诊断】
- 具有2个或2个以上的如下症状和体征：①脓涕；②鼻堵；③面部疼痛或胀满感；④咳嗽。
- 同时合并至少1个下列检查阳性发现：①中鼻道或嗅裂有脓性分泌物或黏膜水肿；②鼻内息肉；③鼻窦CT发现鼻窦炎症改变。

【鉴别诊断】

应与①鼻腔良恶性肿瘤；②阿司匹林加重性呼吸系统疾病；③慢性咳嗽相鉴别。

【并发症】

主要包括：①哮喘；②腺样体肥大；③阻塞性睡眠呼吸暂停低通气综合征。

【治疗】

- 鼻用激素因全身副作用微弱,可以长期安全使用,但其使用需注意患儿年龄的限制。
- 口服抗生素。
- 抗白三烯药物可以用来治疗伴鼻息肉的慢性鼻窦炎患儿。
- 鼻腔冲洗是一种安全有效的治疗方法,但部分患儿不耐受。
- 口服激素。
- 药物治疗失败后可以选择功能性鼻内镜手术(FESS)。

【健康指导】

擤鼻涕需注意方法:堵住一侧鼻孔擤对侧鼻孔,勿同时捏住双侧鼻孔太过用力擤鼻,防止鼻腔分泌物进入中耳。

【提示】

- 鼻窦分泌物量少时,或息肉较小,需行电子鼻咽喉镜检查才能发现。
- 腺样体肥大的患儿行腺样体切除能对伴随的慢性鼻窦炎起治疗作用。

(丛铁川　王全桂)

五、急性扁桃体炎

【问诊重点】

- 咽痛,黄痰,影响吞咽。
- 发热,乏力,头痛,食欲不振。
- 小儿可因发热而抽搐、惊厥等。
- 呕吐、腹泻、腹痛、头痛等。
- 是否曾查过血常规,是否曾应用抗生素治疗及治疗反应。
- 是否有呼吸困难。

【查体重点】

呈急性病容。局部检查见咽部黏膜呈弥漫性充血，以扁桃体及两腭弓最为严重，腭扁桃体肿大。急性化脓性扁桃体炎时在其表面可见黄白色脓点或在隐窝口处有黄白色或灰白色点状豆渣样渗出物，可连成一片形似假膜，不超出扁桃体范围，易拭去但不遗留出血创面，下颌角淋巴结常肿大。

【检查】

★ 血常规、CRP。

☆ 病原学检查，扁桃体表面伪膜涂片或痰培养。

* 尿常规，胸片。

【诊断】

- 典型的临床表现一般可以确诊。
- 依据血常规结果初步判断病原学：白细胞总数正常或偏低，分类以淋巴细胞为主，多为病毒感染；白细胞及中性粒细胞比例增高，多为细菌感染。

【鉴别诊断】

应与下列疾病相鉴别：①上呼吸道感染早期；②咽白喉；③猩红热；④樊尚咽峡炎；⑤某些血液病引起的咽峡炎。

【并发症】

- 局部并发症：由于炎症波及邻近组织所致。常见者为扁桃体周脓肿、咽旁脓肿，也可引起急性中耳炎、急性鼻炎及鼻窦炎、急性淋巴结炎等。
- 全身并发症：急性扁桃体炎可引起全身各系统许多疾病，常见者有风湿热、急性关节炎、心肌炎及急性肾炎等，一般认为这些并发症的发生与各个靶器官对链球菌所产生的Ⅲ型变态反应有关。

【治疗】

- 一般治疗：休息，多饮水。
- 病因治疗：抗生素治疗，口服为主，首选一、二代头孢菌素。如β内酰胺类过敏者可考虑阿奇霉素或者红霉素等大环内酯类药物。

- 可用复方氯己定含漱液或生理盐水漱口。
- 中药治疗。

【健康指导】

急性扁桃体炎的诱因甚多，故应注意锻炼身体，增强体质，提高抵抗力。

【提示】

对症治疗：合理退热。38.5 ℃以下温水擦浴、敷冰袋等方法物理降温。38.5 ℃以上口服退热药物，儿童用对乙酰氨基酚和布洛芬退热最安全。

(李天成　王全桂)

六、慢性扁桃体炎

【问诊重点】

- 是否有急性扁桃体炎反复发作。
- 是否有鼻腔及鼻窦等邻近组织器官感染。
- 是否有咽内发干、发痒、异物感，刺激性咳嗽，口臭等轻微症状。
- 呼吸不畅、睡眠打鼾、吞咽或言语共鸣障碍。
- 消化不良、头痛、乏力、低热等。

【查体重点】

扁桃体和腭舌弓呈慢性充血，黏膜呈暗红色。挤压腭舌弓时，隐窝口可见黄、白色干酪样点状物溢出。扁桃体大小不定，可见扁桃体缩小，但表面可见瘢痕，凹凸不平，常与周围组织粘连。患者下颌角淋巴结常肿大。

【检查】

★ 血常规、CRP。

☆ 病原学检查。

* 尿常规，胸片。

【诊断】

根据病史，局部检查进行诊断。患者有急性扁桃体炎反复发作病史，为本病诊断的主要依据。查体时局部发现扁桃体及腭舌弓慢性充血，扁桃体表面凹凸不平，有瘢痕等体征，则可确诊。扁桃体的大小并不表明其炎症程度，故不能以此进行诊断。

【鉴别诊断】

- 扁桃体生理性肥大：多见于小儿和青少年，无自觉症状，扁桃体光滑、色淡，隐窝口清晰，无分泌物潴留，无反复炎症发作病史。
- 扁桃体角化症：扁桃体隐窝口上皮过度角化，出现白色尖形砂粒样物，触之坚硬，如用力擦除，则遗留出血创面。常见青年人，儿童少见。
- 扁桃体肿瘤：儿童扁桃体肿瘤可见肉瘤、淋巴瘤，均少见，病变一般除单侧肿大外还伴有溃烂，需病理切片确诊。

【并发症】

慢性扁桃体炎在身体受凉受潮、过度疲劳、内分泌紊乱、自主神经功能失调或生活及学习环境不良的情况下，容易产生各种并发症，如风湿性关节炎、风湿热、心脏病、肾炎、长期低热等。因此，慢性扁桃体炎常被视为全身感染的"病灶"之一。

【治疗】

- 一般治疗：加强体育锻炼，增强体质和抗病能力。
- 手术治疗：目前仍以手术摘除扁桃体为主要治疗方法。但要合理掌握其适应证，只有对那些不可逆性炎症性病变才考虑施行扁桃体切除术。
- 中药治疗。

【健康指导】

基于慢性扁桃体炎是感染-变态反应的观点，本病治疗不应仅限于抗菌药物治疗和手术，而应将免疫治疗考虑在内，包括使用有脱敏作用的细菌制品（如用链球菌变应原和疫苗进行脱敏），应用各种增强免疫力的药物，如口服匹多莫德，注射胎盘球蛋白、转移因子等，但疗程长，价格昂贵，疗效有限，临床应用较少。

【提示】

局部涂药、隐窝灌洗、冷冻及激光疗法等均有人试用,远期疗效仍不理想。

(李天成　王全桂)

七、急性中耳炎

【问诊重点】

- 耳部症状:耳痛的程度,有无听力减退、耳部流水流脓,且流脓后耳痛症状明显减轻。
- 全身症状:发热、哭闹、食欲减退。
- 有无前驱急性上呼吸道感染致鼻堵、脓涕、嗅觉减退、咳嗽,有无用力擤鼻动作,有无发病前在不洁水中游泳。
- 是否曾查过血常规,是否曾应用抗生素治疗及治疗反应如何。

【查体重点】

双耳外耳道、鼓膜、乳突处压痛、双侧鼻腔、鼻窦压痛、口咽腔及扁桃体。

【检查】

★ 电耳镜检查,纯音测听、声导抗。

☆ 耳部脓性分泌物病原学检查,血常规、CRP。

* 胸片。

【诊断】

- 一般有前驱上呼吸道感染或不洁水中游泳史,突发剧烈耳痛、听力下降及耳部流脓,查体可见患耳鼓膜明显充血,或鼓膜穿孔伴鼓室及外耳道大量脓性分泌物,纯音测听可为传导性听力下降。
- 可取耳部脓性分泌物做细菌培养及药敏试验,以此调整抗生素使用。

【鉴别诊断】

应与①外耳道炎;②外耳道疖;③分泌性中耳炎相鉴别。

【后遗症】

主要包括：①鼓膜穿孔；②慢性中耳炎；③隐匿性中耳炎。

【治疗】

- 一般治疗：休息，多饮水，嘱患儿勿用力擤鼻。
- 病因治疗：及早应用足量抗生素控制感染，或根据耳部脓液药敏用药。
- 鼻部治疗：鼻部减充血剂，口服黏液促排剂。
- 耳部治疗：鼓膜穿孔前可使用苯酚滴耳剂消炎止痛；鼓膜穿孔流脓后先使用双氧水清洗脓液，拭干后再用抗生素滴耳液。
- 如果鼓膜穿孔长期不愈合，可行鼓膜修补术。

【健康指导】

嘱患儿平时不要养成用力擤鼻的习惯，特别是在上呼吸道感染时，不要在不洁水中游泳。

（钟　贞　王全桂）

八、分泌性中耳炎

【问诊重点】

- 耳部症状：听力减退、耳痛、耳内闷堵感、耳鸣。
- 全身症状：平素有无睡眠打鼾、憋醒、张口呼吸。
- 发病前有无急性上呼吸道感染，是否曾乘坐飞机。
- 出生时听力筛查是否通过。

【查体重点】

双耳外耳道、鼓膜、双侧鼻腔、口咽腔及扁桃体。

【检查】

★ 电耳镜检查，纯音测听、声导抗，电子鼻咽镜检查。
☆ 咽鼓管功能检查。
＊ 听觉脑干诱发电位（ABR），颞骨 CT。

【诊断】

一般有上呼吸道感染或坐飞机史，平素可有睡眠打鼾，主要症状为听力下降及耳部闷胀感，急性期可有耳痛。查体可见患耳鼓膜内陷，呈琥珀色，可透过鼓膜看见液平，有时能见到气泡影，纯音测听为传导性听力下降，声导抗为 B 型曲线，电子鼻咽镜可发现腺样体肥大。

【鉴别诊断】

应与粘连性中耳炎和胆固醇肉芽肿相鉴别。

【后遗症】

主要包括：①粘连性中耳炎；②胆固醇肉芽肿；③鼓室硬化；④后天原发性胆脂瘤。

【治疗】

- 非手术治疗：急性期时口服抗生素，口服黏液促排剂，使用鼻喷减充血剂，咽鼓管吹张。
- 非手术治疗无效时考虑手术治疗：鼓膜穿刺术、鼓膜切开术、鼓膜切开置管术。
- 相关疾病治疗：腺样体切除术。

（钟　贞　王全桂）

九、腺样体肥大

【问诊重点】

- 是否有反复腺样体炎或上呼吸道感染的病史。
- 鼻腔通气是否通畅，是否有张口呼吸及黄涕。
- 夜间睡眠是否有打鼾，鼾声是否均匀，有无呼吸暂停。是否有睡眠多汗，多梦易惊醒、磨牙，是否有晨起头痛、白天嗜睡、反应迟钝、注意力不集中和性情暴躁、学习困难等。
- 是否有耳闷、耳痛、听力下降等症状。
- 是否有咽部不适、咳痰和支气管炎等鼻后滴流综合征的表现。
- 是否有过瘦、过胖、矮小等营养发育障碍。

【查体重点】

- "腺样体面容"：上颌骨变长，腭骨高拱，牙列不齐，上切牙突出，张口呼吸，上唇上翘，缺乏表情（图 20-1）。

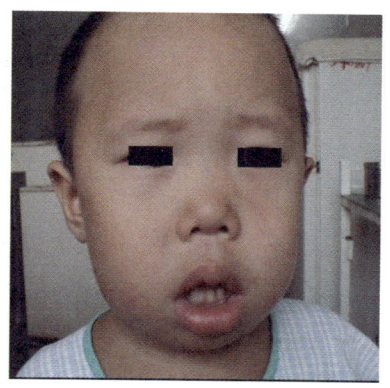

图 20-1 腺样体面容

- 口咽部检查：可见口咽后壁有来自鼻咽部的分泌物附着，常伴有腭扁桃体肥大。
- 前鼻镜检查：有时可见肥大的腺样体。
- 鼓膜检查：有时可见中耳炎表现，鼓膜充血，可见液平。

【检查】

★ 电子鼻咽镜检查

可见鼻咽顶后壁红色块状隆起，表面多呈橘瓣状，有纵行的沟。了解后鼻孔的阻塞和咽鼓管咽口的压迫情况（图 20-2，图 20-3）。

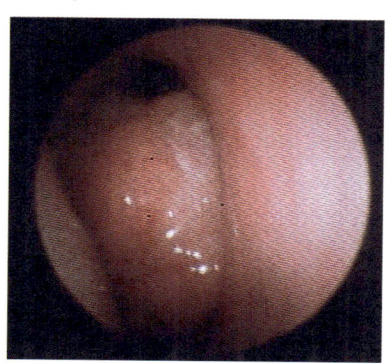

图 20-2 腺样体肥大堵塞后鼻孔

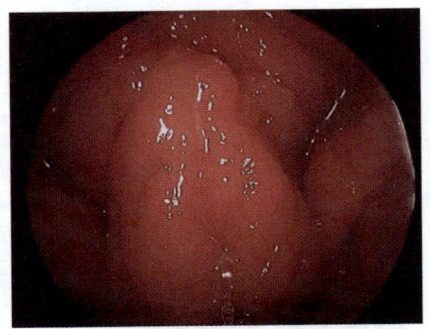

图 20-3　腺样体肥大，占据鼻咽部

- X 线鼻咽侧位片

可见鼻咽部软组织增厚（图 20-4）。

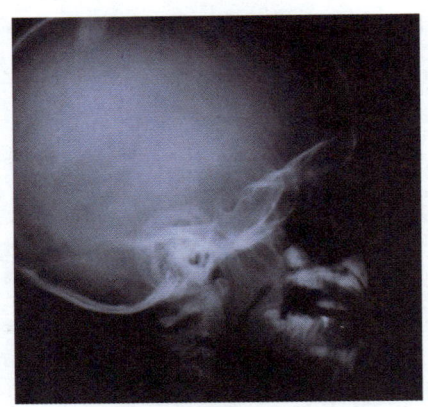

图 20-4　鼻咽顶后壁软组织，占据鼻咽部

- 纯音测听和声导抗检查

【诊断】

- 有鼻堵，张口呼吸，睡眠打鼾的病史。
- 电子鼻咽镜检查可见鼻咽顶后壁红色块状隆起，堵塞后鼻孔 1/2 以上，基本可以确诊腺样体肥大。

【鉴别诊断】

应与鼻炎、鼻窦炎，中耳炎，鼻咽部肿物相鉴别。

【并发症】

- 邻近器官并发症：鼻炎、鼻窦炎、中耳炎、鼻后滴流综合征。
- 睡眠质量下降，引起记忆力减退，性情暴躁，学习困难等神经精神症状。
- 生长发育延迟。

【治疗】
- 腺样体肥大并出现上述症状者，急性期可先药物治疗，控制感染，消水肿治疗。保守治疗无效，应择期行腺样体切除术。如伴有扁桃体肥大，可与扁桃体切除术同时进行。
- 儿童分泌性中耳炎与腺样体肥大关系密切，腺样体切除术已成为治疗分泌性中耳炎的常规手术。
- 手术一般在全身麻醉下进行。传统的方法是腺样体刮除术，将腺样体刮匙放入鼻咽顶后壁，将腺样体刮除。最近多采用内镜直视下腺样体射频消融术，其优点是直视下操作避免邻近组织损伤，在切除的同时还有止血功能。

【健康指导】
- 急性期需先用药物缓解症状，鼻堵症状和中耳炎可用盐酸羟甲唑啉和鼻喷激素喷鼻。
- 鼻涕多和分泌性中耳炎需加用黏液促排剂。

【提示】
鼻炎或是上呼吸道感染可加重腺样体肥大，平时应避免着凉。

（李天成　王全桂）

十、儿童睡眠呼吸暂停低通气综合征

【问诊重点】
- 夜间睡眠是否有打鼾，鼾声是否均匀，有无呼吸暂停。是否有睡眠多汗，多梦易惊醒、磨牙。
- 是否有晨起头痛、白天嗜睡、反应迟钝、注意力不集中和性情暴躁、学习困难等。
- 鼻腔通气是否通畅，是否有张口呼吸和黄涕。
- 是否有吐字不清，吞咽困难。

- 是否有耳闷、耳痛、听力下降等症状。
- 是否有咽部不适、咳痰,以及支气管炎等鼻后滴流综合征的表现。
- 是否有过瘦、过胖、矮小等营养发育障碍。

【查体重点】
- 腺样体肥大是儿童睡眠呼吸暂停低通气综合征(OSAHS)主要病因,"腺样体面容"。
- 双侧面颊部血管扩张的缺氧表现(图20-5)。
- 过度肥胖(图20-5)。

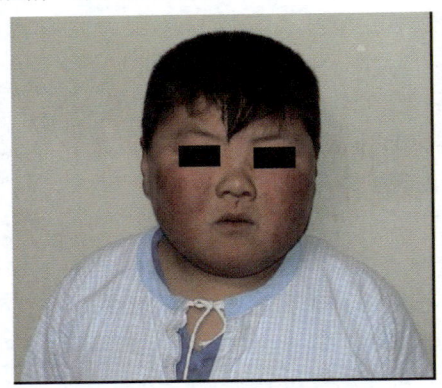

图20-5　腺样体面容

- 口咽腔可见双侧扁桃体肥大(图20-6)。

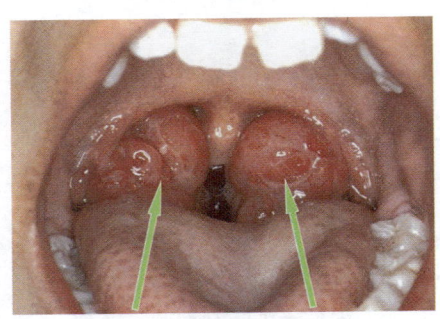

图20-6　绿色箭头显示双侧肥大的扁桃体

【检查】

★ 电子鼻咽镜检查可见鼻咽顶后壁红色块状隆起,表面多呈橘瓣状，有纵行的沟。了解后鼻孔的阻塞和咽鼓管咽口的压迫情况。

☆ 多导睡眠监测（Poly Somno Graphy，PSG）是准确诊断儿童 OSAHS 和判断 OSAHS 严重程度的必要检查。

* X 线鼻咽侧位片可见鼻咽部软组织增厚。

【诊断】

- 症状：张口呼吸，睡眠打鼾伴呼吸暂停，白天有神经精神的症状可初步确诊。
- 查体与辅助检查可见腺样体肥大，扁桃体肥大，鼻腔狭窄，过度肥胖等体征。
- PSG：①每夜睡眠过程中阻塞性呼吸暂停指数（obstructive apnea index，OAI）>1 次/时，或呼吸暂停低通气指数（apnea hypopnea index，AHI）>5 次/时为异常。②最低动脉血氧饱和度（lowest oxygen saturation，LSaO）<0.92，定义为低氧血症。满足以上两条可以确诊 OSAHS。

【鉴别诊断】

应与单纯打鼾、中枢性睡眠呼吸暂停低通气综合征、发作性睡病、喉痉挛、癫痫等鉴别。

【并发症】

- 长期张口呼吸可以导致明显的颌面部发育畸形，形成"腺样体面容"。
- 严重的病例可发生认知缺陷，记忆力下降，学习困难，行为异常，生长发育迟缓。
- 高血压，肺动脉高压，右心衰竭及其他心血管疾病。

【治疗】

- 手术治疗

扁桃体、腺样体肥大引起的达重度 OSAHS 者，应行扁桃体、腺样体切除。鼻腔或颌面发育的问题应进行相应的手术治疗。

- 非手术治疗

持续气道正压通气治疗（continuous positive airway

pressure，CPAP)：对于有外科手术禁忌证、腺样体和扁桃体不大、腺样体和扁桃体切除后仍然存在 OSAHS 以及选择非手术治疗的患儿，可以选择 CPAP 治疗。口腔矫治器：适用于不能手术或不能耐受 CPAP 治疗的轻、中度 OSAHS 患儿。

【健康指导】

肥胖患儿应减肥。

【提示】

鼻部疾病的治疗：应系统、规范地治疗鼻炎、变应性鼻炎和鼻窦炎。

参考文献

[1] European position paper on rhinosinusitis and nasal polyps 2012. Rhinology，2012，50 Suppl 23.

[2] Wald ER, Applegate KE. Bordley C, et al. Clinical practice guideline for the diagnosis and management of acute bacterial rhinosinusitis in children aged 1 to 18 years. Pediatrics, 2013, 132 (1)：262-280.

[3] 黄选兆，汪吉宝，孔维佳. 实用耳鼻咽喉头颈外科学. 2版. 人民卫生出版社，2007.

[4] 黄选兆，汪吉宝，孔维佳. 实用耳鼻咽喉头颈外科学. 2版. 北京：人民卫生出版社，2007.

[5] 黄选兆，汪吉宝，孔维佳. 实用耳鼻咽喉头颈外科学. 2版. 北京：人民卫生出版社，2007.

[6]《中华耳鼻咽喉头颈外科杂志》编辑委员会鼻科组，中华医学会耳鼻咽喉头颈外科学分会鼻科学组，小儿学组，《中华儿科杂志》编辑委员会. 儿童变应性鼻炎诊断和治疗的专家共识（2010年，重庆）. 中华儿科杂志. 2011, 49 (2)：116-117.

[7] 中华医学会耳鼻咽喉科学分会. 儿童阻塞性睡眠呼吸暂停低通气综合征诊疗指南草案（乌鲁木齐）[J]. 中华耳鼻咽喉科杂志，2007，42 (2)：83－84.

（李天成　王全桂）

第二十一章

眼 病

一、急性睑腺炎（麦粒肿）

【问诊重点】
- 眼睑红、肿、热、痛时间及是否破溃流脓。
- 畏寒、发热等全身症状。

【查体重点及辅助检查】
★ 近睑缘或睫毛根部皮肤局限性红肿，有压痛性硬结，可伴有结膜充血、水肿。
★ 皮肤面或睑结膜面可以有黄白色脓点或破溃流脓。
☆ 可有耳前或下颌下淋巴结肿大。
☆ 有全身症状时查血常规。

【诊断】
- 外睑腺炎

眼睑皮脂腺或汗腺的急性化脓性炎症。有典型病史，睑缘皮肤局限性充血、水肿，指触有压痛性硬结，或硬节化脓、溃破。病灶位于外眦部可有球结膜水肿。

- 内睑腺炎

睑板腺的急性化脓性炎症。眼睑红、肿、热、痛，局限性充血、水肿，有压痛性结节，相应睑结膜面充血，可有黄色脓点，或溃破流脓。

【鉴别诊断】
应与睑板腺囊肿相鉴别。

【并发症与后遗症】

- 轻症者经治疗或不经治疗可自行消退,不遗留瘢痕。
- 外睑腺炎:致病菌毒力强或全身抵抗力弱者,炎症可由一个腺体扩展到其他腺体,形成多个脓点,可发展为睑蜂窝织炎,伴畏寒、发热等全身症状。可有耳前或下颌下淋巴结肿大,亦可发展成眶蜂窝织炎。
- 内睑腺炎:致病菌毒力强者,则在脓液未向外穿破前,炎症可扩散侵犯整个睑板而形成眼睑脓肿。

【治疗】

外睑腺炎与内睑腺炎治疗基本一致:

- 硬结未软化时局部湿热敷,眼内滴抗生素眼药水及眼药膏有助于控制感染。
- 脓肿形成后可以切开排脓:①外睑腺炎在皮肤面做切口,与睑缘平行。脓腔大、不能一次排净脓液者,应放入引流条,每日换药,至引流无脓时取去,1~2 d后伤口即可愈合。②内睑腺炎在睑结膜面做切口,垂直于睑缘。内睑腺炎脓肿向外生长,表面皮肤过于菲薄极易破裂者,亦可于皮肤面做平行睑缘切口。
- 局部炎症重者或伴淋巴结肿大者,可口服或肌内注射抗生素,必要时静脉输液。
- 顽固反复发作者,可做脓液培养,结合药敏结果选用合适的抗生素,或进行转移因子注射,每次 2 mg,每周 2 次,5 周为一疗程,可调节免疫功能。

【健康指导】

清淡饮食,少油腻,注意眼部卫生。

【提示】

睑腺炎未成熟或已破溃出脓,不可挤压,以免感染扩散,引起蜂窝织炎、海绵窦血栓、败血症等严重并发症。

(文 静)

二、睑板腺囊肿（霰粒肿）

【问诊重点】
- 自觉症状少。
- 家长或患儿自己发现眼睑皮肤局部隆起。

【查体重点及辅助检查】
★ 睑皮肤局限性隆起，皮下韧性无痛性结节，与表皮无粘连，与睑板连结紧密，相应睑结膜面局限性紫红或暗红色充血。

【诊断】
- 睑板腺的特发性慢性非化脓性炎症。根据典型病史，距离睑缘 5 mm 内的眼睑皮下韧性无痛性结节，与表皮无粘连，相应睑结膜面局部充血可基本诊断。

【鉴别诊断】
睑腺炎反复发生者应与嗜酸性肉芽肿等相鉴别。

【并发症与后遗症】
- 囊肿逐渐增大者可自行破溃，排出胶样内容物，形成蘑菇样肉芽肿，或排出于睑板腺口形成乳头样增生，经皮肤面破溃伤口不整齐可遗留瘢痕。
- 较大的睑板腺囊肿可能压迫眼球引起散光，偶有因散光造成视物模糊者。

【治疗】
- 较小的囊肿局部热敷，配合抗生素眼膏点眼，囊肿可能吸收消退。有的囊肿可以长期无变化。
- 较小的囊肿还可以在病灶局部注射激素，促进囊肿消退。
- 较大的囊肿可行手术切除。

（1）幼儿需全身麻醉下进行，较年长儿童可局部麻醉。

（2）手术切口做在睑结膜面，与睑缘垂直，手术需刮除囊肿内容物，并剪除囊壁。有肉芽需一并去除干净。

（3）如囊肿已从皮肤面破口，可做皮肤面切口，与睑缘平行，摘除囊肿后缝合皮肤。

【健康指导】

清淡饮食，少油腻，注意眼部卫生。

【提示】

■ 小的囊肿如无明显自觉症状且不影响美观，可不予治疗。

■ 反复发生睑板腺囊肿以及有肉芽肿者，手术摘除时需送病理。

（文　静）

三、睑内翻和倒睫

【问诊重点】

■ 畏光、流泪、异物感。

■ 揉眼、眼红。

■ 既往史：可有手术、外伤史。

【查体重点及辅助检查】

★ 睑缘向内翻转、睫毛向眼球方向卷曲刺激眼球，裂隙灯检查可见角膜荧光素点染

☆ 观察是否存在内眦赘皮。

【诊断】

■ 病史：典型症状及体征。

■ 依据查体发现睫毛后卷刺激眼球。

■ 先天性睑内翻：多见于婴幼儿，大多数由内眦赘皮、睑缘部轮匝肌过度发育或睑板发育不全引起。如果婴幼儿较胖，鼻梁发育欠饱满，也可引起。

【鉴别诊断】

应与双行睫相鉴别。

【并发症】

邻近器官并发症：角膜混浊，继发感染形成角膜溃疡，角膜新生血管，角膜角化。

【治疗】

■ 若角膜无异常，可不必治疗。

■ 单根倒睫可做单纯拔除，复发常见。

■ 病因治疗：先天性睑内翻者随年龄增长、鼻梁发育，部分可自行消失。5～6岁睫毛内翻仍未消失，严重刺激角膜，可考虑手术治疗。

■ 对症治疗：抗生素眼膏（红霉素眼膏，每日3次）治疗浅点状角膜病变。并发细菌性结膜炎者应用局部抗生素治疗。

【健康指导】

避免揉眼。

【提示】

如果角膜无异常，不急于治疗且无需密切随访。如角膜病变明显要积极治疗。

（曹奕雯）

四、新生儿泪囊炎

【问诊重点】

■ 生后数日或数周即出现。

■ 流泪、流脓伴鼻根部肿块。

■ 眼角黄白色黏稠分泌物。

【查体重点及辅助检查】

★ 泪囊区肿块，局部皮肤红肿、压痛，压迫泪囊可见黏液脓性或脓性分泌物自泪小点溢出。

* 有全身症状者检查血常规等。

【诊断】

■ 根据典型症状：生后不久即流泪流脓，鼻根部肿块伴内眦部分泌物多，泪囊区隆起，充血、压痛，压迫泪囊可见黏液脓性或脓性分泌物自泪小点溢出，可诊断。

■ 如果泪囊区皮肤红肿、有压痛，可考虑急性泪囊炎。

【鉴别诊断】

应与急性结膜炎和急性睑腺炎相鉴别。

【并发症与后遗症】

急性泪囊炎的患儿可能引起眶蜂窝织炎及颅内感染。

【治疗】

- 清洁眼睑,局部滴抗生素眼药水。
- 泪囊按摩,用示指自泪囊上方向下方(鼻泪管方向)挤压,同时压住泪小管部,使分泌物向下冲破先天残膜,挤压后滴入抗生素眼药水。部分患儿单次或多次按摩后,可使残膜破裂,使泪道开放通畅。
- 没有开放泪道的患儿满 6 个月后,可以进行泪道冲洗及泪道探通治疗。对于多次泪道冲洗及治疗过晚的患儿,因为局部炎症时间较长,泪道管壁黏膜破坏较大,常常需要反复泪道探通,甚至要进行人工鼻泪管植入。
- 急性泪囊炎的患儿需要积极治疗,全身用抗生素,局部抗生素点眼,挤出患儿泪囊中的脓性分泌物,甚至可在泪道探子引导下,引流出患儿泪囊中的脓性物。

【健康指导】

清洁眼睑,注意眼部卫生。

【提示】

通过清洁眼睑、泪囊按摩等保守治疗,多数患儿可自愈,家长可以在充分保守治疗而症状仍不改善时,再选择手术治疗。

(文 静)

五、急性结膜炎

【问诊重点】

- 结膜充血("眼红")。
- 分泌物、眼睑粘连或结痂(晨起更重)、异物感、眼痒。
- 病史:上呼吸道感染史,病患接触史,过敏原接触史,持续时间一般短于 4 周。

【查体重点及辅助检查】

★ 裂隙灯检查:结膜充血、分泌物特点。

☆ 结膜囊细菌培养。

* 角膜荧光素染色检查,耳前淋巴结触诊。

【诊断】

- 依据症状及体征诊断结膜炎：根据急性起病，眼红、异物感、畏光、流泪、眼痒，裂隙灯检查睑结膜充血，结膜乳头或滤泡以及分泌物诊断。
- 依据症状、体征及分泌物类型初步判断病原学：裂隙灯检查为结膜滤泡，若同时存在耳前淋巴结肿大，皮肤疱疹病毒感染体征，为疱疹病毒感染；未出现皮肤疱疹病毒感染体征，为腺病毒、衣原体感染。若不存在耳前淋巴结肿大，为病毒性结膜炎。
- 病毒性结膜炎特殊类型：咽结膜热，与咽炎和发热有关，通常见于儿童。麻疹、流行性腮腺炎、流行性感冒可以导致非特异性结膜炎（见表21-1）。

表21-1　细菌性、病毒性和过敏性结膜炎鉴别点

	细菌性结膜炎	病毒性结膜炎	过敏性结膜炎
致病原	常见金黄色葡萄球菌、表皮葡萄球菌、流感嗜血杆菌、肺炎链球菌和卡他莫拉菌	单纯疱疹病毒、带状疱疹病毒、腺病毒、柯萨奇病毒等	无
传染性	强	强	无
季节性	不明显	不明显	明显，春季，换季时
症状	眼红、大量脓性分泌物	眼红，水样分泌物，流泪，异物感，眼痒。伴随咽炎、发热	眼痒，水样分泌物，过敏史
体征	结膜水肿	耳前淋巴结触痛	球结膜水肿，眼睑水肿，结膜乳头
治疗	局部抗生素治疗，持续5～7 d	自限性疾病，发病4～7 d病情最重，通常持续2～3周。患眼应用人工泪液治疗	消除刺激物。冷敷。根据病情严重程度，局部使用滴眼液

- 裂隙灯检查为结膜乳头，分泌物类型，若为脓性，考虑细菌性结膜炎，若量较多，考虑淋球菌性结膜炎；若为水样分泌物，考虑为过敏性或特应性结膜炎。
- 新生儿眼炎：出生时被淋菌性阴道炎母体分泌物感染，潜伏期短于48 h，双眼发病。特点是球结膜高度水肿，

脓性分泌物中常有血,有些有假膜形成。根据产妇淋病史,典型脓漏眼症状及结膜刮片细菌检查而确诊。

【鉴别诊断】

应与①虹膜睫状体炎;②感染性角膜炎;③急性泪囊炎;④急性泪腺炎相鉴别。

【并发症】

主要包括:①感染性角膜炎;②眶蜂窝织炎;③虹膜睫状体炎;④眼睑及眼肌损害。

【治疗】

- 一般治疗

加强个人卫生,消灭传染源。

- 细菌性结膜炎

大量脓性分泌物可冲洗结膜囊,局部抗生素治疗,持续5~7 d。合并泪囊炎,则应全身应用抗生素。

- 病毒性结膜炎

自限性疾病,发病4~7 d病情最重,通常持续2~3周。高度传染性,发病10~12 d具传染性,限制其工作和上学,避免过多接触其他人,勤洗手。冷敷。使用不含防腐剂的人工泪液4~8次/日。出现膜/假膜或角膜上皮下浸润可使用激素类药物。

- 伴系统性病毒综合征(如麻疹、流行性腮腺炎、流行性感冒)治疗

对潜在病因进行适当的处理,患眼应用人工泪液治疗,4~8次/日,若使用超过4次/日,最好使用不含防腐剂的人工泪液。

- 过敏性结膜炎

消除刺激物。冷敷。根据病情严重程度,局部使用滴眼液。①轻度:人工泪液4~8次/日。②中度:可使用抗组胺和肥大细胞稳定剂类药物。③重度:加用激素。可以口服抗组胺药物。

- 新生儿眼炎

治疗同淋病。

【健康指导】

勤洗手，与他人物品分开使用，避免传染。冷敷。避免接触过敏原。

（曹奕雯）

六、先天性白内障

【问诊重点】

- 视力是否明显低于同龄儿童，婴儿早期对光照是否有反应。
- 白色瞳孔出现的程度及发生时间，是否逐渐加重。
- 有无结膜充血、角膜混浊、羞明流泪等表现。
- 有无单眼眼位偏斜，眼球震颤，记录发生的年（月）龄。
- 有无同类疾病家族遗传史，母孕期有无感染性疾病、代谢性疾病史。
- 患者本人有无眼外伤、代谢性疾病或其他原因长期应用糖皮质激素病史。

【查体重点及辅助检查】

★ 视觉检测：婴幼儿视力筛查及视觉诱发电位，儿童最佳矫正视力检测。

★ 裂隙灯检查角膜大小、形态、清晰度，前房深度，虹膜形态，瞳孔大小、位置、对光反射，自然瞳孔及药物散大瞳孔分别检查晶状体混浊部位及程度。

★ 散瞳检查眼底及玻璃体腔病变。

☆ 眼部 A/B 超声，重点排查并发玻璃体腔病变。

☆ 眼压测量。

* 重点排查系统性代谢性疾病。

【诊断】

晶状体全部或部分混浊。

【鉴别诊断】

早产儿视网膜病变，永存增生原始玻璃体，视网膜母细胞瘤，外层渗出性视网膜炎，视网膜发育不良，其他少见的白瞳症；眼底后极部缺损、玻璃体出血机化、严重的视网膜胶质增生等。

【并发症与后遗症】

主要包括：①永存增生原始玻璃体；②青光眼；③弱视；④斜视；⑤眼球震颤。

【治疗】

- 对造成瞳孔区完全遮挡的白内障，在排除其他严重的先天性发育异常后，应该及早手术摘除。
- 根据眼部条件择期或同期植入人工晶体。
- 及早矫正手术后遗留的屈光不正。
- 对手术并发症及弱视施以针对性治疗。

【健康指导】

- 对手术后患者进行围术期的护理指导，预防感染和并发症的发生。
- 术后近期尽量避免进行活疫苗接种。
- 对确定有严重的眼底、视神经疾病，不能恢复光机能的病例，指导其进行低视力矫正的尝试。
- 对不影响视觉发育的非完全性白内障患者，指导其定期随访。

（庞　琳）

七、原发性儿童青光眼

【问诊重点】

- 发病年龄，主要存在症状，如羞明、流泪、眼球增大、角膜混浊、视物不见、近视快速进展等。
- 家族有无类似病史及眼部遗传性疾病，父母是否近亲婚配。
- 母孕期疾病史及分娩有无器械助产。
- 有无眼手术史、外伤史，有无长期口服或静脉应用糖皮质激素史。
- 既往眼压测量记录。
- 既往手术史及应用降眼压药物的情况。

- 有无近视快速进展。

【查体重点及辅助检查】

★ 视力检查（婴幼儿进行行为视力检查及视觉诱发电位检查）。

★ 外观观察：有无羞明、流泪、眼睑痉挛等角膜刺激征。

★ 裂隙灯检查：角膜形态、大小，前房深度，虹膜形态，瞳孔大小，晶体位置。

★ 眼底检查：视神经乳头形态及神经纤维层厚度分析。

★ 眼压测量。

☆ 视野检查。

☆ 房角镜检查。

☆ 屈光检查。

* A/B 超声测量眼轴长度。

【诊断】

- 角膜扩大，雾状混浊，狄氏膜破裂（Haab 纹）。
- 眼压 >21 mmHg。
- 眼底视神经萎缩呈现视神经乳头病理性凹陷。
- 房角镜检查有房角结构发育异常。
- 特征性视野缺损。
- 非生理性近视增长或眼轴增长。

【鉴别诊断】

应与①先天性大角膜；②外伤性角膜水肿；③遗传性角膜内皮营养不良；④继发性青光眼相鉴别。

【并发症与后遗症】

主要包括：①角巩膜葡萄肿；②晶体脱位；③眼球扩大（牛眼）；④眼内出血；⑤高度近视；⑥眼球破裂或萎缩。

【治疗】

- 确定具有一定视力的患者一经确诊及早行手术治疗。首选前房角手术。
- 术前或不具备手术条件的应用药物降低眼压。
- 对有眼球破裂倾向且无光感的晚期青光眼实施睫状体光凝术。

- 针对并发症治疗。

【健康指导】
- 指导家长对围术期的护理,降低术后并发症,提高手术成功率。
- 教育患者及家长认识儿童青光眼治疗的复杂性和难治性,坚持长期随诊。
- 围术期内暂免活疫苗接种。
- 对家长及患者宣讲诱发青光眼发作的高危因素,降低青光眼发作风险。

(庞 琳)

八、屈光不正

【问诊重点】
- 视物不清,视物眯眼。
- 幼儿揉眼。
- 体检发现视力差,或存在远视、近视或散光。

【查体重点及辅助检查】
★ 远及近视力,裂隙灯检查,眼底检查,散瞳验光。
☆ 眼位,眼球运动。
＊ 视觉诱发电位(VEP)检查,视网膜电图(ERG)检查。

【诊断】
- 患儿视力下降,低于该年龄最低视力,且多以远视力为主。
- 依据散瞳验光,存在近视、远视或散光,且球镜＞±0.50 DS,柱镜＞0.50 DC。
- 近视＞－6.00 DS 为高度近视,远视＞＋5.00 DS 为高度远视,散光＞3.00 DC 为高度散光。
- 球镜度数两眼相差 1.50 DS 以上,柱镜度数相差 1.00 DC 以上为屈光参差。

【鉴别诊断】
应与①圆锥角膜;②先天性白内障;③遗传性眼底病;

④儿童葡萄膜炎相鉴别。

【并发症】

主要为弱视。

【治疗】

■ 睫状肌麻痹剂散瞳验光：6岁以下选择硫酸阿托品眼膏进行散瞳验光；6岁以上者，依据眼位情况酌情选择托吡卡胺等进行快速散瞳验光。

■ 0～3岁儿童依据验光度数及儿童年龄配戴合适眼镜，配镜原则见表21-2。轻度远视如无症状，则不需要矫正，6岁以上儿童如有视疲劳，即使远视低度数也要配镜。

表21-2　0～3岁儿童配镜原则

	小于1岁	1～2岁	2～3岁
屈光度等同			
（双眼屈光不正度数相近）			
近视眼	≥-5.00 DS	≥-4.00 DS	≥-3.00 DS
远视眼（无明显偏斜）	≥+6.00 DS	≥+5.00 DS	≥+4.50 DS
远视伴内斜视	≥+2.50 DS	≥+2.00 DS	≥+1.50 DS
散光眼	≥3.00 DC	≥2.50 DC	≥2.00 DC
屈光参差（无斜视）			
近视眼	≥-4.00 DS	≥-3.00 DS	≥-3.00 DS
远视眼	≥+2.50 DS	≥+2.00 DS	≥+1.50 DS
散光眼	≥2.50 DC	≥2.00 DC	≥2.00 DC

■ 若矫正视力低于该年龄段最佳视力或双眼视力相差0.2，详查是否存在其他眼部疾病，警惕存在弱视的可能性。

【健康指导】

■ 近视患儿多进行阳光下的户外活动，减少近距离学习、工作时间。

■ 每年进行睫状肌麻痹剂散瞳验光检查。

【提示】

■ 儿童正常视力参考值下限，3岁为0.5，4～5岁为0.6，6～7岁为0.7，7岁以上为0.8。

■ 3岁前儿童存在生理性远视，在不合并内斜视的情况下,配镜时需予以保留生理性远视度数。

(曹奕雯)

九、弱视

【问诊重点】
- 是否看不清楚。
- 是否看东西距离近。
- 是否视物眯眼。

【查体重点及辅助检查】
★ 视力检查。
★ 散瞳验光检查。
☆ 眼前节及眼底检查。

【诊断】
- 视觉发育期内由于单眼斜视、未矫正的屈光参差、高度屈光不正及形觉剥夺引起的单眼或双眼最佳矫正视力低于相应年龄的视力,或两眼矫正视力相差2行及以上,视力较低眼,诊断为弱视(见表21-3)。

表21-3 婴幼儿视力评估指标及弱视诊断标准

弱视类型	评估指标	判断标准
单眼弱视	单眼遮盖试验	双眼抗拒反应不对称
	注视反应	某一只眼不能注视或者不能持续注视
	选择性观看	双眼相差≥2个倍频
	最佳矫正视力	双眼相差≥2行
双眼弱视	最佳矫正视力	年龄≤3岁,单眼或双眼视力低于0.4

注:婴幼儿可以采用 LEA Symbols 图形视力表、TAC 婴幼儿条栅视力卡或者其他方法评估视力,作为弱视诊断的参考指标。婴幼儿视力评估指标及弱视诊断见表21-3。本表援引2012年美国眼科临床指南形成。

在全套 TAC(Teller Acuity Cards)条栅检测板中,2个倍频差为4块检测板的视力差距,即视力较低眼条栅视力值相当于视力较高眼条栅视力值对应的1/4视角

- 分类诊断

(1)斜视性弱视:患者有斜视或曾有斜视,形成单眼弱视,多由单眼恒定性斜视引起。

（2）屈光参差性弱视：两眼远视性球镜屈光度相差≥1.50 D，或柱镜屈光度数相差≥1.00 D，屈光度数较高眼形成的弱视。

（3）屈光不正性弱视：由于双眼高度屈光不正引起的弱视，双眼视力相等或接近。

（4）形觉剥夺性弱视：由于屈光间质混浊、上睑下垂完全（或不完全）遮挡瞳孔、不适当遮盖等形觉剥夺因素引起的弱视。

【鉴别诊断】

应与单纯屈光不正和因角膜、晶体、眼底等器质性疾病导致的视力低下相鉴别。

【治疗】

- 一旦确诊弱视，应立即治疗。
- 针对弱视类型首先去除病因，包括矫正屈光不正，早期治疗先天性白内障或上睑下垂等。在此基础上进行常规压抑对侧眼（非弱视眼），包括遮盖、光学或药物压抑等治疗。

【健康指导】

- 早期发现、早期治疗最为关键。
- 如果生活中发现孩子有视力不良的表现，尽早就诊。

（朱德海）

十、儿童斜视

【问诊重点】

- 发病年龄，发病形式（逐渐发生还是突然发生），眼偏斜方向（向内、外、上还是下方偏斜），是否伴有歪头视物。
- 孕周、出生情况、出生体重、全身疾病史，是否受过外伤，家族史。
- 以往检查和治疗情况。

【查体重点及辅助检查】

★ 视力，包括裸眼视力和矫正视力。

★ 遮盖检查，遮盖-去遮盖法检查有无显斜视，交替遮盖检查有无隐斜视。

★ 斜视角测定，角膜映光法检查斜视性质及斜视度，三棱镜中和试验检查精确斜视度。注意检查各个注视方向的斜视度以及左右眼分别注视的斜视度。图 21-1 为斜视示意图；图 21-2 为角膜映光法测量斜视度。

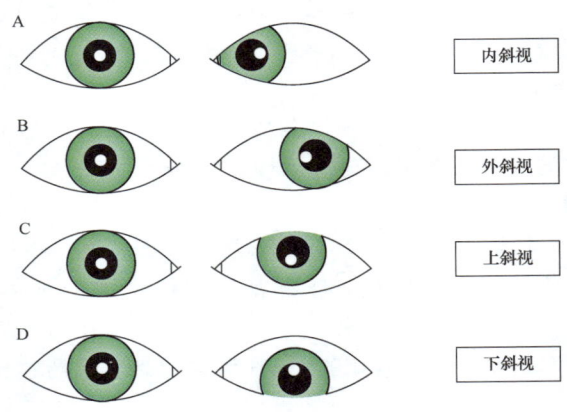

图 21-1 角膜映光法检查斜视度

★ 眼外肌功能检查，发现眼外肌力弱、亢进或运动受限等情况，两眼是否对称。

☆ 睫状肌麻痹剂散瞳验光，了解屈光度和矫正视力。

☆ 眼前节检查及眼底检查，排除先天性白内障、视网膜、黄斑先天异常及其他眼部病变。

＊ 必要时进行眼眶及头颅核磁检查，除外颅内病变及眼眶、眼外肌发育异常或病变。

【诊断】

■ 分类

①显斜视：不能被双眼融合机制控制的眼位偏斜。当一只眼注视前方时，另一只眼视轴向内、外、上或下侧发生偏斜。②间歇性斜视：融合状态时好时差，视轴偏斜间歇性出现。③能够被双眼融合机制控制的潜在的眼位偏斜，通过交替遮盖检查可以发现眼位移动。

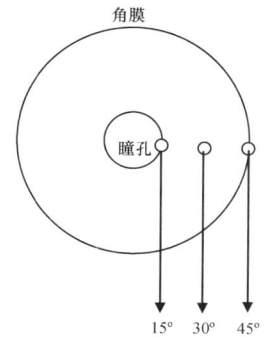

图 21-2 角膜映光法测量斜视度

- 共同性内斜视诊断依据

①角膜映光法检查时，非注视眼映光点位于瞳孔中心颞侧。遮盖-去遮盖法检查发现，眼球发生由内至中间的移动。②左眼注视时右眼偏斜角度与右眼注视时左眼偏斜角度相等，即第一斜视角与第二斜视角相等。③眼外肌功能无异常。④共同性内斜视中又分为：调节性内斜视、非调节性内斜视等。

- 共同性外斜视诊断依据

①角膜映光法检查时，非注视眼映光点位于瞳孔中心鼻侧；遮盖-去遮盖法检查，出现眼球由外至中间的移动。②第一斜视角与第二斜视角相等。③眼外肌功能无异常。④共同性外斜视诊断中又分为：隐斜视、间歇性外斜视、恒定性外斜视。

- 非共同性斜视

由于先天或者后天因素导致的神经肌肉麻痹，或者眼外肌运动异常引起的斜视。诊断依据：①在不同注视方向的偏斜角度不等。②在麻痹性斜视，第二斜视角（受累眼注视时，健眼的偏斜角度）大于第一斜视角（健眼注视，受累眼的偏斜角度）。③眼外肌功能有异常，受累肌肉运动力弱或受限，其拮抗肌可能出现运动亢进。④多有代偿头位（歪头视物或者面偏向一侧）。

- 特殊类型斜视

病因不明、临床表现复杂多样、临床分类困难的一组斜视，多存在脑神经或眼外肌发育异常或病变。需要专业医生进行详细检查后诊断。

【鉴别诊断】
- 各种斜视之间进行鉴别诊断，共同性斜视与非共同性斜视及特殊类型斜视等进行鉴别诊断。
- 眼性斜颈与外科斜颈进行鉴别诊断。
- 与重症肌无力及其他神经、代谢疾病进行鉴别诊断。

【治疗】
- 儿童斜视一经确诊即应开始治疗。
- 非手术治疗包括：①矫正屈光不正。内斜视患儿远视超过+1.5 D，需要戴足矫眼镜。内斜视患儿有近视者，以能获得最佳矫正视力的低矫处方为配镜原则。外斜视患儿有近视者，需要戴足矫眼镜；有远视者，以能获得最佳视力的低矫眼镜为配镜原则。完全屈光性调节性内斜视不需要手术，戴足矫眼镜即可以达到眼位正位。②有弱视需要先治疗弱视，两眼视力平衡后，再考虑斜视的处理。③小角度斜视可以戴三棱镜。④视轴矫正训练。
- 手术治疗：通过眼外肌手术矫正眼位。不同斜视类型选择不同术式。①内斜视患者配戴合适眼镜后，观察3~6个月以上，斜视依然存在，再考虑将戴镜后仍残留的斜视通过手术给予矫正。②恒定性外斜视或者间歇性外斜视经常出现眼位偏斜的，斜视度大于20△，双眼视功能有受损或变差时，可以考虑手术矫正斜视。③麻痹性斜视，如果斜视度较大，受累肌肉明确，并有明显代偿头位，要尽早手术。

【健康指导】
- 早期筛查婴儿视力、眼位，争取早期发现斜视和弱视。及时找小儿眼科医生进一步检查，有可能早期发现斜视危险因素，防止或减少一部分斜视和弱视的发生。
- 发现孩子歪头视物，要警惕有麻痹性斜视，及时找小儿眼科医生诊治。

- 戴合适的眼镜，遵医嘱复查，按照医嘱合理安排斜视康复治疗。

【提示】

- 先天性内斜视和先天性外斜视均指生后6个月之内出现的恒定性斜视，可能同时伴有多种类型斜视、眼外肌结构或功能异常、眼底病变等，少数存在脑神经或全身性疾病。
- 上斜肌麻痹是最常见的儿童麻痹性斜视类型，有患眼上斜视；患眼上斜肌肌力弱，下斜肌运动亢进；头向健眼侧肩膀倾斜；有的患儿存在双眼上斜肌麻痹。需要尽早手术，防止脊柱侧弯畸形。

参考文献

[1] American Academy of Ophthalmology. 2012 Pediatric Eye Evaluations PPP. Preferred Practice Pattern © Guidelines，2012.

[2] 葛坚. 眼科学. 2版. 北京：人民卫生出版社，2010.

[3] 刘家琦，李凤鸣. 实用眼科学. 3版. 北京：人民卫生出版社，2010.

[4] 李凤鸣. 中华眼科学. 2版. 北京：人民卫生出版社，2005.

[5] 王宁利. 儿童青光眼. 北京：人民卫生出版社，2015.

[6] 魏文斌. WILLS眼科手册. 6版. 北京：科学出版社，2015.

[7] 魏文斌，施玉英. 同仁眼科手术操作与技巧. 北京：人民卫生出版社，2011.

[8] 谢立信. Harley小儿眼科学. 5版. 北京：人民卫生出版社，2009.

[9] 赵堪兴，杨培增. 眼科学. 8版. 北京：人民卫生出版社，2013.

[10] 中华医学会眼科学分会斜视与小儿眼科学组. 弱视诊断专家共识（2011年）. 中华眼科杂志，2011，47（08）：768.

（李晓清）

第二十二章

危重症疾病

一、心搏呼吸骤停

【问诊重点】

- 年龄、体重、基础疾病,是否目击倒地,倒地前状态,仪器及气道情况(针对在院患儿,包括人工气道)。
- 最近一次进食、吃奶、饮水时间,有无感染、刺激、药物因素。
- 前期治疗情况及反应。

【单人复苏】

见图 22-1。

【双人复苏】

见图 22-2。

【高级生命支持】

- 确保高质量心肺复苏(CPR)(见图 22-3)。

(1) 用力按压(1/3 胸廓前后径)、快速按压(100~120 次/分)、胸廓完全回弹。

(2) 尽量减少按压中断。

(3) 避免过度通气。

(4) 按压者 2 min 轮替一次。

(5) 如果无高级气道,按压通气比为 15:2。

(6) 非同步电击除颤能量选择:第一次电击能量为 2 J/kg,第二次电击能量为 4 J/kg,后续电击能量为 4 J/kg,最大能量为 10 J/kg 或成人能量。

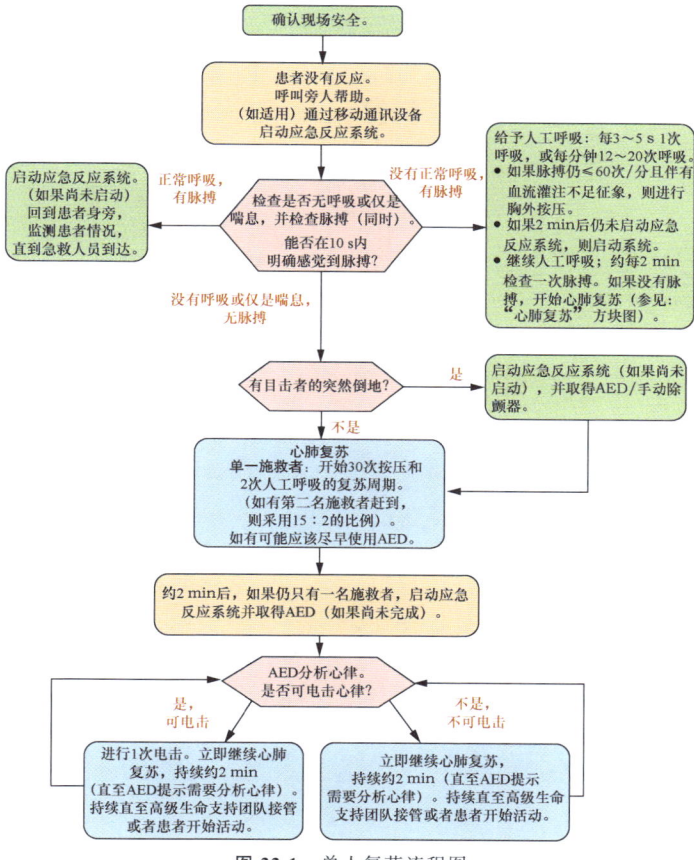

图 22-1 单人复苏流程图

■ 药物治疗

（1）肾上腺素骨髓腔/静脉剂量

⇒ 0.01 mg/kg（1∶10 000 浓度 0.1 ml/kg），每 3～5 min 可重复 1 次

⇒ 如果无骨髓腔/静脉通路，可气管内给予 0.1 mg/kg（稀释至 3～5 ml）

（2）胺碘酮骨髓腔/静脉剂量

⇒ 心搏骤停：负荷量 5 mg/kg，0.5～1 h 入

⇒ 电击难转复的心室颤动/无脉性室速：可最多重复 2 次

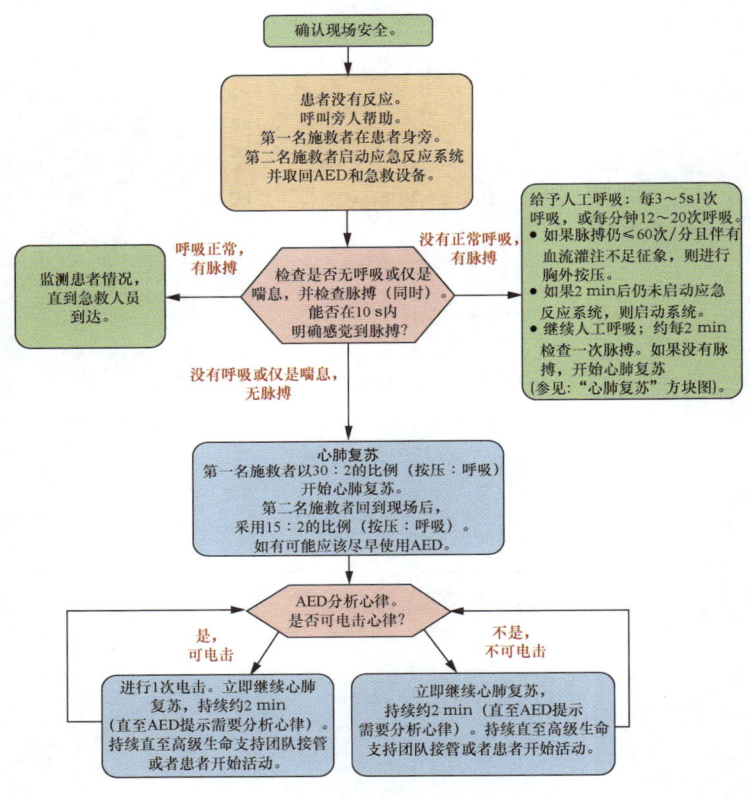

图 22-2 双人复苏流程图

（3）利多卡因骨髓腔/静脉剂量

⇒ 负荷量：1 mg/kg

⇒ 维持量：20～50 μg/(kg·min)

⇒ 维持量超过 15 min 可重复负荷量

■ 高级气道

（1）气管插管或声门上高级气道

（2）二氧化碳波形或二氧化碳显色确认并监测气管插管在气管内

（3）高级气道建立后，在持续胸外按压同时呼吸次数调整为 10 次/分

■ 自主循环恢复（ROSC）

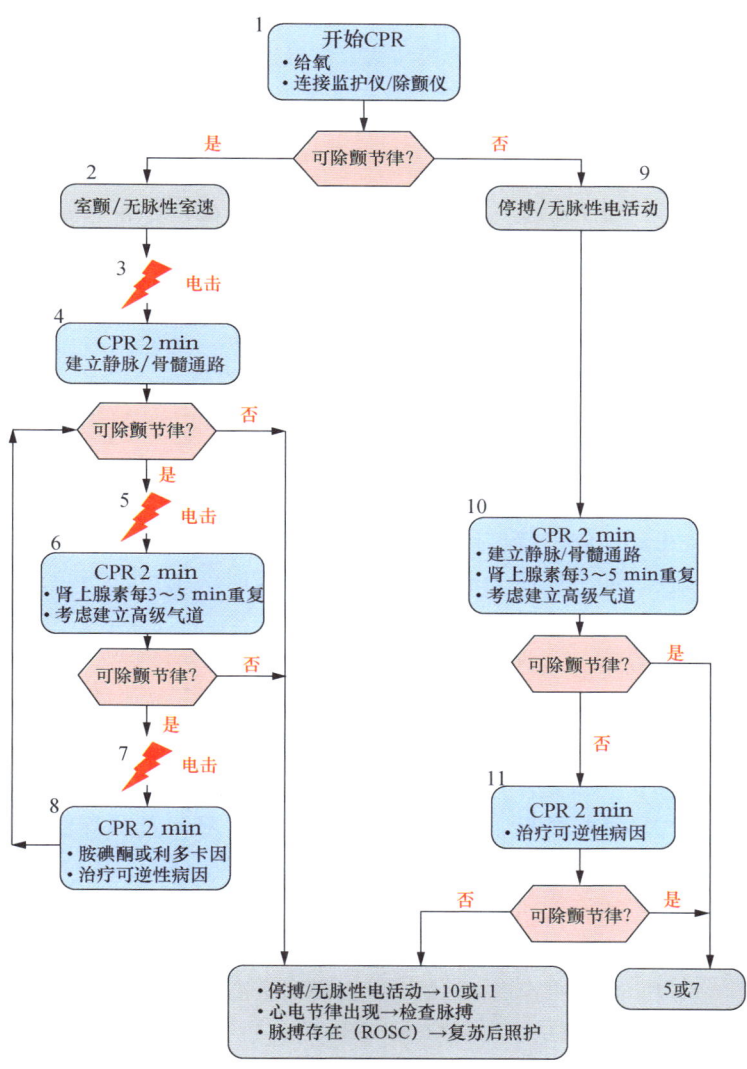

图 22-3 心肺复苏

(1) 能够监测到脉搏和血压
(2) 有创动脉血压监测可见自发动脉压波形

■ 可逆性病因（"6H5T"）

(1) 低血容量、低氧血症、酸中毒、低血糖症、低/高钾血症、低体温。

（2）张力性气胸、心脏压塞、中毒、肺栓塞、冠脉栓塞。

【2015儿童心肺复苏关键问题与重大变更】

■ 儿童基础生命支持

（1）C-A-B程序：胸部按压-开放气道-人工呼吸。

（2）单人复苏新流程：手机等便携通信设备可使单一施救者在开始心肺复苏的同时启动应急反应，更早获取AED。

（3）胸部按压深度：除沿袭婴儿4 cm、儿童5 cm外，增加了青少年至少5 cm，但不超过6 cm的限制。

（4）胸外按压速率：增加了上限，为100～120次/分。按压速率过快会出现按压深度不足。

（5）单纯胸外按压式心肺复苏：对发生心搏骤停的婴儿和儿童，应进行传统心肺复苏（人工呼吸和胸部按压）。当施救者不愿意或无能力进行人工呼吸时，也可进行单纯胸外按压式心肺复苏。

■ 2015儿童高级生命支持

（1）有高级气道时，按压通气互不干扰，通气频率为10次/分，每6 s给予一次通气（2010版指南为10～12次/分，每5～6 s给予一次通气）。

（2）某些情况下，治疗发热患儿时，限制量的等渗晶体液优于大剂量液体复苏。

（3）插管前阿托品不存在最小用量要求（2010版指南规定最小剂量0.1 mg），是否常规给予存在争议。

（4）可根据有创动脉血压监测调整心肺复苏，以达到特定的血压目标。

（5）电击难以纠正的心室颤动和无脉性室性心动过速，可用胺碘酮或利多卡因作为抗心律失常药物（2010版指南推荐胺碘酮）。

（6）儿童心搏骤停时的血管加压药建议仍为肾上腺素。

（7）有心脏基础疾病的儿童在有体外膜肺氧合操作规范的医疗机构中发生院内心搏骤停，可考虑给予ECPR。

（8）院外心搏骤停后恢复自主循环的昏迷儿童，应避免发热。是否低温治疗目前无推荐。

（9）施救者在心搏骤停中和恢复自主循环后，应综合多种因素来评估预后。

（10）自主循环恢复后，应使用液体和血管活性药物使收缩压维持在同年龄儿童第5百分位以上。

（11）自主循环恢复后，应使氧合血红蛋白饱和度达到94%～99%，严格避免低氧血症、严重的高碳酸血症或低碳酸血症。

【提示】

■ 以上建议的适用范围为1个月至青春期。青春期至18岁使用成人部分指南。

■ 注意患儿有无颈椎损伤，如有可疑颈椎损伤（如溺水），需用抬下颌法打开气道，不可使用仰头抬颏法。

（桑　田　张　欣）

二、严重脓毒症

【问诊重点】

■ 有无发热或低体温（程度及时间）、感染及感染灶：呼吸系统（咳嗽、喘息等），消化系统（呕吐、腹泻、便血等），泌尿系统（尿急、尿频、尿痛、血尿等），中枢神经系统（头痛、抽搐等），皮肤关节，五官（有无外伤等），慢性病患儿注意有无深静脉、中心静脉导管。

■ 心悸、气促、神志改变；水肿，尿量减少，自发出血或不易止血，黄疸再现或加重。

■ 院外血常规、尿常规、生化、血培养，抗生素治疗经过，支持疗法，入院前补液及尿量情况。

【查体重点】

生命体征（体温、呼吸、脉搏、血压），体重，身长，神志及精神反应，皮肤有无苍白、发绀、皮疹、出血、结节、黄疸，肢端有无发绀、发凉，脉搏强弱，双肺呼吸音，有无呼吸音减低或啰音，心音是否有力、心脏杂音，肝脾触诊，肠鸣音，毛细血管再充盈时间（CRT）等。

【检查】

★ 血常规、PCT、感染灶及病原学检查（血培养、尿便常规、尿培养，腰穿脑脊液常规、生化、培养）。

☆ 血气分析、肝肾功能、血糖、电解质、乳酸、出凝血功能、心脏超声、腹部超声、心电图、BNP。

* 有创动脉血压监测、中心静脉压、视频脑电图、无创心排量监测。

【诊断】

■ 脓毒症诊断标准

感染（可疑或证实）或伴有感染的全身多系统表现。

（1）炎症与感染的症状与体征＋发热（肛温＞38.5 ℃）或低体温（肛温＜35 ℃）＋心动过速（＞同年龄组正常值2个标准差，低体温者可不伴心动过速）＋下述之一（神志改变、低氧血症、血清乳酸升高、洪脉）。

（2）炎性指标：①白细胞增高（＞$12×10^9$/L）或减少（＜$4×10^9$/L），或白细胞计数正常，但未成熟白细胞超过10%；②血浆C反应蛋白（CRP）水平超过正常值的2个标准差；③血浆前降钙素（PCT）水平超过正常值的2个标准差（＞0.5 ng/ml，排除其非感染因素）。

■ 严重脓毒症诊断标准

脓毒症引发的组织低灌注或器官功能不全（符合以下任意一条，并且考虑为感染导致即可）。

（1）低血压（同年龄正常血压值的第5百分位以下）。

（2）乳酸超过实验室正常值上限。

（3）液体复苏足够的情况下仍超过2 h的尿量＜0.5 ml/(kg·h)。

（4）急性肺损伤：无肺炎者动脉氧分压（PaO_2）/吸入气氧浓度指数（FiO_2）＜250；有肺炎者PaO_2/FiO_2＜200。

（5）肌酐＞2.0 mg/dl（176.8 μmol/L）。

（6）胆红素＞2.0 mg/dl（34.2 μmol/L）。

（7）血小板计数＜100 000 μl（$100×10^9$/L）。

(8) 凝血功能紊乱（INR＞1.5）
■ 脓毒性休克
严重脓毒症患者在给予足量液体复苏后仍持续组织低灌注或低血压。

【鉴别诊断】
应与下列疾病相鉴别：①噬血细胞综合征；②幼年特发性关节炎；③其他炎症性疾病；④急性白血病；⑤类白血病状态。

【并发症与后遗症】
主要为多器官功能障碍（脓毒症脑病、肝衰竭、弥散性血管内凝血等）。

【治疗】
■ 初始复苏
（1）氧疗（面罩吸氧）/呼吸支持。
（2）评估难治性休克的可逆因素：气胸、心脏压塞、内分泌危象。

■ 抗生素治疗和感染源控制
考虑严重脓毒症后 1 h 内开始经验抗生素治疗，应覆盖所有可能病原；尽量在抗生素应用前留取血培养及可疑感染部位体液培养；积极寻找并处理感染源（包括外科措施）。

■ 液体复苏
（1）首剂等渗晶体液（如生理盐水）或 5% 白蛋白 20 ml/kg（如体重超重患儿，按理想体重计算），5～10 min 入；严重溶血性贫血且无低血容量者，考虑先输血，而后给予晶体液或白蛋白。
（2）液体复苏无效的表现：出现肺部新发啰音、肝大，总量达到 60 ml/kg 仍未达初始复苏终点。

■ 血管活性药物及正性肌力药
液体复苏无效者给予。

■ 肾上腺皮质激素
无休克的脓毒症患儿或经足够液体复苏和升压药治疗

后血流动力学稳定的脓毒性休克患儿不需要皮质激素治疗。

■ 其他

肾替代治疗、体外膜肺等。

【转出PICU指征】

■ 自主呼吸（可有常压吸氧≤2 L/min），无呼吸机辅助通气，血氧饱和度可维持在正常范围。

■ 无血管活性药和正性肌力药，血压可维持在正常范围，无组织低灌注。

■ 无显著的活动性出血等不适合转运的情况。

【健康宣教】

■ 密切随访，注意有无遗留脏器损伤。

■ 避免再感染。

■ 如应用丙种球蛋白需延迟疫苗接种。

【提示】

■ 初始复苏的终点（诊断后6 h内达到）：CRT≤2 s，血压正常，脉搏正常（大动脉与外周动脉无异），四肢末梢暖，尿量>1 ml/(kg·h)，精神状态正常。并维持$S_{cv}O_2$≥70%，心指数3.3~6.0 L/(min·m^2)。

■ 早期积极清除感染灶非常重要。

（桑　田　张　欣）

三、休克

【问诊重点】

■ 出入量、发热或低体温、呼吸困难、头晕胸闷，大量失水（吐泻或出汗）、失血（外伤、呕血、咯血、便血、血尿）、神经系统损伤；过敏（蚊虫叮咬或花粉、特殊食物），有无精神刺激（包括惊吓、紧张等），有无药物毒物接触史（重金属、降压药等）。

■ 基础体重、糖尿病史（DKA）、免疫受损（化疗中、免疫缺陷病等）、过敏、心脏病史（如心肌病、复杂先天性心脏病等）、特殊用药（类固醇激素）、内分泌疾病（垂体功能减退、肾上腺疾病等）。

- 院外血常规、生化等辅助检查结果，慢性病患者有无调整特殊用药，抗生素及其他治疗经过，有无侵入性治疗（如手术、介入、置管、穿刺等）。

【查体重点】

体温、呼吸（呼吸频率、呼吸节律、呼吸模式、SpO_2、$EtCO_2$）、心率、脉搏（大动脉、四肢动脉）、血压（四肢血压）；神志（Glasgow 昏迷评分）；呼吸系统：呼吸音是否对称，有无异常呼吸音、啰音；循环系统：有无颈静脉怒张、心音（奔马率）、心脏杂音；腹部：腹胀（有无张力）、腹痛、肌紧张、包块、肝脾大小、质地；皮肤：皮疹（荨麻疹、紫癜）、水肿、挫伤、皮温、毛细血管再充盈时间（CRT）、感染灶。

【检查】

★ 血气分析（含乳酸、Na^+、K^+、血细胞比容）、快速血糖、血常规、白细胞分类及 CRP、肝肾功能、电解质、心肌酶、BNP、乳酸、血氨、酮体、尿常规、胸片、心电图、超声心动图。

☆ PCT、血培养、有创动脉血压、中心静脉压、无创心排量监测。

* 立位腹平片、腹部超声、血型、交叉配血、尿培养、痰培养、腰穿脑脊液检查、头颅 CT、腹部 CT、CTA。

【诊断】

- 休克及分期

根据血压是否低于同年龄组第 5 百分位，分为代偿期和失代偿期休克。

（1）代偿期休克：血压维持在正常范围，心率增快，外周血管收缩（皮肤厥冷、外周脉搏减弱、少尿）。

（2）失代偿期休克：低血压性阶段，心率显著增快，血压降低，器官灌注不足（如脑灌注不足引起的神志改变）。一旦出现收缩压降低，患儿病情将快速进展，出现心血管功能衰竭以及心搏骤停；伴低血压的休克，即收缩压低于同年龄组收缩压第 5 百分位，数值如下所示。

- 新生足月儿（0～28天）：60 mmHg
- 婴儿（1个月～12个月）：70 mmHg
- 儿童（1岁～10岁）：(70+2×年龄) mmHg
- 年长儿（10岁）：90 mmHg

（3）不可逆性休克：此阶段，出现进展性终末器官功能衰竭，引起不可逆性器官损伤以及死亡。出现心动过缓，血压急剧降低。进入此阶段，即使积极治疗，也很难逆转病程。

■ 根据休克类型诊断

同一患儿可同时出现两种及以上休克类型（见表22-1）。

表22-1 不同类型休克生理指标变化及评价方法

生理指标	前负荷	泵功能	后负荷	末梢循环	组织灌注
评价方法	临床表现或CVP	CO或CI	体循环血管阻力	CRT	混合静脉血氧饱和度
低血容量性	↓	↓	↑	延长	低
心源性	↑	↓	↑	延长	低
分布性	↓或↔	↑	↓	延长	高
梗阻性	↑	↓	↑	延长	低

CVP，中心静脉压；CO，心排血量；CI，心指数；CRT，毛细血管再充盈时间

（1）低血容量性休克：有容量丢失的相关病史、脉压窄、外周灌注差（外周脉搏减弱、四肢末梢冷、毛细血管再充盈时间延长），胸片提示心影不大（扩容前）。

（2）分布性休克：血管扩张引起脉压增宽。包括脓毒性休克：严重脓毒症患者在给予足量液体复苏后仍持续组织低灌注或低血压。发热或免疫受损，外周灌注改变（暖休克、冷休克），紫癜样皮疹；白细胞计数异常、弥散性血管内凝血；过敏性休克：过敏原暴露史（如蚊虫叮咬或食物）、喘鸣、喘息、脉压宽、血管扩张、荨麻疹、颜面水肿；神经源性休克：严重头颅或颈髓创伤、伴脉压宽的低血压、心率正常或心动过缓。

(3) 心源性休克：心脏病史（先天性心脏病术后、心肌病）、心悸、心力衰竭（肺部啰音、肝大、奔马律、颈静脉怒张）、心律失常。

(4) 梗阻性休克：张力性气胸（胸部外伤史、气管偏移、颈静脉怒张），心脏压塞（心音低钝、奇脉），血栓易位引起肺栓塞（镰状细胞贫血或先天性血栓栓塞性疾病），主动脉缩窄或左心发育不良综合征患儿生后一周内导管关闭（导管依赖的先天性心脏病患儿出现发绀）。

【鉴别诊断】

应与寒冷导致的皮温降低和血压袖带过宽导致假性血压降低相鉴别。

【并发症与后遗症】

主要为多器官功能衰竭。

【治疗】

■ 一般支持治疗

面罩吸氧 5～10 L/min，有呼吸道梗阻或意识丧失者积极给予呼吸支持，必要时气管插管呼吸机辅助通气。

■ 液体治疗

(1) 对于低血容量性休克或无基础病的分布性休克，予等张晶体液 20 ml/kg，5～10 min 入，必要时重复。对于严重营养不良的患儿，扩容速度不宜过快。

(2) 对于心源性休克，予等张晶体液 5～10 ml/kg，10～20 min 入。

(3) 低白蛋白血症者或高氯性酸中毒者，当补充至少 60 ml/kg 的晶体液后仍无改善时，可考虑胶体液。不建议使用羟乙基淀粉。

(4) 失血性休克者，可予血制品，并针对出血的病因给予治疗。

■ 早期目标导向的治疗：在诊断 6 h 内改善灌注和重要器官功能（主要指脓毒性休克）

(1) 血压：收缩压达到同龄儿收缩压的第 5 百分位。

(2) 大动脉和外周动脉搏动同等有力。

(3) 四肢末梢暖，CRT<2 s。
(4) 意识状态正常。
(5) 尿量≥1 ml/(kg·h)。

■ 过敏性休克的治疗

(1) 肌内注射1∶1 000肾上腺素0.01 mg/kg（大腿中外侧），最大剂量0.5 mg/次。如果效果欠佳，5～15 min可重复，最多3次。如果仍无反应或灌注不良，予静脉注射肾上腺素。

(2) 其他治疗包括扩容、糖皮质激素、抗组胺药物、支气管扩张器吸入等。

【提示】

■ 休克是由组织灌注不当导致组织氧运不足的一种不稳定的病理生理状态。血管内容量降低、分布异常和（或）心血管功能损伤均可导致休克发生。

■ 治疗成功的关键是正确区分休克的类型，并治疗潜在病因。

■ 休克早期心率可代偿性增快，因此扩容后心率下降提示灌注改善。但是，发热等其他因素也会影响心率，而且有些休克恰恰由快速心律失常或受体阻滞药等药物引起，因此不能将心率列为治疗的指标之一。

■ 休克的早期识别对有效治疗至关重要，需注意识别代偿期休克的非特异性症状，包括无法解释的心动过速、神志改变或皮肤灌注差；正确监测治疗反应；恰当估计液体复苏量，通常容易低估脓毒性休克或低血容量性休克的液体量，以及高估心源性休克及有营养不良基础患儿的补液量。对于治疗效果不佳的患儿，应重新评估，可能有其他导致休克的病因。

（桑 田 张 欣）

四、急性呼吸窘迫综合征

【问诊重点】

■ 呼吸系统症状及时间：咳嗽、咳痰、喘息，呼吸困难、胸痛、憋气、发绀。

- 全身伴随症状及时间：发热，活动耐力下降，神志，尿量等；有无慢性肺疾病、胎粪吸入综合征、先天性膈疝等围生期低氧血症、肺损伤因素。
- 院外血气分析、胸片，呼吸支持情况，注意出现症状和胸片改变的时间关系。

【查体重点】

- 精神反应，生命体征：体温、脉搏、呼吸、血压。
- 呼吸系统查体：口唇是否红润，有无杵状指，体位（有无端坐呼吸）、三凹征、鼻翼扇动，双侧胸廓是否对称，有无胸廓畸形、桶状胸，呼吸动度，有无胸膜摩擦感，双肺叩诊是否清音，是否对称，肺下界，双肺呼吸音是否对称，有无呼吸音减低、异常呼吸音（如管状呼吸音）、啰音，有无胸膜摩擦音。
- 全身情况，心血管系统（心率、心律、心音、杂音，周围血管征），各脏器灌注情况，肝脾触诊等。

【检查】

★ 胸片、血气分析，生化，凝血功能，病原学检查（病毒及支原体抗体，痰涂片找细菌、真菌、痰培养、结核相关检查、G及GM试验），PCT，病情允许可行胸部CT、纤维支气管镜检查。

☆ 超声心动图、B-脑利钠肽、支气管肺泡灌洗液病原学检查、体液及细胞免疫功能检查，评估（危重病例评分，Glasgow昏迷评分）。

＊监测：有创动脉血压，中心静脉压，脑电双频指数（Bis）。

【诊断】

肺部或全身性损害因素引起的不同程度的广泛急性炎症性肺损伤，导致气体交换障碍（主要是低氧血症）及肺力学异常。

- 诊断标准

（1）年龄：除外围生期相关性肺疾病患儿。

（2）发病时间：病因明确的损害发生在7d之内。

（3）肺水肿原因：无法完全用心力衰竭或者液体超负荷来解释的呼吸衰竭。

（4）胸部影像学：胸部影像学发现与肺实质疾病一致的新发浸润影。

（5）氧合：

a. 无创通气下标准（无严重程度分级）：全面罩双水平正压通气或 CPAP>5 cmH_2O，PaO_2/FiO_2<300，脉氧饱和度（SpO_2/FiO_2<264）；

b. 有创通气下标准：①轻度：4OI<8，5OSI<7.5；②中度：8OI<16，7.5OSI<12.3；③重度：OI 16，OSI 12.3〔注：OI，氧合指数；OI=(FiO_2MAP100)/PaO_2；OSI，氧饱和度指数，OSI=(FiO_2MAP100)/SpO_2〕

【鉴别诊断】

应与心源性肺水肿相鉴别。

【并发症】

主要包括：①肺高血压；②心功能不全；③酸中毒；④多器官衰竭。

【后遗症】

主要包括慢性肺疾病和缺氧性脑损伤。

【治疗】

■ 呼吸支持

（1）无创通气适应证：儿童急性呼吸窘迫综合征（pARDS）高危患儿进行早期无创正压通气，可避免潜在有创通气的并发症；应该使用口鼻或全面罩，实现最有效的人机同步；监测并发症：皮肤破裂，胃腹胀满，气压伤，结膜炎；建议进行加温加湿，联合 PEEP 应用；单独 CPAP 适用于无法人机同步或使用鼻通气时；其他：存在 pARDS 风险患儿，高流量鼻导管通气的临床指征需进一步研究。

（2）有创通气适应证：接受无创正压通气，患儿临床症状无明显改善或有恶化的症状或表现。

● 气管插管：常频通气推荐使用带套囊气管导管；

HFOV 期间，如平均气道压力可维持，可使用不带套囊气管导管。
- 潮气量/平台压力限制：潮气量根据肺的病理状态和呼吸系统顺应性设置（5～8 ml/kg，如顺应性差 3～6 ml/kg）；吸气平台压不超过 28 cmH_2O，胸壁顺应性减小者（29～32 cmH_2O）。
- PEEP/肺复张：严重 pARDS，根据氧合及血流动力学反应，推荐 PEEP10～15 cmH_2O。
- 高频通气：对于低氧性呼吸衰竭患儿，如无胸壁顺应性降低的临床证据且气道平台压＞28 cmH_2O，考虑 HFOV；严重气漏综合征：HFOV，HFJV；对于 pARDS 及分泌物诱发肺萎陷者，可考虑 HFPV。
- 液体通气：不推荐。
- 氧合目标：轻型 pARDS，PEEP＜10 cmH_2O 者，氧合 92%～97%；PEEP≥10 cmH_2O 者，氧合 88%～92%（监测中心静脉氧饱和度及氧转运指标）。
- 中度及重度 pARDS，可容许性高碳酸血症，利于减少呼吸机相关性肺损伤（pH 7.15～7.3）；禁忌证：颅内高压，重度肺动脉高压，部分先天性心脏疾病，血流动力学不稳定，明显心功能不全。

■ 非机械通气辅助治疗

NO 吸入（肺动脉高压或严重右心功能不全）；外源性表面活性物质（不推荐常规治疗）；俯卧位（不推荐常规使用）；吸痰（需谨慎，减少肺萎陷；较多黏痰，等渗盐水灌注后吸痰）；肺部理疗（无足够证据支持为标准治疗方法）；激素（不推荐常规治疗）。

■ 肺外治疗

程序化镇静（镇静剂及神经肌肉阻滞剂，注意周期性评估）；营养及液体管理：注意出入平衡，保证足够血容量；肠内营养优于肠外营养；红细胞输注：临床症状稳定的 pARDS 患儿，如果有足够氧转运，输血指征为 Hb＜7 g/dl，需除外发绀型心脏病，出血性疾病，严重低氧血症。

- 体外生命支持

严重 pARDS 患儿，若呼吸衰竭病因是可恢复的病因，或患儿可能适宜接受肺移植，可考虑进行体外膜肺氧合（ECMO）。

- 监测

一般监测（呼吸频率、心率、氧饱和度、无创血压）；呼吸系统力学；氧合参数、严重程度评分及 CO_2 监测；胸部影像学；血流动力学；评估能否脱机。

【转出指征】

- 脱离呼吸支持 24 h 以上，鼻导管吸氧 2 L/min，SpO_2 可维持在 95% 以上。
- 生命体征平稳，无需血管活性药物。
- 无组织低灌注和显著器官功能不全表现。
- 无其他严重危及生命的情况。

【健康宣教】

密切随访，注意监测肺功能。

【提示】

强烈推荐对于 pARDS 患儿，当 PEEP 值在 10 cmH_2O 以上时，SaO_2 维持在 88%～92% 即可以接受，没有必要为取得较高的氧合水平而不断提高呼吸机参数。

(桑　田　张　欣)

五、弥散性血管内凝血

【问诊重点】

- 出血（包括胃肠道和穿刺部位渗血、自发出血、皮肤紫癜、肺出血、新生儿脑室内出血），贫血（头晕、黑曚、心悸、心慌）以及出血和血栓引发的器官功能障碍和组织缺血损伤（神志改变、无/少尿、黄疸、呼吸困难、肢端坏疽）。
- 可能引起 DIC 的基础疾病，如感染（脓毒症），创伤（包括撞击伤、烧伤、术后、蛇/蜘蛛咬伤等，颅脑损伤尤其高危），新生儿围生期因素和疾病（是否早产、低出生体重，是否患败血症、新生儿缺氧缺血性脑病、胎盘早剥等引起的新生儿低血容量、呼吸窘迫综合征、坏死性小肠结肠炎），组织损伤（低体温、中暑、休克）、肿瘤（急性早幼粒细胞白血病、血管瘤等）。输血史、外伤史、手术史。

- 院前血常规、凝血功能、影像学等检查，治疗及疗效。

【查体重点】

生命体征（体温、呼吸、脉搏、血压），神志及精神反应，皮肤有无苍白、发绀、出血、黄疸，包括有无出血点、血管瘤、创口、紫癜、坏疽等，双肺呼吸音，有无啰音，心音有无杂音，肝脾触诊，肠鸣音，毛细血管再充盈时间等。

【检查】

★血常规+涂片、出凝血功能。

☆感染筛查、血型、配血、血培养、PCT、生化全项+心肌酶、其他病因相关检查。

* 凝血因子Ⅴ、凝血因子Ⅷ、凝血因子Xa、蛋白C、蛋白S。

【诊断】

- 弥散性血管内凝血（DIC）系出血和疾病基础上的微血栓形成，早期表现为高凝状态，后期纤维蛋白溶解，以出血为主要表现。①D-二聚体升高，凝血因子Ⅴ、Ⅷ降低。②PT进行性升高、PLT进行性降低、纤维蛋白原下降。
- 国际血栓和止血协会（ISTH）DIC评分系统（见表22-2）

表22-2 国际血栓和止血协会DIC评分系统

1 风险评估：患儿是否存在与DIC有关的潜在病因？
■ 有，请继续评分 儿童DIC病因包括感染、创伤、烧伤、恶性肿瘤、急慢性肝病（包括瑞夷综合征）、微血管病疾患（如Kasabach-Merritt综合征）、先天性血栓性疾病（如蛋白C、蛋白S、抗凝血酶Ⅲ纯合缺陷） 新生儿DIC病因包括窒息、呼吸窘迫综合征、胎粪吸入、羊水吸入、坏死性小肠结肠炎 ■ 没有，不适用于本评分系统

续表

2 完善下列实验室检查：	
■ 血小板计数 ■ 纤维蛋白相关指标（如FDP、可溶性纤维蛋白单体、D-二聚体等） ■ 凝血酶原时间（PT） ■ 纤维蛋白原	
3 评估实验室指标：	计分：
PLT（$\times 10^9$/L）：	
■ >100	0
■ 50～100	1
■ <50	2
纤维蛋白相关指标（如FDP、D-二聚体等，D-二聚体升高强烈提示纤维蛋白溶解，比FDP更为特异）：	
■ 无升高	0
■ 轻度升高	2
■ 显著升高	3
PT：	
■ 延长<3 s	0
■ 延长3～6 s	1
■ 延长>6 s	2
纤维蛋白原水平：	
■ >1.0 g/L	0
■ <1.0 g/L	1
4 各项分数相加计算总分	
5 结果解释：	
■ ≥5：符合DIC诊断，每日重复评分 ■ <5：可能的（不确定）DIC，1～2天重复评分	

■ 日本急诊医学学会（JAAM）DIC评分系统（见表22-3）

表22-3 日本急诊医学学会DIC评分系统

	分数
全身炎症反应综合征（SIRS）标准满足条数： 核心体温异常（发热或低体温）、心动过速、呼吸急促、白细胞计数异常（增高或减低）	
■ ≥3	1
■ 0～2	0
血小板计数（$\times 10^9$/L）：	

	分数
■ <80 或 24 h 内下降>50%	3
■ 81～120 或 24 h 内下降 30%～50%	1
■ ≥120	0
凝血酶原时间（PT）：	
■ INR≥1.2	1
■ INR<1.2	0
纤维蛋白原水平（mg/dl）：	
■ <35	1
■ ≥35	0
纤维蛋白降解产物（μg/ml）：	
■ ≥25	3
■ 10～24	1
■ <10	0
总分≥4 可诊断 DIC	

【鉴别诊断】

其他表现为出血的疾病：血栓性微血管病，特发性血小板减少症，EVANS 综合征，血友病，肝衰竭，维生素 K 缺乏，血小板功能异常（如血小板无力症）。

【治疗】

- 基础疾病治疗

减少或去除 DIC 诱发因素是最关键的治疗措施。

- 替代治疗

（1）出血症状明显（黑便或针刺部位持续出血）或即将接受出血风险高的操作者，补充血小板、新鲜冰冻血浆、新鲜全血、凝血酶原复合物、纤维蛋白原等。

（2）新鲜冰冻血浆 10～15 ml/kg，12～24 h 可重复，冷沉淀可用于纠正低纤维蛋白原血症，每次 10 ml/kg，6 h 可重复，注意液体超载风险。

（3）维持血小板>50×10^9/L。

- 肝素治疗

需谨慎，仅用于血栓风险极高或有症状的血栓但无出血表现的患儿，中枢神经系统损伤或肝衰竭者禁用。起始剂量 5～10 U/(kg·h)，持续静脉输注，不推荐负荷剂量。

使用肝素期间应监测抗 Xa 因子活性。

【并发症及预后】

常见并发症有多脏器功能障碍综合征，DIC 病死率高达 31%～80%。

【提示】

- DIC 通常是基础病的并发症，因此治疗要点是识别并处理原发病，去除诱因。
- DIC 的诊断建立在病史、临床表现和实验室检查基础上，没有单一的诊断指标。

（桑 田 张 欣）

六、糖尿病酮症酸中毒

【问诊重点】

- 三多一少（多饮、多食、多尿）、体重减轻；尿量干燥，甚至循环衰竭等脱水表现；呼吸深快，甚至烂苹果气味；头痛，头晕，烦躁，嗜睡，严重者昏迷。
- 发热、腹痛、呕吐、腹泻等消化道感染症状，咳嗽、咳痰等呼吸道感染症状，饮食不当，饥饿。
- 既往血糖水平，治疗情况，体重变化，糖尿病家族史。

【查体重点】

血压、体重、身高（长）、前囟（婴儿）、皮肤弹性、毛细血管再充盈时间（CRT）、口唇、心率、外周动脉搏动、神经系统检查，Glasgow 评分。

【检查】

★ 血糖、尿常规（尿糖、尿酮体）、血 β-羟丁酸、糖化血红蛋白、糖化白蛋白、血常规、血电解质，血气分析，血渗透压。

☆ 乳酸、血脂、肝肾功能。

＊ 心电图、血培养、尿培养、咽试子、胸片、腹部超声。

【诊断】

- 血糖＞11.1 mmol/L。

- 血 pH$<$7.3，$HCO_3^-<$15 mmol/L。
- 酮血症和酮尿症。

【鉴别诊断】

应与①糖尿病高血糖高渗状态；②急腹症；③脓毒性休克相鉴别。

【并发症与后遗症】

主要包括：①脑水肿；②深静脉血栓；③误吸；④心律失常；⑤胰腺酶升高。

【治疗】

- 评估脱水程度（见表 22-4）

表 22-4 脱水程度评估

脱水程度	临床表现	补液方法
轻度 5%	皮肤弹性下降、黏膜干燥、心动过速	口服补液
中度 5%~7%	CRT$\geqslant$3 s，眼窝凹陷	静脉补液
重度 7%~10%	外周动脉搏动弱、低血压、休克、少尿	静脉补液

- 静脉补液

（1）初始扩容：10 ml/kg 30~60 min 入，不超过 20~30ml/kg

（2）序贯补液：总量计算公式如下。

总量＝累计丢失量＋2×生理需要量（总量$<$3 000 ml/m^2）

- 累计丢失量＝估计脱水百分数（%）×体重（kg）×1 000 ml
- 生理需要量＝（1 200~1 500）ml/m^2

张力：1/2~2/3

速度：48 h 匀速给入

a. 一条通路：1/2 张含钾盐水，钾浓度$<$3‰，钾与胰岛素加用先后顺序见另一条通路；当血糖$<$17 mmol/L 或血糖下降速度$>$5 mmol/(L·h) 时加含葡萄糖液体；维持血糖在 8~12 mmol/L 之间。

b. 另一条通路：胰岛素，根据血钾水平确定胰岛素泵入的时机，高血钾者确认有尿后给予胰岛素；血钾正常者胰岛素同时给予补钾（钾浓度3‰）；低血钾者先纠正低血钾［钾输注速度<0.5 mmol/(kg·h)；胰岛素初始0.05～0.1 U/(kg·h)］，监测血糖下降速度在2～5 mmol/(L·h)；当血pH>7.3，连续2次尿酮体（－）可停用胰岛素；停用静脉胰岛素，皮下注射胰岛素0.25 U/kg。

（3）监测指标：

- 生命体征、出入量、血糖、血β-羟丁酸、血电解质、神经系统。
- 校正血清钠＝血钠＋2×{［血糖值（mmol/L）－5.6］/5.6}。当Na^+>150 mmol/L，应放慢输液速度。
- 血渗透压＝血糖（mmol/L）＋2×（Na^+＋K^+）＋BUN（mmol/L）。当血浆渗透压>330 mmol/L需警惕高渗状态。渗透压每小时下降>3 mmol/L有发生脑水肿的风险。
- 口服补液

【健康指导】
- 重视血糖控制及规律糖尿病饮食。
- 避免感染、应激、饥饿等诱因。
- 因其他疾病就诊时需要提供糖尿病病史。
- 内分泌科随诊。

【提示】
- 密切监测血糖、尿糖、血酮体、尿酮体及电解质变化，注意控制血糖下降速度和血电解质稳定，充分灭酮降糖同时预防并发症的发生。
- 当血糖下降过快时，提高即时糖速比调整胰岛素剂量更为安全。
- 警惕脑水肿的发生。
- 积极寻找酮症酸中毒诱因，以针对性治疗。

参考文献

[1] Atkins DL, Berger S, Duff JP, et al. Part 11: Pediatric Basic

Life Support and Cardiopulmonary Resuscitation Quality: 2015 American Heart Association Guidelines Update for Cardiopulmonary Resuscitation and Emergency Cardiovascular Care. Circulation. 2015 Nov 3; 132 (18 Suppl 2): S519-25. Doi: 10. 1161/CIR. 0000000000000265.

[2] Brierley J, Carcillo J, Choong K, et al: Clinical practice parameters for hemodynamic support of pediatric and neonatal septic shock: 2007 update from the American College of Critical Care Medicine. Crit Care Med, 2009, 37: 666-688.

[3] Chameides L, Samson RA, Schexnayder SM, et al. Pediatric Advanced Life Support Provider Manual. American Heart Association, Dallas, 2011: 69.

[4] de Caen AR, Berg MD, Chameides L, et al. Part 12: Pediatric Advanced Life Support: 2015 American Heart Association Guidelines Update for Cardiopulmonary Resuscitation and Emergency Cardiovascular Care. Circulation. 2015 Nov 3; 132 (18 Suppl 2): S526-42. Doi: 10. 1161/CIR. 0000000000000266.

[5] Douglas IS, Jaeschke R, Osborn TM, et al. Surviving sepsis campaign: international guidelines for management of severe sepsis and septic shock: 2012. Crit Care Med. 2013, 41 (2): 580-637. Doi: 10. 1097/CCM. 0b013e31827e83af.

[6] Gando S, Iba T, Eguchi Y, et al; Japanese Association for Acute Medicine Disseminated Intravascular Coagulation (JAAM DIC) Study Group. A multicenter, prospective validation of disseminated intravascular coagulation diagnostic criteria for critically ill patients: comparing current criteria. Crit Care Med. 2006, 34 (3): 625-631.

[7] Joseph W, Glaser N, Sperling MA. Diabetic Ketoacidosis in Infants, Children, and Adolescents a consensus statement from the American Diabetes Association, DIABETES CARE, 2006, 29 (5): 1150-1159.

[8] Levi M. Disseminated intravascular coagulation. Crit Care Med. 2007, 35 (9): 2191-2195.

[9] Pediatric Acute Lung Injury Consensus Conference Group. Pediatric acute respiratory distress syndrome: consensus recommenda-

tions from the Pediatric Acute Lung Injury Consensus Conference. Pediatr Crit Care Med. 2015, 16 (5): 428-439.

[10] Taylor FB Jr, Toh CH, Hoots WK, et al; Scientific Subcommittee on Disseminated Intravascular Coagulation (DIC) of the International Society on Thrombosis and Haemostasis (ISTH). Towards definition, clinical and laboratory criteria, and a scoring system for disseminated intravascular coagulation. ThrombHaemost. 2001, 86 (5): 1327-130.

[11] 刘春峰，卢志超. 2015 国际小儿急性呼吸窘迫综合征专家共识解读. 中国小儿急救医学, 2015, 22 (12): 829-835.

[12] 中华医学会儿科学分会内分泌遗传代谢学组. 儿童糖尿病酮症酸中毒诊疗指南. 中华儿科杂志, 2009, 47 (6): 421-425.

（桑　田　张　欣）

附录一

参考资料及查阅技巧

一、权威参考书

1.《诸福棠实用儿科学》
- 优点：中文儿科书的权威，内容详实，基本涵盖日常问题。
- 缺点：某些部分内容没有更新，比如正常儿童身高、体重等。

2. *Nelson textbook of pediatric*
- 优点：内容全面，有很多表格、图片，易于理解，查阅简单。
- 缺点：英文书，与国内实际诊疗存在一定的差异，阅读、理解花费时间。

二、实用工具书

1. *The harriet lane handbook*
- 优点：John Hopkins 儿童医院的住院医师手册，内容比较实用，基本覆盖了日常工作所需基本知识。
- 缺点：内容比较简单，不涉及疾病的具体发病机制、病生理过程，适合常见疾病的快速诊疗查找。

2.《北京儿童医院诊疗常规》
- 优点：内容简明，病种齐全，适合换科时快速适应。
- 缺点：内容过于简明，知识体系性不强。

3.《轻松儿科临床检查》

- 介绍儿童的特点,沟通、交流的技巧等。适合低年资儿科医师快速掌握沟通、体格检查技巧。

4.《儿科教学案例选编》
- 儿科每个专业经典考试病例的选编,复习必备神器。

5.《小儿内科学》
- 住院医师规范化培训教材,以病例为索引对各疾病的诊断和治疗进行讲述,适合考试复习使用。

6. *Berman's pediatric decision making*
- 以儿科每个常见症状为主导,分析各症状的诊断流程,有利于培养临床思维能力。

7. *5-minute pediatric emergency medicine consult*
- 以症状或疾病诊断为索引,便于快速查找某个疾病的临床诊疗。

三、电子数据库

实体书很多时候不能满足临床需要,通过电子数据库可以查找到最新的文献,许多医院教学网提供多种中英文数据库方便大家学习。

1. UpToDate
- 大量临床问题的综述,更新速度快。
- 图表内容均可以下载,方便学习。

2. BMJ
- 临床角度出发,病种丰富,包含多种诊断标准及治疗指南。
- 除临床问题外,还包含与之相关的教育、伦理等方面。
- best practice 部分,源于循证医学,内容更加简洁明了,快速解决临床问题。
- learning 部分,包含多个互动学习模块,内容丰富。

3. 其他英文数据库
- PubMed。
- 新英格兰杂志。

- www. guidelines. gov 涵盖各类指南，便于搜索最新的指南。

4. 中文数据库
- 万方及 CNKI 数据库可以提供大部分中文文献。

四、应用软件

大部头的工具书很难满足快速的病房节奏，一些实用的小软件可以提供帮助。

1. 丁香园用药助手（免费）
- 优点：方便快速查找药物。专业版还有用药指南等推荐。
- 缺点：有时缺少儿科用药的常用剂量。

2. 精致手机药典
- 各种常用药品、计算工具。

3. 临床指南
- 优点：可以随时阅读最新诊疗指南，方便随时随地学习。
- 缺点：基本涵盖国内指南，国外指南更新稍有延迟。

4. Medscape
- 适合搜索特定疾病，内容详细，从流行病学、病因、发病机制、临床表现等各方面进行介绍。
- 定期有医学科研新闻更新，可以了解专业领域的进展。

（李　珊　张　欣）

附录二

常用正常值

一、生命体征

不同年龄儿童呼吸、脉搏、血压的正常值不同，如表A和表B所示。

表A 不同年龄儿童呼吸、脉搏（来源：儿科学）

年龄	呼吸（次/分）	脉搏（次/分）	呼吸/脉搏
新生儿	40~45	120~140	1:3
1岁以下	30~40	110~130	1:(3~4)
2~3岁	25~30	100~120	1:(3~4)
4~7岁	20~25	80~100	1:4
8~14岁	18~20	70~90	1:4

表B 不同年龄儿童呼吸、心率、血压
（来源：Nelson textbook of pediatric, 19th edition）

年龄	呼吸（次/分）	心率（次/分）	血压（mmHg）
早产儿	40~70	120~170	(55~75)/(35~45)
0~3月	35~55	100~150	(65~85)/(45~55)
3~6月	30~45	90~120	(70~90)/(50~65)
6~12月	25~40	80~120	(80~100)/(55~65)
1~3岁	20~30	70~110	(90~105)/(55~70)
3~6岁	20~25	65~110	(95~110)/(60~75)
6~12岁	14~22	60~95	(100~120)/(60~75)
12岁以上	12~18	55~85	(110~135)/(65~85)

注意：
- 呼吸次数：不管多大年龄都不应该持续>60次/分；
- 心率正常值：为呼吸次数的2~3倍；
- 收缩压低限：足月新生儿为60 mmHg；1岁为70 mmHg；1岁~10岁用公式计算，即（年龄×2+70）mmHg；10岁以上为90 mmHg

二、体重

出生：男婴（3.3±0.4）kg，女婴（3.2±0.4）kg

1～6月：出生体重（kg）+月龄×0.7（kg）

7～12月：6（kg）+月龄×0.25（kg）

（前3个月体重的增加，约等于后9个月的增长值，1岁时体重大约10 kg）

1～12岁：年龄×2（kg）+8（kg）

三、身长（高）

出生身长约50 cm，前3个月每月增长约3.5 cm，4～6月每月增长2 cm，6～12月每月增长1～1.5 cm

前3个月身长增加11～13 cm，约等于后9个月的增长值，1岁时身长大约75 cm，2岁时大约87 cm

2～12岁：年龄×7（cm）+75（cm）

四、头围

出生：34 cm

6个月：44 cm

[生后前3个月头围的增加约等于后9个月的增长值（6 cm）]

1岁：46 cm，头围=胸围

2岁：48 cm

5岁：50 cm

15岁接近成人为54～58 cm

五、尿量

新生儿：生后48 h正常尿量一般每小时为1～3 ml/kg，2天内平均尿量为30～60 ml/d，3～10天为100～300 ml/d

～2个月：250～400 ml/d

～1岁：400～500 ml/d

~3 岁：500～600 ml/d
~5 岁：600～700 ml/d
~8 岁：600～1 000 ml/d
~14 岁：800～1 400 ml/d
>14 岁：1 000～1 600 ml/d

六、常规化验检查

1. 红细胞

血红蛋白（Hb）低限：<10 天，145 g/L（末梢）；10 天～3 月，100 g/L；3 月～6 岁，110 g/L；>6 岁，120 g/L

MCV 82～100fL，MCH 27～34pg，MCHC 320～360 g/L

网织红细胞 0.5%～1.5%，新生儿<3 天内 4%～6%

2. 出凝血功能

PT 12～14 s，比对照延长<3 s；

APTT 35～45 s，比对照延长<10 s；

纤维蛋白原 2～4 g/L；

FDP<10 mg/L；

D-二聚体<0.5 μg/ml。

3. 电解质

钠 135～145 mmol/L

钾 3.5～5.5 mmol/L

氯 96～106 mmol/L

钙 2.25～2.75 mmol/L

镁 0.8～1.2 mmol/L

4. 肾功能

尿素氮 3.2～7.1 mmol/L

血肌酐（SCr）44～133 μmol/L（=mg/dl×88.4）

Schwartz's 公式：eGFR $[ml/min \cdot 1.73 \ m^2]$ = k × height (cm) /SCr(mg/dl)

不同年龄 k 值：

<1 岁低出生体重儿 0.33

<1 岁足月儿 0.45

表 C 不同年龄凝血功能正常范围 [均值（95%置信区间）]

项目	28~31周	30~36周	足月	1~5岁	6~10岁	11~18岁	成人
PT (s)	15.4 (14.6~16.9)	13 (10.6~16.2)	13.0 (10.1~15.9)	11 (10.1~15.9)	11.1 (10.1~12.0)	11.2 (10.2~12.0)	12 (11.0~14.0)
APTT (s)	108 (80~168)	53.6 (27.5~79.4)	42.9 (31.1~54.3)	30 (24~36)	31 (26~36)	32 (26~37)	33 (27~40)

(来源：Nelson textbook of pediatric, 19th edition)

儿童和青春期女性 0.55
青春期男性 0.70
(来源：Nelson textbook of pediatric，19th edition)

5. 免疫球蛋白

表 D 不同年龄免疫球蛋白

年龄	IgG (g/L)	IgA (g/L)	IgM (g/L)
新生儿	5.19~10.79	0.001~0.018	0.018~0.120
4 个月~	3.050~6.87	0.11~0.45	0.31~0.85
7 个月~	4.09~7.03	0.21~0.47	0.33~0.73
1 岁~	5.09~10.09	0.31~0.67	0.98~1.78
3 岁~	6.60~10.39	0.58~1.00	1.10~1.80
7 岁~	7.91~13.07	0.85~1.71	1.20~2.26
12 岁~	8.27~14.17	0.86~1.92	1.22~2.56

6. 其他

白蛋白 35~50 g/L

总胆红素 3.4~17.1 μmol/L (mg/dl＝μmol/L÷17)

血糖 3.61~6.11 mmol/L (mmol/L＝mg/dl÷18)

总胆固醇 2.82~5.95 mmol/L

总三酰甘油 0.56~1.7 mmol/L

淀粉酶 40~180 U/L

乳酸 0.5~2.0 mmol/L

丙酮酸 30~100 μmol/L

血氨 20~60 μmol/L

铜蓝蛋白 25~63 mg/d

七、血气分析

pH　　　　7.35~7.45

PaO_2　　　80~100 mmHg

$PaCO_2$　　35~45 mmHg

HCO_3^-	22～30 mmHg
BE	－3～3 mmol/L
AG	8～16 mmol/L

血气分析判读：参见第六章水、电解质、酸碱平衡

八、脑脊液检查

颅内压：80～200 mmH$_2$O（新生儿 30～80 mmH$_2$O）

有核细胞：0～5/mm^3（新生儿 0～20/mm^3）

糖：2.2～4.4 mmol/L

蛋白质：0.2～0.4 g/L（新生儿 0.2～1.2 g/L）

九、PPD

前臂内侧皮内注射 0.1 ml，含 5 个结核菌素单位，注射 48～72 h 后观察，取硬结纵、横两者的平均直径：

＜5 mm 为阴性

≥5 mm 为阳性，1＋

10～19 mm 为中度阳性，2＋

≥20 mm 为强阳性，3＋

水疱、破溃、淋巴管炎及双圈反应等为极强阳性，4＋

（李 珊 张 欣）

附录三

儿童生长发育相关评估图表

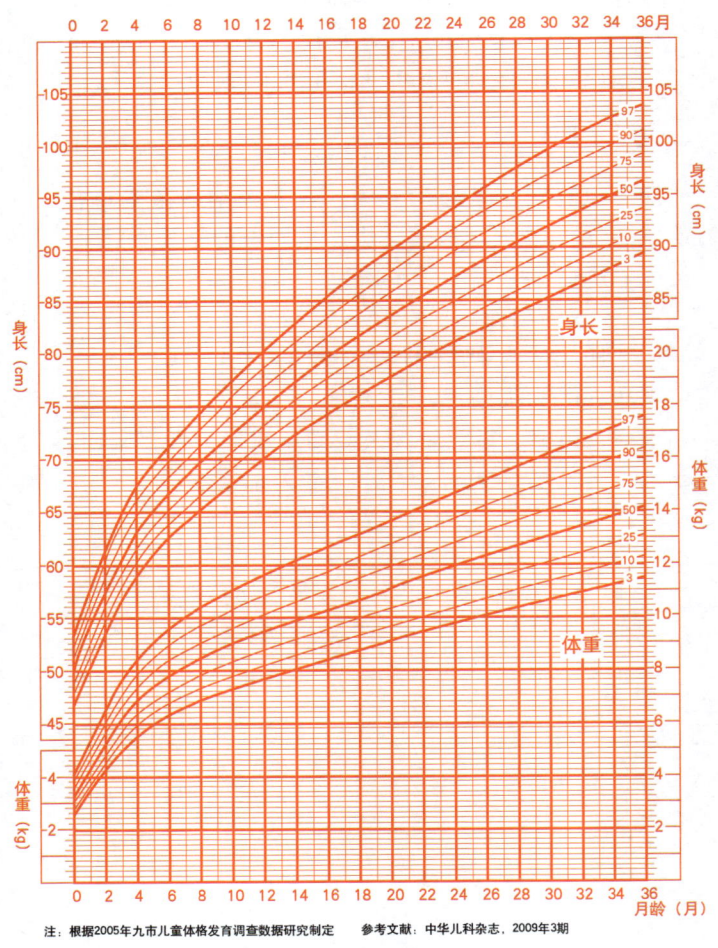

中国0~3岁女童身长、体重百分位曲线图

注:根据2005年九市儿童体格发育调查数据研究制定　　参考文献:中华儿科杂志,2009年3期

首都儿科研究所生长发育研究室　制作

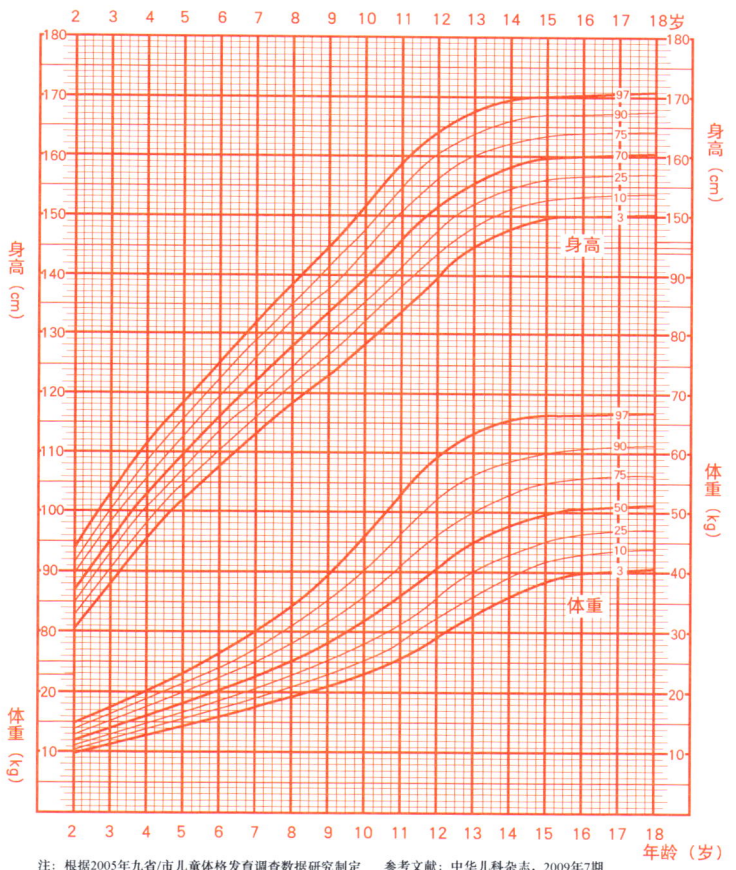

中国2～18岁女童身高、体重百分位曲线图

中国0～3岁男童身长、体重百分位曲线图

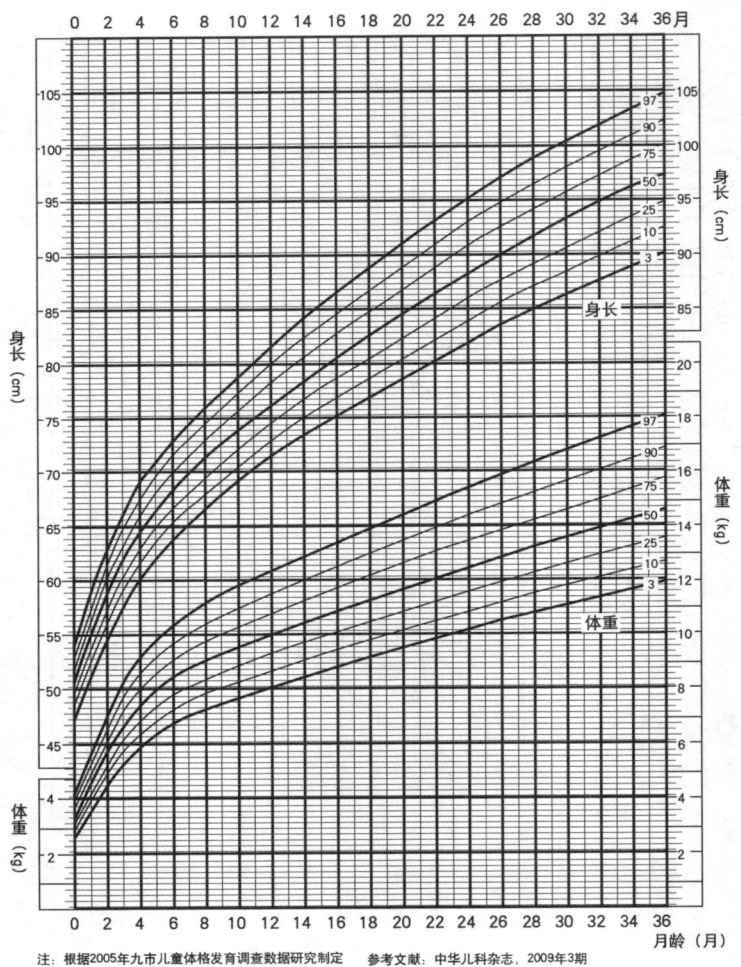

中国2~18岁男童身高、体重百分位曲线图

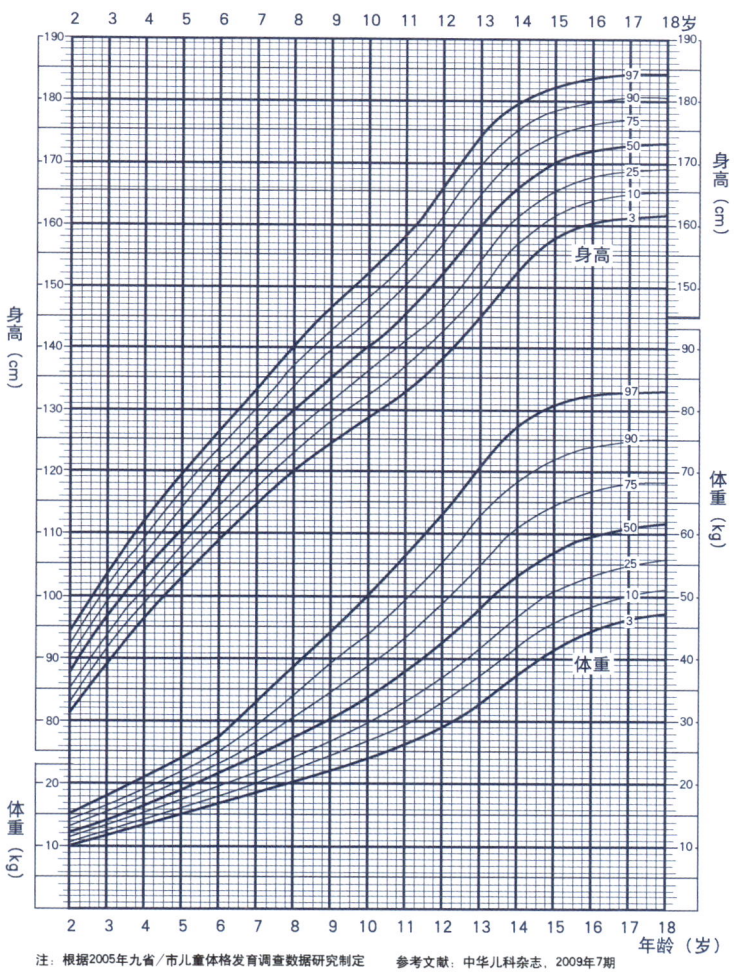

注：根据2005年九省/市儿童体格发育调查数据研究制定　参考文献：中华儿科杂志，2009年7期

首都儿科研究所生长发育研究室　制作

中国2~18岁女童身高的体重百分位曲线图

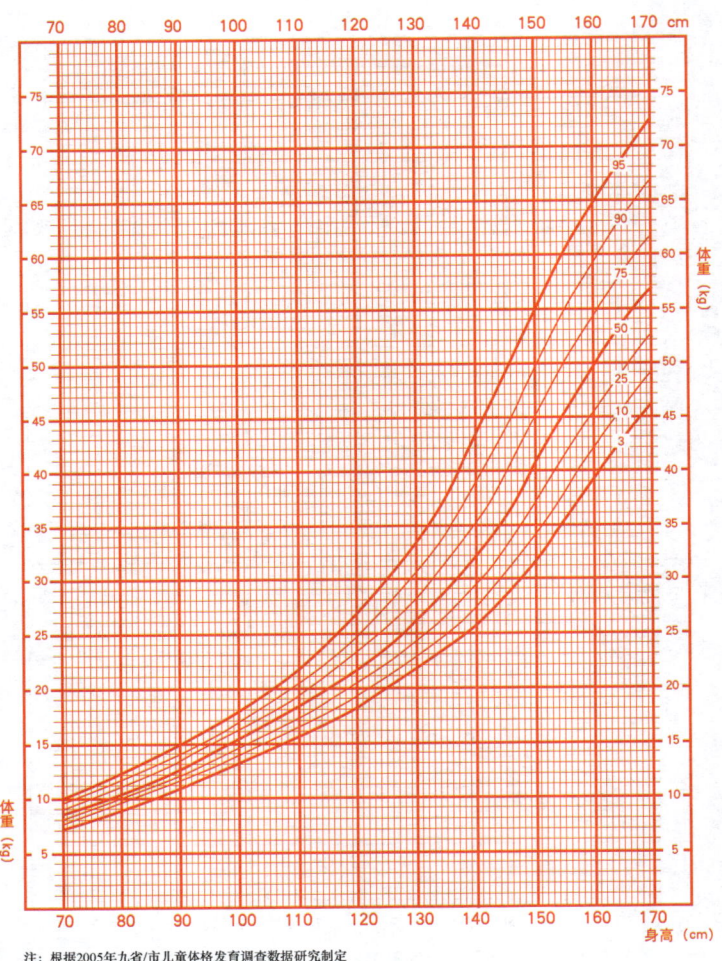

注：根据2005年九省/市儿童体格发育调查数据研究制定

首都儿科研究所生长发育研究室 制作

中国2~18岁男童身高的体重百分位曲线图

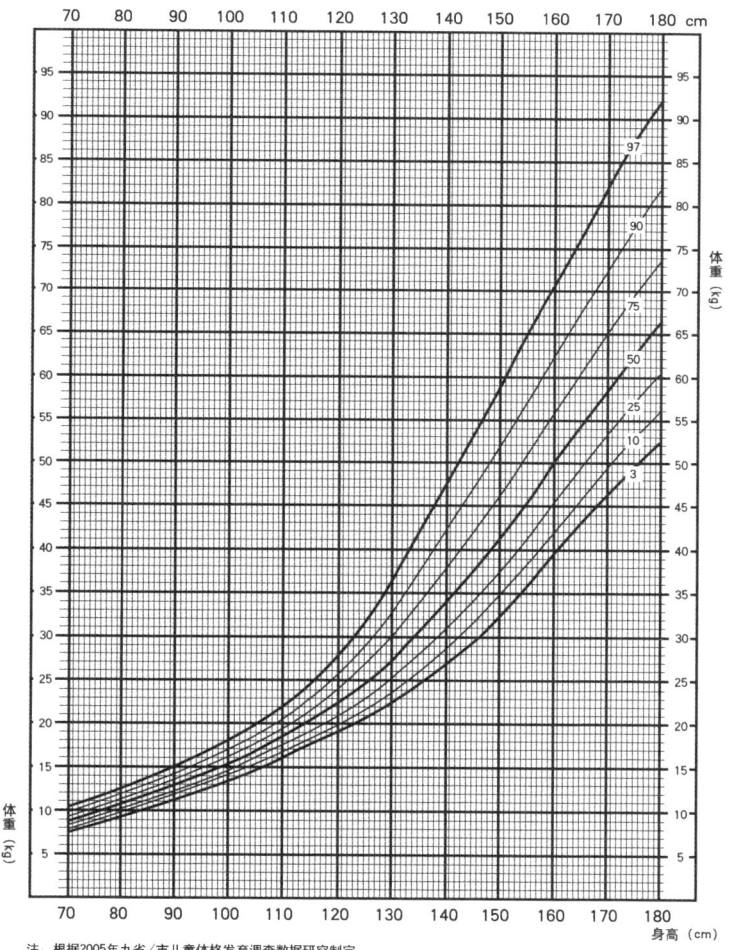

注：根据2005年九省/市儿童体格发育调查数据研究制定

首都儿科研究所生长发育研究室 制作

2~18岁儿童青少年BMI百分位数值表

年龄(岁)	3rd 男	3rd 女	5rd 男	5rd 女	10rd 男	10rd 女	15rd 男	15rd 女	50rd 男	50rd 女	85rd 男	85rd 女	90rd 男	90rd 女	95rd 男	95rd 女	97rd 男	97rd 女
2.0	14.3	13.9	14.5	14.1	14.9	14.5	15.1	14.8	16.3	15.9	17.7	17.3	18.1	17.7	18.6	18.2	19.0	18.6
2.5	14.0	13.6	14.2	13.9	14.6	14.2	14.8	14.5	16.0	15.6	17.3	17.0	17.7	17.3	18.2	17.9	18.6	18.3
3.0	13.7	13.5	14.0	13.7	14.3	14.0	14.5	14.3	15.7	15.4	17.0	16.8	17.3	17.1	17.9	17.7	18.2	18.0
3.5	13.5	13.3	13.8	13.5	14.1	13.9	14.3	14.1	15.5	15.3	16.8	16.6	17.1	17.0	17.6	17.5	18.0	17.9
4.0	13.4	13.2	13.6	13.4	13.9	13.7	14.2	14.0	15.3	15.2	16.7	16.5	17.0	16.9	17.6	17.5	17.9	17.8
4.5	13.3	13.0	13.5	13.3	13.8	13.6	14.0	13.9	15.2	15.1	16.6	16.5	17.0	16.9	17.6	17.4	17.9	17.8
5.0	13.2	12.9	13.4	13.2	13.7	13.5	14.0	13.8	15.2	15.0	16.7	16.5	17.1	17.0	17.7	17.5	18.1	17.9
5.5	13.2	12.8	13.4	13.1	13.7	13.4	14.0	13.7	15.3	15.0	16.9	16.5	17.2	17.0	17.9	17.5	18.3	18.0
6.0	13.1	12.8	13.4	13.1	13.7	13.4	14.0	13.7	15.4	15.0	17.1	16.5	17.5	17.0	18.2	17.6	18.6	18.1
6.5	13.1	12.8	13.3	13.1	13.7	13.4	14.0	13.7	15.5	15.1	17.2	16.6	17.7	17.1	18.4	17.8	19.0	18.2
7.0	13.1	12.7	13.3	13.1	13.7	13.4	14.0	13.7	15.6	15.2	17.5	16.7	18.0	17.2	18.8	17.9	19.4	18.5
7.5	13.1	12.7	13.4	13.1	13.7	13.4	14.0	13.7	15.8	15.3	17.7	16.9	18.2	17.4	19.1	18.2	19.9	18.7
8.0	13.2	12.7	13.4	13.1	13.8	13.4	14.1	13.7	16.0	15.5	18.1	17.1	18.6	17.6	19.7	18.5	20.4	19.0
8.5	13.2	12.7	13.5	13.0	13.9	13.4	14.2	13.8	16.2	15.7	18.4	17.4	19.1	17.9	20.2	18.8	20.9	19.4
9.0	13.3	12.8	13.7	13.1	14.1	13.5	14.4	13.8	16.4	15.8	18.7	17.7	19.4	18.3	20.7	19.2	21.5	19.9
9.5	13.4	13.0	13.8	13.2	14.3	13.7	14.7	14.1	16.7	16.1	19.1	18.0	19.8	18.7	21.2	19.7	22.0	20.4
10.0	13.6	13.1	13.9	13.4	14.5	13.9	14.9	14.3	17.0	16.3	19.6	18.4	20.4	19.1	21.7	20.1	22.6	20.9
10.5	13.7	13.3	14.1	13.6	14.7	14.2	15.1	14.5	17.2	16.6	20.0	18.8	20.9	19.5	22.2	20.7	23.1	21.5
11.0	13.9	13.5	14.3	13.8	14.9	14.4	15.4	14.7	17.5	16.9	20.4	19.3	21.3	20.0	22.7	21.2	23.6	22.0
11.5	14.1	13.8	14.5	14.1	15.1	14.7	15.6	15.0	17.8	17.1	20.7	19.7	21.7	20.5	23.1	21.7	24.2	22.6
12.0	14.3	14.0	14.7	14.3	15.3	15.0	15.9	15.3	18.1	17.5	21.1	20.1	22.0	20.9	23.6	22.3	24.6	23.2
12.5	14.5	14.3	14.9	14.6	15.5	15.2	16.1	15.6	18.4	17.8	21.6	20.6	22.4	21.4	24.0	22.8	25.1	23.7
13.0	14.7	14.5	15.1	14.9	15.7	15.5	16.3	16.0	18.7	18.1	21.9	21.1	22.9	21.9	24.4	23.2	25.5	24.2
13.5	14.8	14.8	15.3	15.2	15.9	15.8	16.5	16.2	18.9	18.5	22.3	21.4	23.2	22.3	24.8	23.7	25.9	24.7
14.0	15.0	15.0	15.4	15.4	16.1	16.1	16.7	16.5	19.2	18.8	22.6	21.8	23.5	22.7	25.1	24.1	26.3	25.1
14.5	15.2	15.2	15.6	15.6	16.3	16.3	16.9	16.7	19.4	19.1	22.9	22.1	23.8	23.0	25.5	24.5	26.6	25.5
15.0	15.4	15.3	15.8	15.7	16.5	16.5	17.1	17.0	19.7	19.4	23.1	22.4	24.1	23.3	25.8	24.8	26.9	25.9
15.5	15.5	15.6	16.0	16.0	16.7	16.7	17.2	17.2	19.9	19.6	23.4	22.7	24.4	23.6	26.1	25.1	27.2	26.1
16.0	15.7	15.7	16.1	16.1	16.9	16.9	17.4	17.3	20.1	19.8	23.6	22.9	24.7	23.8	26.3	25.3	27.5	26.4
16.5	15.8	15.9	16.3	16.3	17.1	17.0	17.6	17.5	20.3	19.9	23.9	23.1	24.9	24.0	26.6	25.5	27.8	26.6
17.0	16.0	16.0	16.5	16.4	17.2	17.2	17.8	17.6	20.4	20.0	24.1	23.3	25.1	24.2	26.8	25.7	28.0	26.8
17.5	16.1	16.2	16.6	16.6	17.4	17.3	17.9	17.7	20.7	20.2	24.3	23.4	25.4	24.4	27.1	25.9	28.3	27.0
18.0	16.3	16.3	16.7	16.7	17.5	17.4	18.1	17.9	20.8	20.3	24.5	23.6	25.6	24.5	27.3	26.1	28.5	27.2

注：①根据2005年九省/市儿童体格发育调查数据研究制定　　参考文献：中华儿科杂志，2009年7期
②体重指数（BMI）=体重/（身高×身高）（kg/m²）

首都儿科研究所生长发育研究室　制作

儿童常用评估量表

内容	适用年龄	备注
Griffths 发育量表	0~8 岁	诊断量表、综合
Gesell 发育量表	0~6 岁	诊断量表、综合
Peabody 运动量表	0~5 岁	运动评估
韦氏智力测验	6~16 岁	智力评估
CPT		
ADHD		注意力缺陷、学习困难等
Conners 问卷		
图片词汇量表	3 岁 3 个月~9 岁 2 个月	语言理解
ASQ 问卷	1~66 个月	发育筛查
汉语沟通量表	8~30 个月	婴幼儿语言能力评估
社会适应性行为量表	6 个月~18 岁	社会适应能力
ABC 量表		孤独症筛查
AIMS	0~19 个月	粗大运动发育评估
BrownADD 量表	3~12 岁	注意力缺陷
CBCL 行为量表	4~16 岁	问题行为筛查
DUBOWIZ 神经发育评估	新生儿	新生儿神经发育，包括早产儿
构音障碍评估	4 岁以上	构音障碍
语迟量表	1.5 岁以上	语迟
自发运动质量评估	生后 20 周以内	婴儿运动质量评估
瑞文推理	6 岁以上	智力评估
韦氏记忆	7 岁以上	智力评估

附录四

儿童血压正常值

中国男性儿童血压评价标准(单位：mmHg)

年龄（岁）	SBP			DBP-K4			DBP-K5		
	P_{90}	P_{95}	P_{99}	P_{90}	P_{95}	P_{99}	P_{90}	P_{95}	P_{99}
3	102	105	112	66	69	73	66	69	73
4	103	107	114	67	70	74	67	70	744
5	106	110	117	69	72	77	68	71	77
6	108	112	120	71	74	80	69	73	78
7	111	115	123	73	77	83	71	74	80
8	113	117	125	75	78	85	72	76	82
9	114	119	127	76	79	86	74	77	83
10	115	120	129	76	80	87	74	78	84
11	117	122	131	77	81	88	75	78	84
12	119	124	133	78	81	88	75	78	84
13	120	125	135	78	82	89	75	79	84
14	122	127	138	79	83	90	76	79	84
15	124	129	140	80	84	90	76	79	85
16	125	130	141	81	85	91	76	79	85
17	127	132	142	82	85	91	77	80	86

中国女性儿童血压评价标准（单位：mmHg）

年龄（岁）	SBP			DBP-K4			DBP-K5		
	P_{90}	P_{95}	P_{99}	P_{90}	P_{95}	P_{99}	P_{90}	P_{95}	P_{99}
3	101	104	110	66	68	72	66	68	72
4	102	105	112	67	69	73	67	69	73
5	104	107	114	68	71	76	68	71	76
6	106	110	117	70	73	78	69	72	78
7	108	112	120	72	75	81	70	73	79
8	111	115	123	74	77	83	71	74	81
9	112	117	125	75	78	85	72	76	82
10	114	118	127	76	80	86	73	77	83
11	116	121	130	77	80	87	74	77	83
12	117	122	132	78	81	88	75	78	84
13	118	123	132	78	81	88	75	78	84
14	118	123	132	78	82	88	75	78	84
15	118	123	132	78	82	88	75	78	84

［来源：中国高血压防治指南修订委员会．中国高血压防治指南2010．中华心血管病杂志，2011，39（7）：579-616.］

附录五

中英文对照表

英文	中文
NBNA	新生儿行为神经检查法
EPO	促红细胞生成素
MCT	中链脂肪酸
DBIL	直接胆红素
PCT	降钙素原
VLBW	极低出生体重儿
ELBW	超低出生体重儿
RDS	呼吸窘迫综合征
NRDS	新生儿呼吸窘迫综合征
BPD	支气管肺发育不良
IVH	颅内出血
PVL	脑室周围白质软化
NEC	新生儿坏死性小肠结肠炎
ROP	早产儿视网膜病
HIE	新生儿缺氧缺血性脑病
PPHN	新生儿持续肺动脉高压
DIC	弥漫性血管内凝血
EEG	脑电图
aEEG	振幅整合脑电图
BNP	B型脑钠肽（B-脑利钠肽）
GBS	B族链球菌
PS	肺表面活性物质
CRP	C反应蛋白
CPAP	持续正压通气

续表

英文	中文
nCPAP	鼻塞持续正压通气
PEEP	呼气末正压
nIPPV	鼻塞间歇正压通气
Hb	血红蛋白
SIMV	同步间歇指令通气
HFOV	高频震荡通气
NO	一氧化氮
ECMO	体外膜肺氧合
MAS	胎粪吸入综合征
MRI	磁共振成像
MRA	磁共振血管造影
MRV	磁共振静脉造影
CT	电子计算机断层扫描
MODS	多器官功能衰竭综合征
IVIG	静脉注射免疫球蛋白
HSV	单纯疱疹病毒
CMV	巨细胞病毒
EBV	EB病毒
CNS	中枢神经系统
RPR	血清梅毒滴度
VDRL	快速血清反应素环状卡片试验
TPPA	梅毒螺旋体抗体明胶颗粒凝集试验
CRT	毛细血管再充盈时间
NEC	新生儿坏死性小肠结肠炎
cTnI	肌钙蛋白Ⅰ
IGF-1	胰岛素样生长因子-1
ALP	碱性磷酸酶
PTH	甲状旁腺素
OGTT	口服葡萄糖耐量试验

续表

英文	中文
BMI	体重指数
ESR	红细胞沉降率
PPD	结核菌素试验
T-SPOT	T细胞斑点试验
HLA-B27	人类白细胞抗原B27
NSAIDs	非甾体抗炎药
DMARDs	改变病情抗风湿药
RF	类风湿因子
ASO	抗链球菌溶血素O
ANA	抗核抗体
dsDNA	双链DNA
ANCA	抗中性粒细胞胞质抗体
SLE	系统性红斑狼疮
FeNO	呼出气一氧化氮
FEV_1	第一秒用力呼气量
PEF	最大呼气峰流量
ICS	吸入糖皮质激素
LTRA	白三烯受体拮抗药
LABA	长效β受体激动药
GER	胃食管反流
GERD	胃食管反流病
PPIs	质子泵抑制药
HP	幽门螺杆菌
IBS	肠易激综合征
IBD	炎症性肠病
UC	溃疡性结肠炎
CD	克罗恩病
ECP	嗜酸细胞阳离子蛋白
SPT	皮肤点刺试验

续表

英文	中文
CMPA	牛奶蛋白过敏
ICD	埋藏式心脏转复除颤器
HUTT	直立倾斜试验
ORSⅢ	口服补液盐Ⅲ
RAAS	肾素血管紧张素醛固酮系统
VMA	尿香草扁桃酸
ACTH	促肾上腺皮质激素
CTA	CT血管造影
TC	总胆固醇
LDL-C	低密度脂蛋白-胆固醇
TG	三酰甘油
HDL-C	高密度脂蛋白-胆固醇
mPAP	平均肺动脉压
SSNS	激素敏感型肾病综合征
SRNS	激素耐药型肾病综合征
CCB	钙通道阻滞药
ACEI	肾素血管紧张素转换酶抑制药
ARB	血管紧张素受体阻断药
CKD	慢性肾脏病
HUS	溶血尿毒综合征
AKI	急性肾损伤
eGFR	估测肾小球滤过率
LDH	乳酸脱氢酶
G-6-PD	葡糖-6-磷酸脱氢酶缺乏症
TTP	血栓性血小板减少性紫癜
ITP	免疫性血小板减少性紫癜
PLT	血小板
ALL	急性淋巴细胞白血病
AML	急性髓细胞白血病

续表

英文	中文
LCH	朗格汉斯细胞组织细胞增生症
HLH	噬血细胞性淋巴组织细胞增生症
aCGH	比较基因组杂交
ECG	心电图
EEG	脑电图
MS	多发性硬化
ADEM	急性播散性脑脊髓炎
NMOSD	视神经脊髓炎谱系疾病
CSF	脑脊液
ADHD	注意力缺陷多动障碍
GH	生长激素
IGFBP3	胰岛素样生长因子结合蛋白-3
TSH	促甲状腺激素
HCG	人绒毛膜促性腺激素
GnRH	促性腺激素释放激素
AFP	甲胎蛋白
CPP	中枢性性早熟
ICPP	特发性中枢性性早熟
LH	黄体生成素
FSH	卵泡刺激素
PAH	苯丙氨酸羟化酶
AD	特应性皮炎
POSAS（儿童OSAS）	儿童睡眠呼吸阻塞综合征
OSAHS	阻塞性睡眠呼吸暂停低通气综合征
VEP	视觉诱发电位
ERG	视网膜电图
CPR	心肺复苏
DKA	糖尿病酮症酸中毒
ARDS	急性呼吸窘迫综合征
PEEP	呼气末正压
AA	再生障碍性贫血